AF503775

NOTICES MILITAIRES

MANUEL

DE

CHIRURGIE DE GUERRE

PAR

Le Dr O. HEYFELDER

CONSEILLER D'ÉTAT ET MÉDECIN PRINCIPAL DANS L'ARMÉE RUSSE
Chirurgien de l'hôpital Semenoff, à St-Pétersbourg

TRADUIT

Par le Dr A. RAPP

MÉDECIN-MAJOR DE 2e CLASSE
(2e Bureau de l'État-major général au Ministère de la guerre)

—

ÉDITION REVUE ET NOTABLEMENT AUGMENTÉE PAR L'AUTEUR

(Avec 42 figures gravées sur bois.)

—

PARIS

BERGER-LEVRAULT & Cie, LIBRAIRES-ÉDITEURS
5, RUE DES BEAUX-ARTS, 5
MÊME MAISON A NANCY
—
1875

467

MANUEL

DE

CHIRURGIE DE GUERRE

NOTICES MILITAIRES N° 44

MANUEL

DE

CHIRURGIE DE GUERRE

PAR

Le Dr O. HEYFELDER

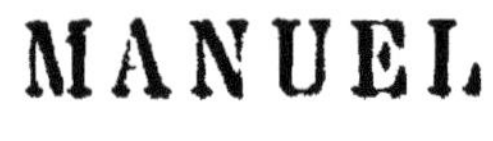

CONSEILLER D'ÉTAT ET MÉDECIN PRINCIPAL DANS L'ARMÉE RUSSE

Chirurgien de l'Hôpital Semenoff, à St-Pétersbourg

TRADUIT

Par le Dr A. RAPP

Médecin-Major de 2e classe

(2e Bureau de l'État-major général du Ministre de la guerre)

ÉDITION REVUE ET NOTABLEMENT AUGMENTÉE PAR L'AUTEUR

(Avec 42 figures gravées sur bois.)

PARIS

BERGER-LEVRAULT & Cie, LIBRAIRES-ÉDITEURS

5, RUE DES BEAUX-ARTS, 5

MÊME MAISON A NANCY

1875

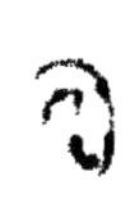

PRÉFACE.

Malgré l'expérience considérable de ces dernières vingt ou trente années, la chirurgie de guerre est loin d'être un sujet épuisé, une science fermée. C'est une matière qu'un auteur ne saurait traiter qu'en généralisant sa propre expérience et en exposant les règles momentanément admises. Mais, comme expérience et règles sont sujettes à être modifiées à chaque découverte nouvelle, au lieu d'écrire un traité didactique de la médecine militaire, j'ai été conduit à faire un simple compendium, un manuel que le médecin d'armée puisse porter sur lui en toute occasion, particulièrement en campagne, et que le commençant puisse consulter sur chaque objet de quelque importance.

Mon livre a-t-il atteint ce but? La preuve la plus flatteuse pour moi en est dans cette traduction française faite par ordre du Ministre de la guerre. Pour rendre mon manuel aussi digne que possible d'un pareil honneur, j'ai complétement remanié certains chapitres, j'en ai ajouté quelques autres, de sorte que ce n'est plus une simple traduction de mon *vade-mecum* que j'offre au public, mais une édition française revue et notablement augmentée.

Les relations personnelles et scientifiques qui m'unissent au monde médical français sont déjà anciennes. Elles commencèrent dès mes premiers pas dans la carrière, à l'époque où je suivais les cours et les cliniques de ces maîtres qui s'appellent Roux, Velpeau, Malgaigne, Nélaton. Plus tard, la Société de chirurgie de Paris m'appela à siéger comme membre dans son enceinte. Récemment enfin, je fus, pendant la dernière guerre, à Metz, à Lille et à Saint-Quentin, le collaborateur de mes confrères français.

J'attache le plus grand prix à ces relations qui ne cessèrent d'être les plus agréables pour moi. C'est pourquoi j'ai salué avec joie cette édition française, c'est pourquoi j'ai mis le plus grand intérêt à son élaboration. Puisse-t-elle me rappeler au bon souvenir de mes collègues de France.

Saint-Pétersbourg, septembre 1875.

L'Auteur.

AVERTISSEMENT DU TRADUCTEUR.

Ce n'est guère que dans l'armée victorieuse que le médecin militaire peut suivre ses observations de chirurgie de guerre et se mettre à la recherche de progrès scientifiques nouveaux. Pour le corps de santé français, les enseignements directs de la dernière guerre sont à peu près nuls. C'est à l'étranger qu'il doit s'adresser, sous peine de perdre l'expérience de ce vaste champ d'études.

Au milieu du déluge de publications médico-militaires qui n'a pas cessé d'inonder l'Allemagne depuis la fin de la guerre, il semblerait que l'on ne dût avoir que l'embarras du choix. Or, quand on a réservé un petit nombre de travaux excellents, dignes des maîtres qui les ont conçus, mais relatifs à des faits isolés ou à des questions trop spéciales, ce qui reste de toute cette copieuse littérature ne renferme rien qui soit nouveau et rien qui doive rester.

Écrit dans une forme concise, empreint d'un caractère éminemment pratique, au courant de tous les progrès réalisés depuis la guerre, le manuel du D\` O. Heyfelder offre de plus l'avantage d'embrasser le domaine tout entier de la chirurgie militaire, sans négliger la médecine, l'hygiène et les questions si importantes de l'organisation et de la pratique du service de santé en campagne.

Ce sont ces qualités qui ont déterminé le 2ᵉ bureau de l'état-major général du Ministre de la guerre à entreprendre la traduction du manuel du Dʳ Heyfelder, si honorablement connu en France par son *Traité des résections* et son *Étude sur les camps de Krassnoë-Selo et de Châlons*.

Dʳ A. R.

I.

PARTIE GÉNÉRALE.

MANUEL
DE CHIRURGIE DE GUERRE

I.

SUR LE CHAMP DE BATAILLE.

PRÉPARATION DU MÉDECIN.

Nous supposons que l'autorité supérieure aura déterminé à l'avance [1] la composition non-seulement de la trousse portative dont les médecins militaires doivent être personnellement munis, mais encore de l'arsenal chirurgical, plus considérable, qui doit suivre en campagne les corps de troupe et les ambulances. On évitera ainsi à chacun le souci et l'embarras du choix. Toutefois, quiconque voudra opérer sur le champ de bataille ou sur le théâtre de la guerre, devra bien se pénétrer de cette idée que, même dans les contrées les plus civilisées, dans les armées les mieux organisées, on ne doit jamais en-

---

1. En Russie on emporte réglementairement en campagne : 1° la trousse pour infirmiers; 2° la trousse pour médecins; 3° la boîte de campagne; 4° la boîte d'ambulance; 5° la boîte à résection; 6° la boîte à autopsies; 7° la boîte pour exercices opératoires.

trer en campagne sans emporter ses propres instruments. Ceux-ci, indépendamment de la trousse de poche, doivent comprendre de quoi pratiquer une amputation, une résection, l'extraction d'esquilles ou de corps étrangers; cet outillage doit être assez restreint pour que le médecin puisse sans difficulté le faire voyager avec soi comme bagage à la main et au besoin s'en charger lui-même pendant un certain trajet. Pour répondre à ce but, la boîte devra être pourvue d'une enveloppe en toile ou en cuir et d'une poignée commode à saisir. Cette précaution d'emporter ses propres instruments est de la plus haute importance, car chaque chirurgien peut se trouver dans la nécessité d'opérer sans avoir à sa disposition les instruments prescrits par les règlements; puis tout opérateur se sert de préférence et avec une adresse particulière de tel ou tel instrument dont il ne peut se passer que difficilement et auquel il n'en pourrait substituer un autre sans se sentir gêné. Une certaine part peut donc être faite ainsi aux préférences individuelles dans la composition de l'outillage personnel de chacun.

A cette occasion, je recommanderais volontiers une petite boîte qui sort des ateliers de Lüer et qui me fut bien utile en 1863 en Pologne, en 1870 et 1871 en Allemagne et en France, et en maintes circonstances dans mes nombreux voyages[1].

Cette boîte, qui mesure 40 centimètres en longueur, 15 en largeur et 7 en hauteur, se divise en

---

1. Entre l'enveloppe et la boîte j'avais logé un petit approvisionnement de *Penghuawar-Djambi* et quelques premiers pansements d'Esmarch.

deux compartiments : le premier contient trois couteaux à amputation, un grand, un moyen et un petit; deux couteaux interosseux, un grand et un petit; deux bistouris, une scie à dos mobile, une scie à chaîne; le second contient une scie à amputation, une scie à main, une pince de Liston, un élévateur, un tire-fond, une pince, un crochet mousse, une érigne aiguë, un tourniquet, des aiguilles.

Pour le médecin militaire qui marche avec la troupe, une pareille boîte serait un peu volumineuse. Il lui faut des instruments serrés dans un étui en cuir, à arêtes arrondies, susceptible de trouver place dans une gibecière ou même dans une poche, ayant de 25 à 30 centimètres de longueur, de 12 à 15 de largeur d'un côté, de 10 à 12 de l'autre, et contenant un couteau à amputation[1], une scie à main et une scie à chaîne. Tous les autres instruments qui sont d'un usage quotidien doivent se trouver dans la trousse de poche. Quant à celle-ci, ses dimensions doivent permettre de la transporter dans une poche de côté.

Quand ensuite le médecin aura pu obtenir que chaque combattant soit pourvu d'un premier pansement d'Esmarch; quand il aura enseigné aux soldats ainsi qu'aux officiers avec lesquels il se sera trouvé, la manière d'appliquer un appareil provisoire; quand, d'autre part, il se sera fait démontrer et expliquer par des militaires la nature, la forme, le maniement et l'effet des divers projectiles, il pourra s'estimer

____

1. Un couteau à amputation de Weiss, à Londres, ou de Lüer, à Paris, fait toute une campagne; d'ailleurs, quand il est hors de service, on l'échange au dépôt central contre un neuf.

suffisamment préparé pour commencer l'exercice de son ministère sur le théâtre de la guerre.

Mais pour que ce ministère y soit fructueux, il est une condition essentielle que le médecin doit remplir : c'est d'être chirurgien, ce qui, comme chacun sait, suppose des études spéciales et une pratique constante. Toutefois, tout médecin de quelque instruction peut, après avoir suivi un cours de médecine opératoire et d'application d'appareils, devenir, pour les besoins du moment, un opérateur passable.

Ajoutons une fois pour toutes qu'en campagne le médecin est appelé à posséder, à côté d'une énergie et d'une abnégation sans bornes, le courage passif à tous ses degrés, et que son devoir le plus sacré consiste à user, envers le malade et le blessé, de la bonté et de la douceur qui sont l'apanage de la vraie éducation et de la plus pure charité.

Sur le champ de bataille, le rôle du médecin doit se borner au strict nécessaire ; il ne doit pas éparpiller son secours en pure perte, ni le gaspiller en l'appliquant à des détails futiles. La recherche des balles, si instamment réclamée par le blessé et par certains médecins, n'est pas si absolument importante et peut être ajournée. Sur le champ de bataille, le médecin ne doit entreprendre que les pratiques *qui sauvent la vie*, et cela, autant que faire se peut, par les procédés qui prennent le moins de temps : il ne faut pas sauver une existence au prix de nombre d'autres.

En somme, sur le terrain, le rôle du médecin se borne à trois choses : 1° *coucher les blessés* ; 2° *les ranimer, au besoin les rappeler à la vie; 3° arrêter les hémorrhagies.* Et cela s'applique non-seulement au médecin, mais aussi à ses aides, les troupes de santé et les auxiliaires volontaires; car le médecin ne doit pas tout faire par lui seul: il y a des choses qu'il doit savoir prescrire et faire exécuter à d'autres.

Coucher les blessés.

Cet acte comprend l'assistance directe et urgente qui a pour but de transformer une attitude douloureuse, insupportable ou dangereuse des blessés, en une position non douloureuse, plus rationnelle et plus appropriée à la nature de la blessure. Exemples: Le blessé est couché la face contre le sol, la tête plus basse que les pieds, le nez et la bouche dans la boue d'un fossé, d'une flaque d'eau, d'une mare de sang. On le mettra dans le *décubitus* normal sur le dos ou sur le flanc, on élèvera la tête, on donnera à l'air le libre accès des organes respiratoires. Le blessé se trouve-t-il dans quelque autre position anormale de nature à entraver certaines fonctions de l'économie; est-il, par exemple, couché, le haut du corps ployé sur les parties inférieures; ou a-t-il des membres arrachés ou brisés, placés de manière à faire un angle aigu avec l'axe normal ou à être écrasés sous le poids du tronc; le corps tout entier repose-t-il sur une couche dure, raboteuse, inégale? On le place dans une attitude plus naturelle, sur une surface relativement plane et douce, on met le membre blessé dans la direction voulue, on le fléchit, on l'élève, on le soutient, selon le cas, et en prenant pour règle la théorie du couchage sur le brancard de campagne. Quand le blessé est couché parmi des cadavres, d'autres blessés, des chevaux, des débris d'armes, de voitures, de bâtiments, sous des décombres, sous de la terre éboulée, on le dégage de dessous les masses qui pèsent sur lui, ce qui parfois exige de grands efforts, beaucoup de précautions et le concours d'ouvriers de l'art, et on le place à quelque distance, en lieu sûr, d'après les règles établies plus haut.

Désaltérer les blessés et les ramener à la vie.

a) Désaltérer les blessés. — Tous ceux qui ont jamais visité un champ de bataille ou éprouvé eux-mêmes une perte de sang de quelque abondance, connaissent les tortures auxquelles la soif soumet les blessés; la physiologie enseigne aussi que l'homme succombe bien plus rapidement à la soif qu'à la faim. Le médecin lui-même ne doit donc jamais mettre le pied sur un champ de bataille sans un bidon bien rempli, et il est de son devoir de veiller à ce que ceux qui l'accompagnent en soient également pourvus. Il devra même chercher à obtenir que de l'eau en grande quantité soit amenée, soit au moyen des tonneaux d'eau des compagnies de santé, soit par des conduits provenant de réservoirs quand il en existe à des distances pas trop grandes. On doit à l'avance considérer le besoin de boire comme celui qu'on rencontrera le plus souvent et se tenir prêt à y remédier. Chez les blessés exsangues, épuisés, mourants de soif, la règle de faire boire avant l'intervention de tout secours chirurgical ou médical a la valeur d'un axiome.

b) Ranimer les blessés est une pratique qu'on trouve assez souvent l'occasion d'appliquer. Excès de la douleur, impressions psychiques, influence météorologique, pertes de sang, faim, éboulements, compression ou obstruction mécanique des voies respiratoires, sont autant de causes de syncope ou de mort apparente. Un examen minutieux du pouls, des battements du cœur, de la température du corps, de la respiration, de la pupille, permet à l'œil exercé du médecin de découvrir des traces de vie là où d'autres désespèrent. On peut ainsi se trouver dans le cas de sauver des hommes en état de mort apparente du danger d'être enfouis dans la fosse commune. C'est pour cela qu'après la bataille des médecins devraient être attachés aux corvées d'inhumation.

Les premiers secours à donner ont déjà été indiqués plus haut dans les pages qui traitent des soins que réclament les blessés sur le champ de bataille. On nettoie le nez et la bouche en enlevant les corps étrangers, tels que le sang, la boue, la terre, qui les obstruent; on relâche les cravates, courroies, objets d'équipement et d'habillement qui compriment le cou et le thorax; on couvre, on réchauffe le corps; on établit la respiration artificielle; on fait inspirer des odeurs fortes; on asperge ou arrose le visage et la tête; bref, on agit selon toutes les règles générales en vigueur pour de pareils cas. L'ingestion d'eau-de-vie, de vin, de café, d'éther, de teintures alcooliques et d'autres stimulants, exige non la main mais la prescription du médecin.

Arrêter les hémorrhagies.

Il existe des agents qui, de par les lois de la physiologie, déterminent, dans le cas d'une lésion artérielle, les uns l'issue du sang par l'orifice du vaisseau, les autres l'arrêt de l'écoulement, c'est-à-dire l'occlusion de la plaie artérielle. Donner à ces derniers la prépondérance sur les premiers est le but que recherchent tous les procédés d'hémostasie. L'arrêt naturel des hémorrhagies provient, ou bien de ce que le sang se coagule et bouche le calibre du vaisseau, ou bien de ce que les parois vasculaires, inégalement divisées, se rétractent en haut et constituent un obturateur mécanique. Ceci explique la rareté des hémorrhagies dans les plaies par arrachement : les bouts des artères inégalement arrachées se rétractent en haut, et l'artère, par la rétraction de son tissu, constitue son propre bouchon.

Repos, position.

Souvent il suffit, pour arrêter une hémorrhagie, de changer simplement la *position* et d'éviter tout *mouvement*, de manière à diminuer d'une part les battements du cœur, et d'autre part à rapprocher les bords de la plaie béante et à tendre des tissus relâchés ou à relâcher des tissus tendus.

Flexion exagérée.

La *flexion exagérée* (Hyrtl, Adelmann, Fischer), surtout celle du coude dans les hémorrhagies de la main ou de l'avant-bras et celle du creux poplité dans les hémorrhagies du pied et de la jambe, constitue un procédé si expéditif, si simple et si efficace, qu'il est parfaitement indiqué sur le champ de bataille. Comme ce procédé n'est employé, dans ce cas, que très-provisoirement, le seul reproche qu'on puisse lui adresser, la menace de la gangrène du membre par suite d'un trouble prolongé apporté à la circulation, n'a plus sa raison d'être.

Extension exagérée.

Comme dans la pratique de la flexion exagérée l'effet est produit principalement par la pression exercée par les muscles sur le calibre du vaisseau, on ne saurait nier que l'*extension exagérée* (Neudœrfer) puisse également, en produisant une tension suffisante des muscles, avoir la même action hémostatique.

Froid.

Le froid employé sous forme d'applications d'eau froide ou de vessies de glace, pour combattre les hémorrhagies, appartient à la thérapeutique des ambulances. Toutefois, lorsque les hommes de la troupe de santé et les combattants eux-mêmes connaissent l'action hémostatique du froid et qu'ils sont au courant des divers modes d'application de cet agent, il est incontestable que l'exposition de la plaie saignante à l'air froid, l'application de neige, de glace, d'eau froide, l'immersion du membre blessé dans l'eau froide d'une rivière ou d'un étang, peuvent arrêter mainte hémorrhagie et sauver bien des existences même sur le terrain.

Occlusion de la plaie.

Une pratique des plus simples, et à laquelle on peut à peu près toujours recourir, est le *pansement de la plaie*, ce qui détermine une occlusion mécanique de la plaie artérielle ou du moins une compression exercée sur celle-ci, le rapprochement des parties molles et la coagulation du sang. On peut se servir pour cela de la suture entortillée, des épingles de naturaliste, du premier pansement d'Esmarch, introduit dans presque toutes les armées de l'Europe, du premier mouchoir venu, d'une bande, du moindre lambeau d'étoffe, etc.

Tamponnement.

La transition du procédé d'hémostasie par pansement au procédé par compression est constituée par le *tamponnement*, qui consiste à bourrer la plaie jusque sur l'orifice jaillissant du vaisseau. Le meilleur moyen de pratiquer le tamponnement consiste à porter au fond de la plaie un lambeau de toile, huilé, placé sur l'index à la manière d'un doigt de gant et que l'on bourre ensuite de charpie ou de quelque substance analogue ; de la charpie, de la ouate, de la mousse, etc., directement bourrées dans la plaie, ont aussi rendu de bons services. Un sac en caoutchouc, gonflé d'air après son introduction dans la plaie et analogue à celui qu'emploie Trendelenburg pour bourrer la trachée dans la trachéotomie, peut également produire le tamponnement.

Compression digitale directe.

A défaut de tout autre moyen, le blessé lui-même, ou une autre personne, peut directement porter le doigt sur la plaie ou l'appuyer, dans la plaie, sur l'artère ouverte, ou même l'introduire dans la plaie artérielle et arrêter ainsi une hémorrhagie mortelle, jusqu'à ce que le secours arrive. Galien, déjà, avait recommandé cette pratique qui, depuis l'observation du soldat autrichien de Solférino, fut de nouveau généralement préconisée.

Compression digitale indirecte.

La *compression digitale du tronc artériel*, employée comme adjuvant des autres procédés ou, en cas d'inefficacité de ceux-ci, comme méthode indépendante, est d'une grande importance et d'un succès décisif. Quand le blessé est en possession de ses forces, quand il est suffisamment intelligent, on peut lui enseigner à comprimer l'artère lui-même avec les doigs de la main libre ou des deux mains alternativement. Dans le cas contraire, un homme de la troupe de santé, un camarade, un petit blessé même, peuvent être employés à cet office. Cette compression digitale peut être ainsi continuée pendant des heures, à l'ambulance même pendant des journées entières, soit d'une manière ininterrompue, soit par intermittence. Elle se fait de préférence, soit avec le pouce, le reste de la main prenant un solide point d'appui, soit au moyen de l'extrémité des quatre autres doigts, le reste de la main embrassant tout le membre. L'opérateur se place latéralement et en avant ou en arrière du blessé. Des corps durs, arrondis, par exemple des manches d'instruments, peuvent remplacer le bout des doigts pour presser l'artère contre les os sous-jacents.

La compression de la carotide se fait, vers la pointe du triangle cervical inférieur, contre les vertèbres cervicales, celle de la maxillaire externe contre le bord inférieur de la mâchoire, celle de la

Fig. 1.

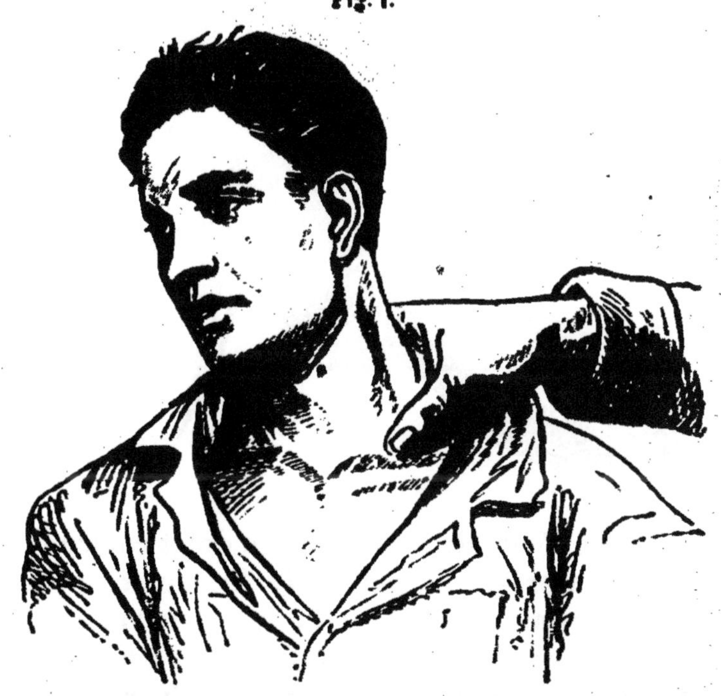

temporale contre l'os temporal. Dans les hémorrhagies de l'extrémité supérieure, le point le plus central pour la compression digitale est la région sus-claviculaire, où l'artère sous-clavière peut être comprimée contre la première côte (*fig.* 1); l'aisselle, où l'artère axillaire peut être comprimée contre la tête de l'humérus ; plus près de la périphérie, l'artère humérale est comprimée dans le sillon qui sépare les muscles biceps et triceps, contre le corps de l'humérus (*fig.* 2). Pour les membres inférieurs, la compression digitale se fait d'abord dans la région inguinale où l'on com-

Fig. 2.

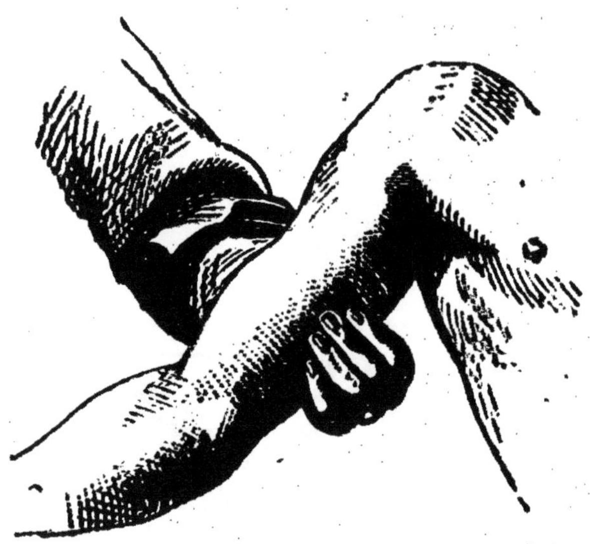

prime l'artère fémorale au moyen du doigt contre la branche transversale du pubis (*fig.* 3) ; un peu plus bas, dans le triangle de Scarpa, le même vaisseau est comprimé contre le corps du fémur au moyen de l'extrémité des quatre doigts de la main qui embrasse le membre. Dans le creux du jarret, l'artère poplitée peut, avec un léger degré de flexion de la jambe, être comprimée contre l'extrémité articulaire du fémur. On sent sûrement que l'artère est suffisamment comprimée quand le sang afflue en faisant fortement battre le vaisseau au-dessus des doigts 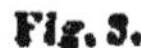

Fig. 3.

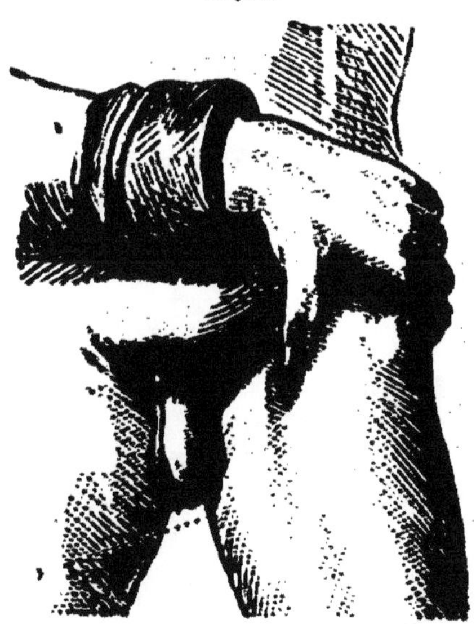

compresseurs et quand le pouls et l'hémorrhagie s'arrêtent au-dessous.

Tourniquet.

Pendant les opérations, on donne toujours à la compression digitale la préférence sur l'emploi du tourniquet ; celui-ci, par suite des dangers d'une constriction circulaire, de l'arrêt de la circulation et d'autres conséquences fâcheuses, est, autant que possible, banni de la pratique chirurgicale. Sur le champ de bataille, au contraire, le tourniquet est parfaitement indiqué comme moyen *provisoire* d'hémostasie. Nous n'avons pas à nous occuper ici du tourniquet des boîtes d'instruments réglementaires.

Mais le tourniquet que tout médecin, tout homme des troupes de santé, tout militaire instruit doit pouvoir porter sur lui, n'exige ni une construction bien compliquée, ni des dimensions bien grandes. Comme remplissant ces conditions, citons le tourniquet de campagne de Rust, par exemple, composé d'une lanière, d'une pelote et d'une boucle, ou le tourniquet de Lüer, à pelote en bois fixée sur la boucle (*fig.* 4 et 5); le tourniquet réglementaire russe.

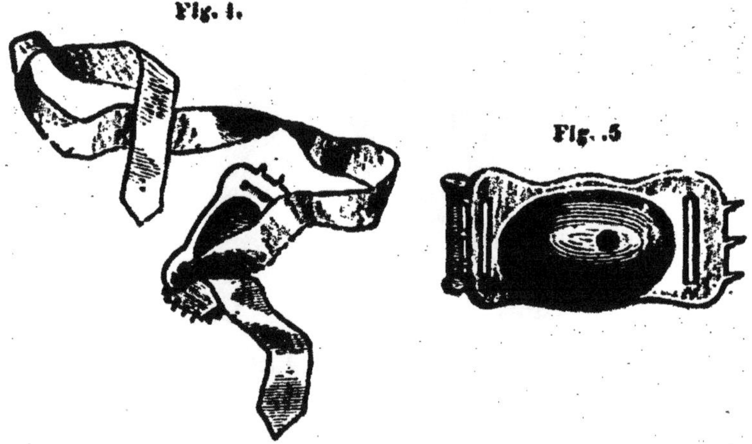

Parmi les tourniquets circulaires qui arrêtent aussi la circulation rétrograde des veines, le tourniquet à baguette présente cet avantage qu'il n'étrangle pas le membre dans toute sa circonférence et évite ainsi le danger d'un afflux sanguin excessif et de la gangrène. Ce tourniquet s'applique avantageusement au membre supérieur. Charles Schiller (*Cours de pansement et de transport pour les troupes de santé.* Wurtzbourg, 4° édition, 1870) décrit ce tourniquet en ces termes : « Il se compose de deux baguettes

dans les extrémités desquelles on a taillé une légère
encoche et de deux bouts de bande. Ces baguettes,
d'un diamètre de deux tiers de pouce à peu près et
d'une longueur de trois quarts de pied, sont attachées l'une contre l'autre à l'une des extrémités au
moyen d'un solide bout de bande, de manière à
avoir un écartement répondant au diamètre du
membre, deux pouces, par exemple, pour le bras.
Le système est passé comme une fourche autour du
membre de telle manière que l'une des baguettes

Fig. 6.

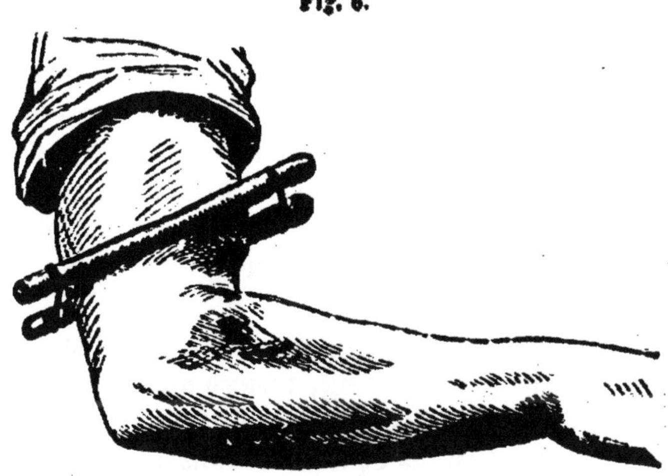

vienne à s'appliquer sur l'artère, l'autre au point
diamétralement opposé. Les deux baguettes, à leur
autre extrémité, sont ensuite également rattachées
au moyen d'un bout de bande, et de cette manière
on exerce sur l'artère la pression nécessaire pour y
intercepter la circulation. » (*Fig.* 6.)

Comme on voit, ce tourniquet à baguettes peut
être improvisé au moyen de la moindre tige de bois

ou de métal que l'on a sous la main et du premier lien venu, corde, ficelle ou lambeau de vêtement. Le tourniquet à nœud de Volkers n'est autre chose que ce système perfectionné et plus soigné dans sa forme.

D'ailleurs, tout médecin et tout soldat de la troupe de santé doit savoir, avec un mouchoir ou une bande et une baguette, confectionner lui-même un tourniquet à garrot. Voici comment Morel, l'inventeur du compresseur artériel, recommande de procéder. Il entoure le membre d'une compresse épaisse, passe un lien par-dessus la compresse et engage une baguette sous le lien du côté du membre où se trouve le vaisseau, et une autre du côté opposé ; puis il tourne cette dernière baguette jusqu'à ce que le lien soit suffisamment tendu. La baguette appliquée sur le vaisseau est remplacée par une pelote dans un garrot régulièrement construit, et peut l'être, dans un appareil improvisé, par une bande roulée ou par le premier objet venu, pourvu qu'il soit dur et de forme ovoïde.

L'appareil de *Sylvestri-Esmarch,* pour l'amputation sans écoulement de sang, trouve aussi un utile emploi dans l'hémostasie ; au moins peut-on utiliser à cet effet des bandes et des cordons de caoutchouc de tout calibre.

L'appareil de campagne de Cort y Marti, composé de plusieurs pièces de métal, est d'un emploi si simple que chaque soldat peut l'appliquer à son camarade.

Enfin le tourniquet élastique des Foulis, qui est une ingénieuse variante de celui d'Esmarch, peut aussi rendre d'excellents services.

Médicaments hémostatiques.

Parmi les agents hémostatiques, ceux qui se prêtent le mieux au service du champ de bataille sont ceux qui sont de consistance sèche. Tels sont :

a) Les *poudres hémostatiques*, telles que la colophane pulvérisée, l'alun, le charbon ou les préparations de Lentin, Bonnafond, Radius. On en saupoudre la plaie directement ou par l'intermédiaire de charpie, et leur emploi peut être combiné avec celui du tamponnement.

b) Les *pâtes hémostatiques*, comme, par exemple, la pâte de Catechu aluminée d'A. Cooper, la pâte au chlorure de zinc et d'antimoine de Neudœrfer. Il s'agit, quand on se sert de ces pâtes, de les porter dans la profondeur de la plaie, jusque sur l'artère saignante, au moyen de la spatule ou d'une petite tige de bois.

c) Les *hémostatiques fibreux*, comme le Penghuawar-Djambi. Cette racine fibreuse, originaire de l'Inde, de couleur brune et de forme très-ténue, est si légère qu'une once en remplit une boîte de 12 centimètres sur 4 centimètres et demi de largeur et 6 centimètres de hauteur. On peut donc très-facilement en porter sur soi une certaine quantité, soit dans la trousse, soit dans une simple enveloppe en papier, voire même dans la poche du gilet. Grâce à ses innombrables petites fibres transversales, insérées sur les fibres longitudinales comme les poils d'une chenille, cette racine constitue par son ensemble un tissu lâche présentant au sang une surface très-grande pour la coagulation, et agit à la manière des toiles d'araignée, dont l'emploi comme hémostatique est si répandu dans le vulgaire. Il suffit de rouler cette substance en boulettes du volume d'un haricot ou d'une noisette et d'en bourrer la plaie pour réussir d'une manière presque constante à arrêter l'hémorrhagie. Comme, selon toute vraisemblance, l'action du Penghuawar est purement mécanique et que sa réaction chimique est nulle ou peu marquée, ce styptique si sûr a l'avantage de ne pas donner lieu à ces phénomènes secondaires désagréables que produisent certains autres hémostatiques en brûlant les tissus, en souillant la plaie ou en exaspérant la douleur. Il se recommande donc avant tout autre hémostatique pour le service du champ de bataille; le prix élevé en est la seule contre-indication.

Un succédané peu énergique du Penghuawar s'obtient en imbibant d'une solution d'alun, d'acide phénique, de tannin ou de perchlorure de fer, un mélange de charpie et de ouate ou de la sciure de bois, qu'on fait sécher ensuite et qui constitue une masse fibreuse de consistance variable, agissant comme astringent.

Astringents liquides.

Parmi les *hémostatiques liquides*, malgré la valeur de l'eau de Pagliari et de l'eau de Neljubini, la solution de perchlorure de fer, qui peut être emportée et employée en doses relativement faibles, se prête seule au service du champ de bataille.

Fer rouge.

Le *fer rouge* est un hémostatique trop sûr et trop simple pour que nous le perdions de vue pour le service du champ de bataille. Il est vrai que l'on ne peut demander sur la station de pansement une installation *secundum artem* du réchaud, avec son soufflet et son cautère. Mais comme, en définitive, chaque clou, chaque stylet, chaque baguette de fusil, rendue incandescente peut servir à la cautérisation d'une artère ou d'une surface saignante, ce ne doit pas être toujours une difficulté absolument insurmontable que de tenir prêt sur le champ de bataille, au moyen d'un feu allumé rapidement ou destiné à d'autres services, un fer rouge avec lequel on sera en mesure d'arrêter instantanément les hémorrhagies.

Occlusion de l'artère : 1° *dans la plaie.*

Dans certains cas, il ne sera pas impossible de saisir l'orifice de l'artère jaillissante dans la plaie même et de le boucher, soit définitivement au moyen de la *torsion* ou de la *ligature*, soit temporairement en y plaçant des serres-fines ou des pinces à coulisse. Comme les secours doivent être prompts et qu'il ne faut pas gaspiller le temps destiné à d'autre besogne, on ne peut pas, sur le champ de bataille, s'attacher à longtemps rechercher une artère située au fond d'une anfractuosité de la plaie ou rétractée au loin. Ce n'est que dans le cas où la vie serait compromise par un retard, lorsque l'on a épuisé sans succès tous les autres moyens et que l'artère est relativement superficielle et d'un accès facile, que la torsion ou la ligature est indiquée.

2° *Au-dessus de la plaie.*

Quand l'hémorrhagie artérielle est considérable, l'artère difficile à découvrir et la faiblesse du malade grande, on procède aux opérations méthodiques de l'occlusion artérielle ou de la ligature du tronc vasculaire.

Occlusion artérielle.

L'occlusion artérielle est une invention de Neudœrfer et mérite au plus haut degré l'attention des chirurgiens militaires. Comme pour la ligature ordinaire du vaisseau, Neudœrfer met à nu, au-dessus de la partie lésée, la gaîne des vaisseaux, isole l'artère et l'entoure avec un fil de soie fin et fort. Les extrémités du fil sont enfilées dans des aiguilles droites qui, toutes deux, sont enfoncées dans les parties molles de l'une des deux lèvres de l'incision. On fait ressortir les deux aiguilles à une distance variable de l'incision, l'une, par exemple, à 6 lignes, l'autre à 12 ou 15 lignes de l'incision, de manière qu'un intervalle de 6 à 9 lignes sépare les deux points de sortie. Cela fait, les deux chefs du fil sont fortement serrés sur la moitié d'un bouchon fendu dans sa longueur, jusqu'à ce que l'artère, pressée contre les parties molles, soit aplatie et cesse d'être perméable. On procède alors à la réunion complète de la plaie d'incision, en vue d'obtenir une guérison par première intention. Quant au fil, qui ne doit pas couper l'artère, mais a simplement pour but d'amener l'occlusion du vaisseau par coagulation, il est retiré au bout de vingt-quatre heures, ou, comme le veut Neudœrfer, au bout d'une heure, mais peut aussi bien être laissé trois ou quatre jours, afin qu'en cas de besoin on n'ait qu'à faire le nœud [1].

Ligature.

Guère plus longue à effectuer, mais plus grave comme opération, la ligature consiste à rechercher le tronc artériel au-dessus de la plaie et à le lier au moyen d'un fil simple ou double, ce qui non-seulement a pour effet de le rendre imperméable, mais souvent aussi de le faire couper par le fil. Dans ce dernier cas, on doit craindre une suppuration des parties sectionnées et du thrombus qui s'est produit, et enfin une hémorrhagie consécutive.

Ces dernières opérations sont rarement pratiquées sur le champ de bataille, mais peuvent sauver des existences. Maintenant que les champs de bataille sont fréquemment et minutieusement explorés par les patrouilles de troupes de santé, l'occasion de les pratiquer pourra cependant se présenter plus souvent que cela n'était admis jusqu'à présent.

Il est bon que le médecin militaire sache que généralement, lorsqu'un gros vaisseau est lésé, tout son arsenal d'hémostasie arrive trop tard et que la mort par hémorrhagie survient le plus souvent très-

---

1. L'acupressure, la ligature à travers la peau et la ligature en bloc sont des méthodes connues de tout temps et différant peu des procédés que nous venons de citer. La ligature reste le seul moyen sûr.

vite. Néanmoins il doit être pénétré de toutes les méthodes, préparé et exercé à tous les cas. Puis ce n'est pas dans les grandes batailles seulement qu'il a affaire à des blessés récemment atteints; cela peut arriver aussi dans les petits engagements, dans les canonnades, dans les combats isolés et dans d'autres circonstances particulières; et dans ces cas le petit nombre des blessés permet de leur porter un secours plus prompt et plus complet.

Coucher, désaltérer, ranimer les blessés sur le champ de bataille, panser et arrêter l'hémorrhagie, définitivement ou provisoirement, toutes ces pratiques sont autant de manœuvres préparatoires pour le second acte immédiatement indispensable : le transport en arrière du champ de bataille.

Récapitulation du service médical sur le champ de bataille.

1. Coucher les blessés;
2. Les ranimer et les désaltérer;
3. Arrêter les hémorrhagies.

Moyens hémostatiques : Repos, position, flexion exagérée, froid, pansement, tamponnement, compression digitale, tourniquet, médicaments, fer rouge, torsion et ligature dans la plaie, occlusion artérielle, ligature du tronc artériel.

LE TRANSPORT DES BLESSÉS EN ARRIÈRE
DU CHAMP DE BATAILLE.

Pour soustraire les blessés à la pluie des balles et, après le combat, pour les ramener du champ de bataille à la station de pansement, on emploie de préférence les porteurs. Des voitures d'une certaine dimension, à deux ou à quatre chevaux, ne peuvent approcher qu'à une certaine distance du terrain où l'on se bat ; une voiture étroite, à un cheval, est déjà plus en mesure de se rapprocher du centre de l'action, quoique un véhicule, quel qu'il soit, rencontre toujours de grands obstacles pendant la fusillade et sur le terrain couvert de cadavres et de débris. Les cacolets, les chevaux, mulets, chameaux et en général tous les animaux de selle ou de bât, affectés au transport des blessés, restent une spécialité propre aux pays montagneux peu frayés et aux déserts[1]. L'homme portant un brancard ou poussant une charrette peut seul surmonter les obstacles moraux et matériels du champ de bataille proprement dit.

Les porteurs, les aides, les médecins doivent-ils, pendant l'action, s'avancer sur le terrain battu et en soustraire les blessés ? C'est une question dont la réponse ne doit dépendre que de leur propre résolution [2] ; on ne peut pas les y envoyer par un ordre. Quant au point sur lequel ils doivent se rendre, quant au moment où ils doivent s'y diriger, quant à la protection sous laquelle ils peuvent et doivent le faire, cela dépend des dispositions arrêtées par le chef médical ou militaire du détachement sanitaire. Il serait absolument irrationnel que les gens qui doivent secourir et sauver les gens qui combattent fussent exposés ni plus ni moins que ces derniers.

---

1. Algérie, Mexique, Chiva.

2. L'auteur ne peut évidemment faire allusion ici qu'aux volontaires *civils*. (*Note du traducteur.*)

Transport à bras d'homme.

Avant de nous occuper des appareils mécaniques, il est nécessaire de parler de l'application rationnelle de la main et du bras de l'homme au relèvement et au transport des blessés. Ces manœuvres doivent être l'objet d'exercices spéciaux dans les corps de troupes de santé. Sur le champ de bataille, le médecin ne peut s'occuper de la direction du service du transport, il ne peut pas davantage y concourir personnellement. Un certain commandement, exercé par le médecin ou par un des membres de la compagnie de santé, est indispensable pour donner aux mouvements et aux manœuvres l'unité nécessaire. Les termes de commandement doivent, autant que possible, être uniformes pour les troupes de santé et pour les aides volontaires des diverses armées.

Transport par un seul homme.

1° *Transport à dos. Un homme seul* peut transporter sur son dos, à une distance assez considérable, un blessé encore capable de le seconder par l'usage d'un bras au moins, en supposant qu'il n'y ait pas entre les deux individus disproportion de taille ou de force physique. Cette manière de porter à dos d'homme est universellement connue. Le porteur se place, un genou en terre, devant le blessé de manière à lui présenter le dos. Il se fait embrasser le cou par le blessé, saisit à son tour les genoux de ce dernier, le hisse sur son dos et se relève. Quand le blessé est faible et incapable de s'aider, le porteur fera bien, en se relevant, de s'appuyer contre le sol, contre un mur, sur un bâton ou un fusil, afin de ne pas être renversé en avant ou de côté par son fardeau inerte.

2° *Transport à bras.* Il est plus difficile à un homme de porter un blessé à bras. Il faut, pour cela, ou bien que le blessé puisse embrasser le cou du porteur et y prendre point d'appui, ou bien que le porteur soutienne le corps du blessé au moyen d'une large écharpe qu'il fixe à son propre cou ; dans les deux cas, la charge incombe en grande partie à l'axe du corps et non plus exclusivement aux bras du porteur. Un drap ou une couverture, appliquée, dans toute sa largeur, autour de la partie moyenne, la plus lourde, du corps du blessé et passée ensuite autour du cou ou de la partie supérieure du tronc du porteur, remplit l'office. Mais ce qui vaudra mieux encore, c'est une sorte de long tablier fixé autour des reins du porteur, passé sous le blessé, puis ramené en haut autour du cou du porteur ; ce dernier engageant sa tête à travers une fenêtre taillée vers le bord inférieur du tablier (*fig.* 7).

Une forte ceinture en cuir, munie de trois anneaux en fer, est passée autour des reins de l'homme. Par trois crochets en fer, un tablier de forte toile à voile, de deux aunes et demie de long, peut être appendu à cette ceinture. L'extrémité libre du tablier se termine en ovale et porte une ouverture, assez grande pour laisser passer la tête d'un homme, et dont le bord est doublement ourlé et bordé en toile à voile ou en

cuir. Quand le tablier ne sert pas, on le porte roulé
autour du corps. Quand il s'agit de relever un blessé,

Fig. 7.

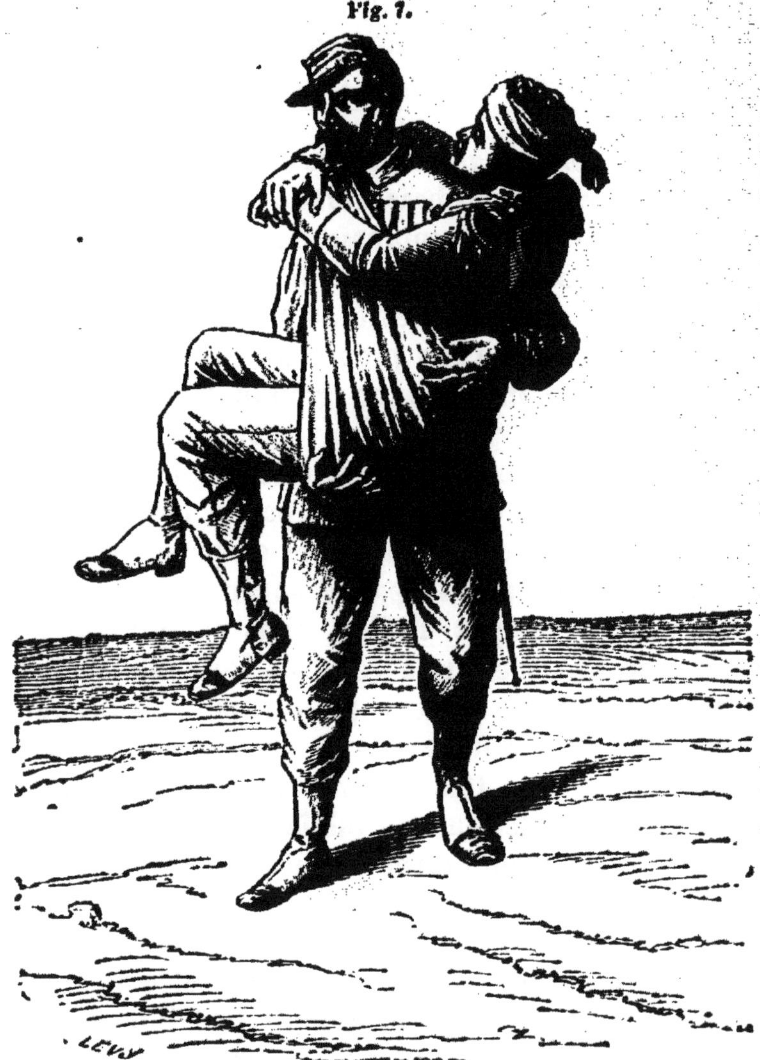

le porteur décroche son tablier, l'étale sur le sol et
y place le blessé perpendiculairement à l'axe longi-

tudinal du tablier, mais non exactement au milieu
de cet axe. Puis il s'approche et met le genou en
terre, à la hauteur de l'extrémité la plus large de
la toile. Il attache le tablier à la ceinture, reploie
l'extrémité libre, qui est la plus longue, par-dessus
le tronc du patient, passe la tête à travers l'ouverture, saisit le blessé, puis se redresse, sur un genou
d'abord, sur l'autre ensuite, et passe de la position
courbée à la position verticale. Ce mode de transport est consacré par la coutume populaire. Les
paysannes, quand elles ont un trajet un peu long à
faire avec leur enfant sur le bras, le fixent, au
moyen d'une écharpe triangulaire, à leur cou ou sur
leur dos; les femmes tartares boutonnent leurs en-
fants avec elles dans le manteau ; les femmes de la
Thuringe portent sur l'épaule un petit manteau spécialement destiné à être passé autour du corps de
leur progéniture.

Dans tous ces systèmes de transport, quand on
parvient à donner au blessé une position élevée, ou
quand il peut s'aider dans une certaine mesure, ou
encore quand le porteur trouve pour se relever un
point d'appui ou le secours d'une main d'homme, la
manœuvre gagne beaucoup en rapidité et en sécurité.

Transport par deux hommes.

3° *Deux hommes* peuvent porter un blessé dans la
position couchée ou assise, d'une manière bien plus
rationnelle.

a) L'un des hommes saisit le blessé, comme nous
l'avons vu plus haut, à bras, l'autre soutenant la

partie blessée, la tête ou le membre inférieur, par exemple. Cette position est intermédiaire entre l'attitude assise et le *décubitus*.

b) Transport dans la position couchée, le malade saisi par les côtés. La nature de la blessure et l'absence de brancard, etc., peuvent exiger que le blessé soit transporté à bras dans la position horizontale. A cet effet, on commence par coucher le patient sur la face ou le côté intact, la face ou le côté lésé regardant en haut. La partie lésée échappe ainsi à la pression des mains et des bras qui relèvent le blessé, et elle trouve sur le tronc ou sur le membre sain un soutien et un appui ; un bras fracturé viendrait ainsi à reposer sur le thorax, le membre inférieur brisé sur l'autre membre inférieur. Le blessé ainsi disposé, les deux porteurs se placent aux deux côtés du patient, se baissent ou mettent le genou en terre et se passent les mains par-dessous son corps, de manière à fournir toujours un appui à la partie la plus lourde, le bassin. Cela fait, aux commandements : « Attention ! » et « Debout ! » prononcés successivement par l'un des porteurs, ils se lèvent simultanément, puis, au commandement : « Marche ! » ils avancent latéralement en partant l'un du pied droit, l'autre du pied gauche.

c) Un autre procédé de transport consiste à *saisir le malade par les deux extrémités du corps.* L'un des porteurs se place ou s'agenouille près de la tête du blessé et embrasse, de derrière, le haut du tronc du patient, de manière que la tête de ce dernier vienne à reposer contre la poitrine du porteur. Le second se place entre les jambes du malade, le dos tourné vers le premier porteur, dans une position également courbée, et passe ses deux bras sous les jarrets fléchis du blessé. Le premier porteur commande alors : « Attention ! debout ! » tous deux se dressent simultanément, puis, au commandement : « Marche ! » ils partent tous deux du même pied (*fig.* 8).

Tous ces procédés ne sont applicables que pour de courts trajets, à moins de changer la position des porteurs ou de relever ces derniers. Le transport dans la position assise est bien plus commode et plus facile ; il est vrai qu'il suppose chez le blessé plus de forces et d'aide.

d) Transport par deux hommes, dans la position assise, sur deux mains. Le procédé de transport sur deux mains, qui est le plus usuel parmi les procédés de transport par deux hommes, est absolument analogue au procédé décrit pour les malades transportés dans la position couchée et saisis par les côtés, en ce qui concerne les manœuvres qui consistent à se placer près du malade, à le saisir et à le soulever. Seulement le blessé se redresse, prend la position assise et passe ses bras autour des épaules des porteurs, tandis que ces derniers, chacun avec le bras le plus voisin de la tête du blessé, fournissent un appui au dos du blessé assis sur les deux autres bras.

e) Le transport sur quatre mains s'effectue de la manière suivante : Les deux porteurs mettent chacun un genou en terre derrière le blessé et, au moyen de leurs quatre mains entrelacées, constituent une sellette. A cet effet, le porteur A, de sa main gauche, empoigne de haut en bas son poignet droit, et de sa main droite le poignet gauche du porteur B. Le porteur B, de son côté, saisit de sa main

Fig. 8.

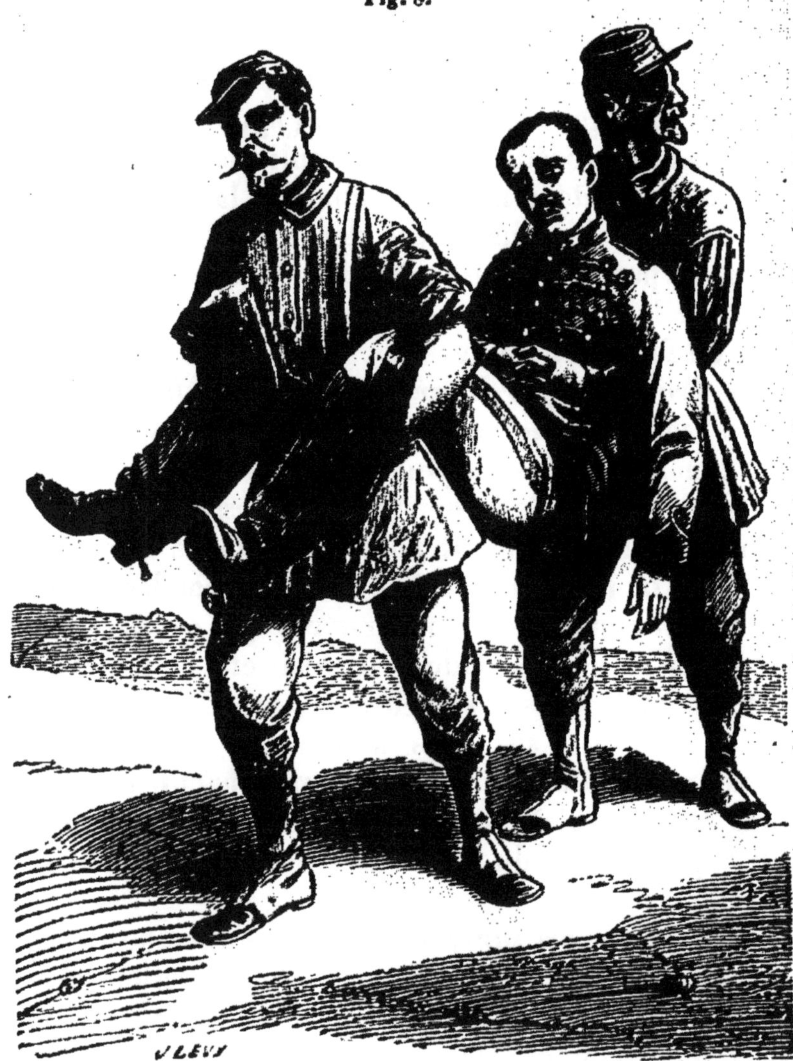

gauche le poignet de sa droite, et de sa droite ferme

la chaîne en saisissant le poignet gauche du porteur A (*fig.* 9).

Fig. 9.

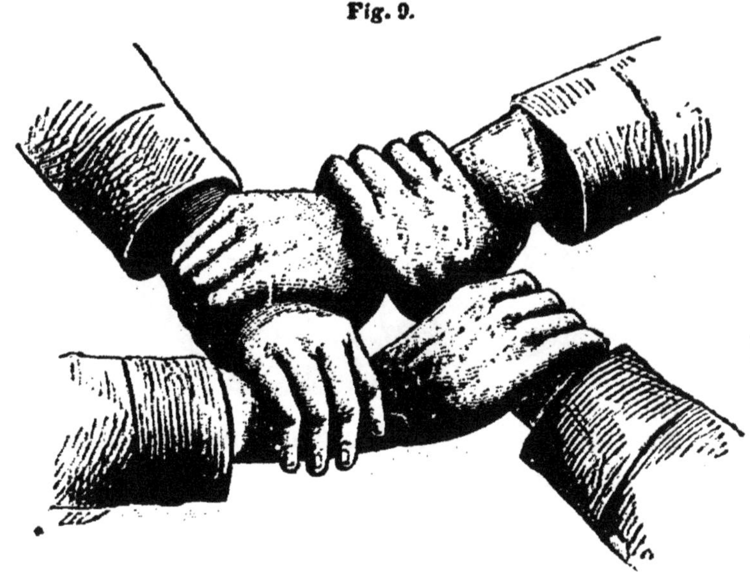

Les quatre mains entrelacées peuvent être avantageusement remplacées par un fort simple appareil :

f) La couronne de cordes tressées. A l'aide d'un bout de corde assez gros et d'autres bouts plus minces, on tresse une couronne d'un diamètre tel qu'un homme puisse s'y asseoir. Deux porteurs saisissent cet anneau, l'un de la main droite, l'autre de la gauche ; ils le passent sous le siége du blessé, et de leurs mains libres ils font un dossier au malade qui se retient à leurs épaules avec ses deux bras (*fig.* 10).

y) Un rond de paille tressée, semblable à ceux que les chimistes placent sous leurs matras, remplit le même office. Pour confectionner ce rond, on commence par mouiller la paille, puis, à l'aide d'un fil enroulé autour, on prépare un certain nombre de tresses qu'on entrelace de manière à constituer une corde ; cette corde est roulée en un anneau qui, à

Fig. 10.

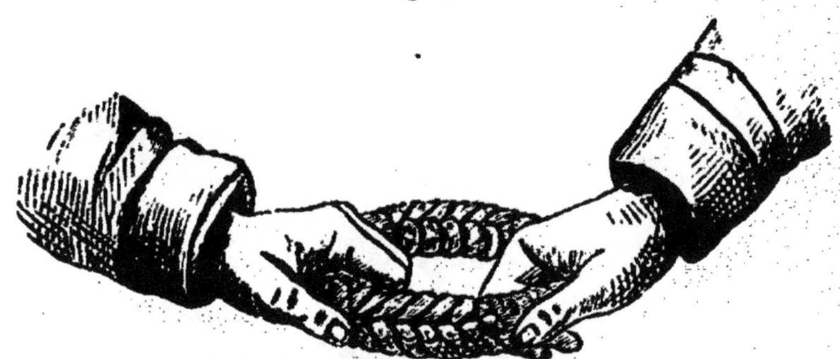

son tour, est solidement ficelé de manière à constituer un rond bien fermé (*fig.* 10).

h) Sellette en cuir et en toile. La courroie ou lanière de porteur répond au même but. Les deux extrémités terminales d'une pièce rectangulaire de toile

Fig. 11.

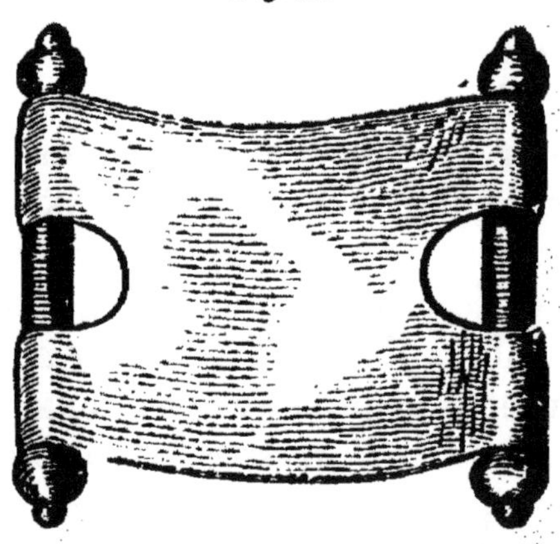

à voile ou de cuir sont cousues autour de deux cylindres en bois. A la hauteur de la partie moyenne de ces cylindres, une ouverture est taillée dans la pièce de toile de manière à permettre le passage des mains du porteur. Le tout a l'apparence d'un pliant sans pieds; la sellette se rapproche tout à fait, par son mode d'emploi, des appareils décrits plus haut (*fig.* 11).

Le transport sur la main ou à bras, par un ou deux hommes, ainsi que cela ressort de tout ce que nous avons dit plus haut, n'est praticable que pour des blessés peu grièvement atteints. Quand il s'agit de transporter, sans brancard, à une distance notable, un homme grièvement blessé, l'opération exige le concours de trois, quatre ou cinq personnes.

Quand, par exemple, l'une des extrémités inférieures est sérieusement lésée, le blessé peut être relevé et transporté par deux hommes opérant ainsi que nous l'avons exposé dans les alinéas *b, d, e, f, g, h,* tandis qu'un troisième, avec ses deux bras, soutient et porte le membre atteint (*fig.* 12).

Dans le cas d'une plaie de tête, le blessé est porté de la manière décrite sous les rubriques *b, d* ou *h,* et le troisième porteur passe derrière lui et embrasse la tête à l'aide de ses deux mains ou de ses deux avant-bras, ou encore l'appuie contre sa poitrine.

Quand l'homme est très-grièvement blessé et qu'il ne peut s'aider en rien, il faut cinq hommes pour le transporter : deux porteurs le saisissent de la manière décrite sous la rubrique *b,* le troisième supporte le haut du corps et la tête, les deux autres se placent chacun en dehors de l'une des extrémités inférieures

Fig. 12.

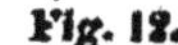

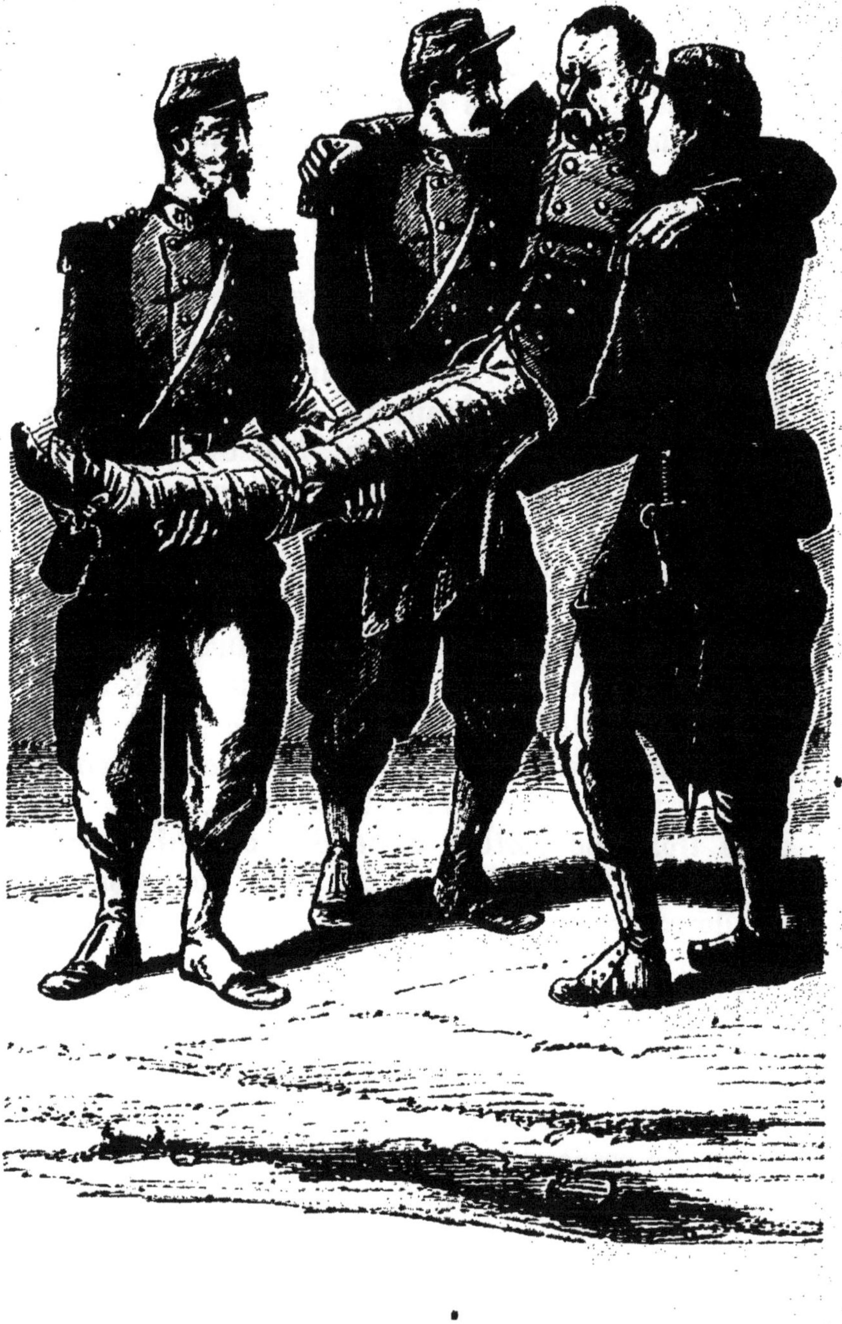

et la soutiennent. Celui qui supporte la tête prononce les commandements: « Attention! debout! » puis «Marche!» et tous cinq, après s'être relevés avec leur fardeau, se mettent en marche, en partant du même pied, mais en fléchissant sur le jarret à chaque pas.

Transport au moyen de brancards à bras et de brancards à roues.

Les brancards employés pour le premier transport ont subi de grands perfectionnements, mais sont devenus trop compliqués et trop coûteux. Tout matériel destiné à servir sur le champ de bataille doit présenter un certain degré de simplicité dans la construction et dans les matériaux, car il faut qu'il soit facile à manier et facile à réparer promptement et qu'il puisse être usé ou même détruit sans qu'il en résulte une perte appréciable.

Le personnel sanitaire doit être exercé à improviser un brancard au moyen de branches d'arbres, de bâtons, d'armes et d'une pièce de toile ou d'un manteau étendu par-dessus et fixé sur ces hampes d'occasion. La manœuvre, qui consiste à coucher les malades sur les brancards, ressemble fort à celle qui consiste à donner provisoirement, sur le terrain même, aux blessés une bonne position; l'une et l'autre doivent être l'objet de sérieux exercices.

Couchage des blessés sur le brancard.

Pour l'opération du couchage d'un blessé sur le brancard, on peut procéder de deux manières: deux hommes soulèvent le blessé, comme nous l'avons vu plus haut (ou trois hommes, le dernier soutenant la tête et le haut du corps), et le portent vers le brancard placé tout près; ou bien deux hommes soulèvent le blessé à bras, tandis que le troisième pousse le brancard sous lui.

Pendant qu'ils soulèvent et couchent le blessé, les porteurs ne doivent pas perdre de vue les préceptes généraux suivants :

1° Épargner au malade *tout dommage*, en évitant de tirer sur la partie lésée, de la serrer, de la laisser pendre sans soutien ;

2° Lui épargner *toute douleur*, en évitant de le saisir rudement ou maladroitement, et en opérant avec ensemble pour le soulever du sol et pour le déposer sur le brancard ;

3° Les porteurs doivent saisir le malade solidement et tout en se mettant à leur aise, afin de pouvoir garder leur attitude pendant un certain temps et de ne pas se voir exposés à lâcher prise brusquement. Aussi est-il bon, préalablement, d'enlever tous les objets gênants, de choisir une bonne place et de se ménager des points d'appui. La compagnie sanitaire devrait être exercée à ces manœuvres au gymnase, et les médecins y devraient participer dans une certaine mesure.

1) Position à donner aux blessés dans le cas de plaies de la face ou du sommet de la tête.

Le blessé est couché sur le dos, la tête appuie sur le dossier du brancard et repose sur un coussin ; à défaut de coussin, on se sert du manteau du blessé, que l'on plie en deux par le milieu et que l'on roule à ses deux extrémités en gouttière. L'occiput et le haut du dos sont placés entre les deux parties roulées en cylindre, et le tout est fixé autour de la tête au moyen d'une pièce d'étoffe ou d'une ficelle.

2) Position dans les plaies de la région antérieure du cou.

Tandis que, dans le cas précédent, les épaules sont relevées, ici le corps tout entier est placé horizontalement dans le décubitus dorsal ; la tête seule n'est élevée, au moyen du dossier ou d'un coussin, qu'autant qu'il est nécessaire pour rapprocher plus ou moins le menton de la poitrine quand la plaie est transversale. Dans les plaies des parties latérales, on incline légèrement la tête vers le côté lésé.

3) Position dans les plaies de poitrine.

Décubitus dorsal, le haut du tronc étant quelque peu élevé par l'interposition d'un corps mollet ; légère inclinaison ou incurvation vers le côté blessé, excepté dans les cas de fracture de côte, où le malade doit reposer sur le côté opposé à la fracture, celle-ci regardant librement en haut. Pour rendre plus supportable ce décubitus particllement latéral, on cale le malade, à l'aide du manteau plié ou roulé, ou à l'aide d'un autre objet d'équipement.

4) Position dans les plaies de l'abdomen.

Décubitus dorsal ou latéral, les cuisses dans la flexion ; en cas de *décubitus* dorsal, les cuisses sont soutenues au moyen du sac, du manteau, de la cartouchière glissés sous le creux du jarret.

5) Position dans les plaies de la face postérieure de la tête, du cou et du thorax.

Décubitus latéral avec soutien dans le dos, le manteau plié passé sous les jambes légèrement fléchies.

6) Position dans les plaies de la colonne vertébrale, de la face postérieure du bassin et du périnée.

Le blessé est couché sur le ventre, le dossier du brancard abattu, la face tournée latéralement de manière à laisser le nez et la bouche sur le bord du coussin passé sous la joue et sous l'oreille. Quand il y a fracture de la colonne vertébrale, le patient doit être soulevé et transporté avec des précautions toutes particulières, toujours sur un brancard, car si le tronc n'était pas soutenu, on augmenterait le poids qui pèse sur la moelle et on pourrait ainsi déterminer une solution complète de la continuité de celle-ci.

7) Position dans les plaies de l'extrémité supérieure.

Décubitus dorsal, le bras blessé reposant sur le corps ou sur le manteau plié et placé sur les côtés du thorax ; ou encore *décubitus* latéral sur le côté sain, avec appui du côté du dos, le membre soutenu comme précédemment.

8) Position dans les plaies de l'extrémité inférieure.

Décubitus dorsal, la jambe blessée étendue et fixée dans cette position, la jambe saine fléchie ou arc-boutée en bas. Indépendamment des appareils réguliers ou improvisés qui peuvent être appliqués, on peut utiliser le manteau roulé comme pour les plaies de tête, en plaçant simplement le membre entre les cylindres comme entre deux fanons et en fixant le tout au moyen de deux ou trois cravates ou bouts de bande (*fig.* 13).

Brancards.

Il en existe des quantités appartenant aux formes et aux types les plus divers. Ils se subdivisent essentiellement en brancards à bras, ou brancards proprement dits, et en brancards roulants ou brancards à roues. Les premiers, qui traversent facilement les accidents de terrain, constituent le vrai brancard de bataille. Dans les compagnies de santé bavaroises (d'après Ch. Schiller, *loc. cit.*), on en a de deux modèles : le brancard de campagne et le brancard à roulettes. Ce dernier, comme son nom l'indique, porte, au bout de chacun de ses pieds, une roulette ; ces roulettes permettent de le faire glisser sur un terrain plan. Ce brancard appartient à la voiture de transport de blessés. Quant aux brancards de campagne, au contraire, ils sont démontés et portés chacun par trois hommes de la compagnie. L'un est chargé de la traverse de l'une des extrémités et d'une bretelle, un second porte les deux hampes et la toile qui sert à les enrouler, le troisième porte la traverse de l'autre extrémité et la seconde bretelle. De cette manière, un brancard peut franchir tous les obstacles, passer par tous les chemins et être transporté n'importe où, pour être monté à côté du blessé.

Les brancards se divisent en démontables et non démontables. Leur charpente est en bois ou en fer, leur toile en toile à voile ou en toile cirée ; ils sont montés sur des pieds ou en sont dépourvus, ils sont couverts ou non. Un bon brancard doit être muni d'un dossier et d'un appui pour les pieds ; il

Fig. 13.

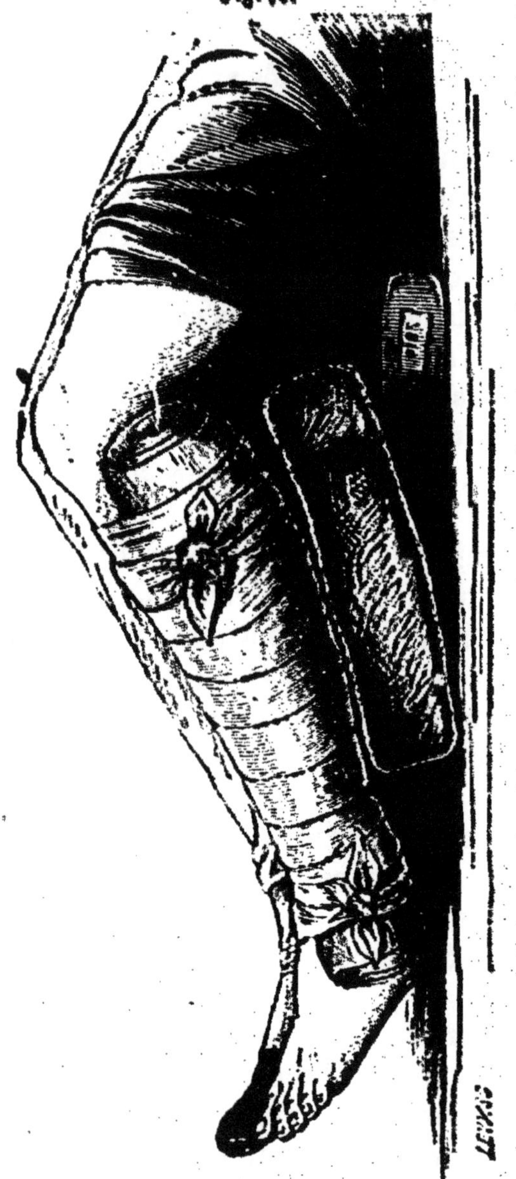

doit avoir une largeur et une longueur suffisantes

sans être trop volumineux cependant; il doit être à la fois solide et léger et *être bien en main*. Le bran-

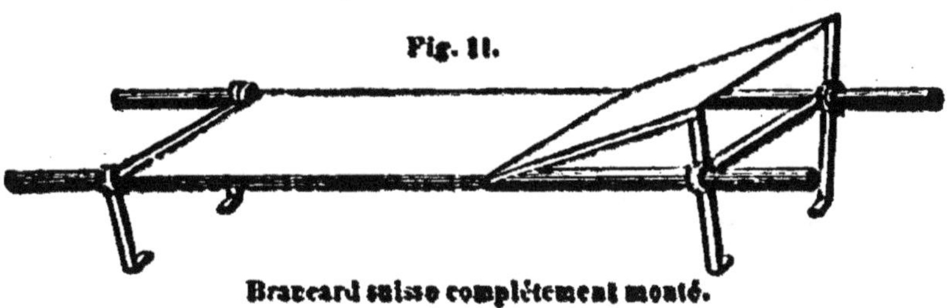

Fig. 11.

Brancard suisse complétement monté.

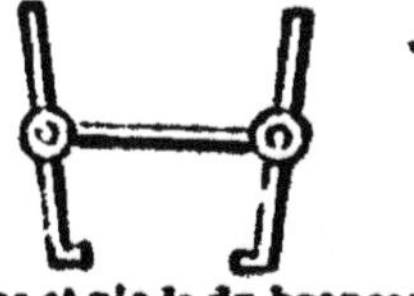

Attelles et pieds du brancard
(partie où doit reposer la tête)
prêts pour le montage.

Attelles et pieds
(partie où doit reposer la tête)
prêts pour l'emballage.

card suisse (*fig.* 14), celui de Fischer, de Heidelberg (*fig.* 15), le simple brancard d'hôpital russe, les bran-

Fig. 15.

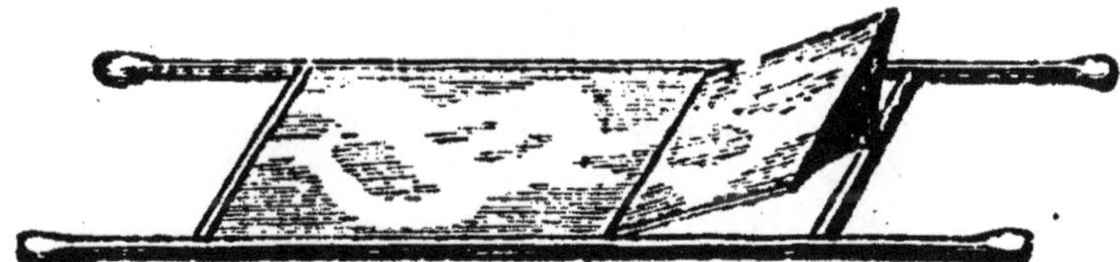

cards anglais, américain (*fig.* 16) et le *triclinum mobile* de Mühlwenzl, sont très-recommandables ([1]).

Le Dr Martrés, médecin militaire français, a montré comment on peut utiliser la tente-abri pour improviser à volonté un brancard ou presque tout autre appareil de transport.

---

1. L'auteur paraît ne pas avoir connaissance du brancard réglementaire de l'armée française; ce brancard est généralement considéré comme étant à peu près le meilleur pour le service du champ de bataille. (*Note du traducteur.*)

On peut improviser facilement et à peu près partout un brancard pour blessés couchés, semblable aux civières en nattes, en usage en Russie pour transporter de la terre, de l'herbe, etc. Il suffit de prendre un sac en nattes, un sac à malt, une paillasse

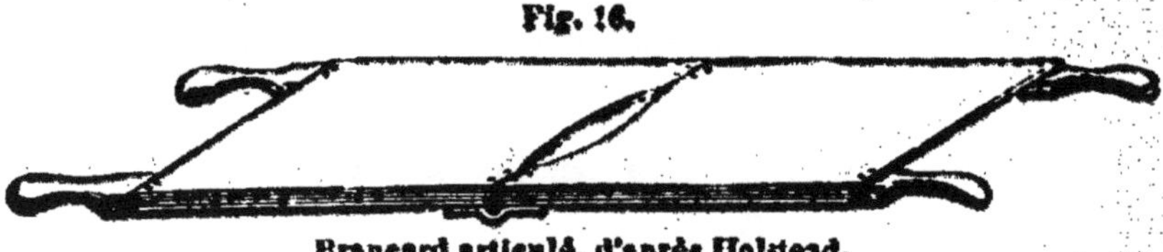

Fig. 16.

Brancard articulé, d'après Holstead.

vidée, d'en couper les quatre coins (ou de découdre simplement les petits côtés du sac), et, par les quatre coins, le long des longs côtés du sac, de passer des perches, que l'on peut fixer à l'écartement voulu au

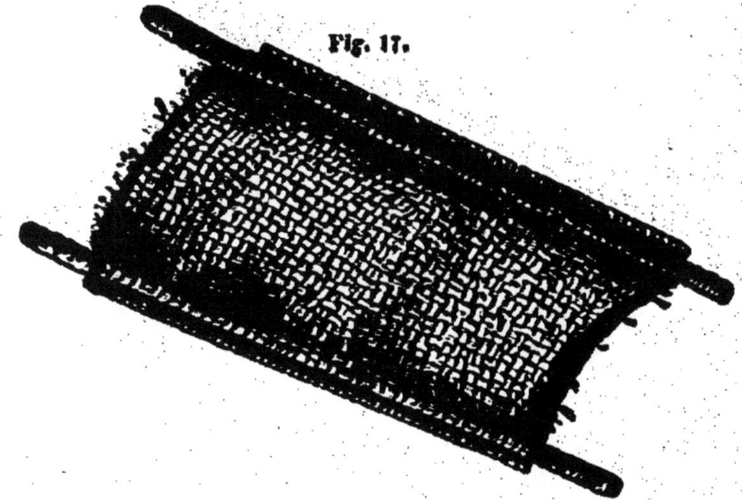

Fig. 17.

moyen de traverses en bois. Ce dernier perfectionnement n'est du reste pas indispensable pour que le brancard ainsi improvisé puisse être utilisé pour le transport d'un blessé couché (*fig.* 17).

Les brancards à roues sont pourvus d'une, deux ou trois roues, et n'exigent habituellement qu'un homme pour les pousser ou les traîner, ce qui présente le très-important avantage d'une économie de personnel. Ils peuvent de plus, sur un terrain uni, servir à transporter des blessés à une distance plus grande. Les mouvements sont plus doux quand le véhicule est traîné que quand il est poussé; la traction doit donc être préférée quand le terrain est inégal ou le blessé grièvement atteint. Certains brancards sont à deux fins et peuvent à la fois servir au transport à bras et au transport sur roues; leur emploi nécessite deux hommes qui peuvent faire franchir à bras les obstacles que rencontre le brancard et qui, sur une route plane, le traînent à tour de rôle, ou le traînent et le poussent simultanément.

Au Mexique, le brancard à roues de Neudœrfer a rendu des services à son inventeur. Ceux de Neuss de Berlin, du Dr Gauvin, de Robert et Collin, de Barbieri, de Lipowsky, de Castiglione, de Pirogoff (*fig.* 18), sont de construction analogue.

Une disposition, très-commode pour le malade, consisterait dans une capote en toile servant d'abri contre le soleil et la pluie. Mais le principal avantage des brancards à roues, de modèles déjà quelque peu compliqués, réside dans leur suspension sur des ressorts élastiques, qui amortissent, dans une certaine mesure, les secousses imprimées par un terrain inégal.

Nous mentionnerons encore les paniers à porteurs,

les cacolets et les litières, non pas comme des

Fig. 18.

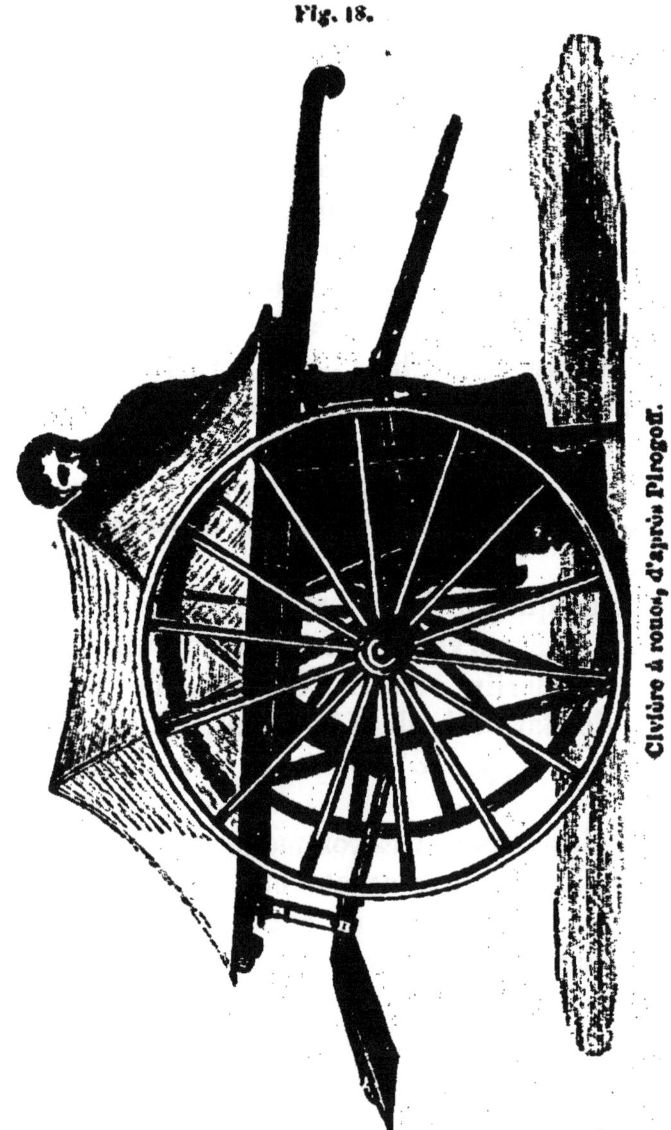

moyens de transport remarquables, mais comme des

véhicules absolument indispensables dans certaines contrées et dans certaines circonstances. Appendus

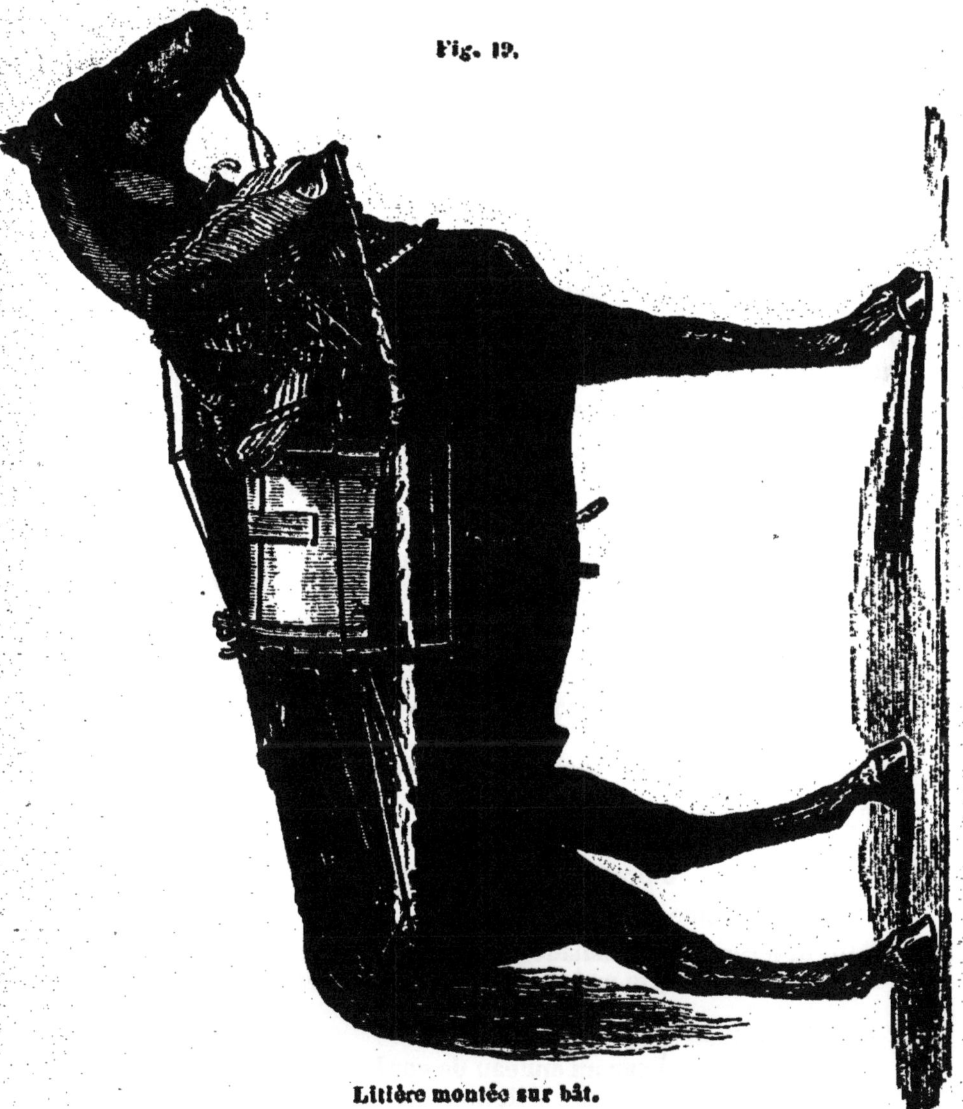

Fig. 19.

Litière montée sur bât.

aux flancs d'un mulet ou d'un cheval, ces appareils

permettent le transport à de grandes distances, mais fatiguent beaucoup (*fig.* 19). Pendant la campagne des Russes dans l'Asie centrale, des litières adaptées sur des chameaux étaient le moyen de transport le plus usité et presque le seul possible pour les blessés et les malades.

Pour l'étude approfondie de la construction des brancards et des brancards à roues, nous recommandons : V. Dommelen, *Essai sur les moyens de transport et de secours en général aux malades en temps de guerre*, avec atlas, La Haye, 1870; — Roth, *Militairærztliche Studien. Neue Folge*, Berlin, 1868; — *Circular n° 6, Surgeon general's Office*, Washington, 1866; — Wittershœfer, *Sanitætspavillon auf der Wiener Weltausstellung*, Alb. photog., Vienne, 1874; — Longmoore, *Treatise of ambulances*, London, 1873; — Gurlt, *Abbildungen zur Krankenpflege im Felde*, etc., avec atlas, Berlin, 1868.

Récapitulation du transport des blessés en arrière du champ de bataille.

Transport à bras d'homme.

Par un homme : à dos.
à bras.
à bras, avec une écharpe.

Par deux hommes :

Dans la position couchée,
{ le malade saisi par les côtés.
{ le malade saisi par les extrémités.

Dans la position assise,
{ sur deux mains.
{ sur quatre mains.
{ sur un anneau de cordes, etc.
{ sur une sellette en cuir, etc.

Par plusieurs hommes,
{ en position couchée.
{ en position assise.

Transport par des moyens mécaniques.

Couchage des blessés sur le brancard.
Transport sur le brancard.
—   sur le brancard à roues.
—   sur les cacolets, litières, etc.

II.

LA STATION DE PANSEMENT.

La station de pansement est établie par le personnel médical, après entente avec l'autorité militaire, sur un point relativement rapproché de la bataille imminente ou déjà engagée. Ce point doit être assez rapproché du terrain de l'action pour que le transport de ce terrain à la station de pansement puisse s'effectuer en peu de temps, et d'un autre côté assez éloigné pour ne pas être exposé à l'effet destructeur des projectiles. Ce dernier *desideratum*, avec la portée des fusils et des canons de notre époque, ne saurait guère plus être rempli. Le pavillon blanc à croix rouge et la convention de Genève seront la meilleure protection de la station. Quand on trouve une colline, une maison, un bois pour s'en couvrir, tant mieux. Au dire de Baudens, les Français, devant Sébastopol, avaient leur station de pansement dans les grottes rocheuses de la Carabelnaja. Les bâtiments choisis pour l'établissement de la station de pansement peuvent, à l'exemple de ce

quo firent les chevaliers de Saint-Jean devant Düp-
pel, être mis jusqu'à un certain point à l'épreuve
de la bombe au moyen d'un blindage du toit avec
du gazon ou d'un revêtement des murs avec des ga-
bions et des fascines. L'organisation et le service
doivent être réglés sur la station de pansement de
manière à ce qu'on puisse, en toute hâte, en changer
l'emplacement, soit pour se rapprocher du théâtre de
l'action et en suivre les mouvements, soit pour se
mettre à l'abri du danger. Au bombardement de
Sweaborg, les premières bombes tombèrent sur le
petit îlot où J. F. Heyfelder avait installé la station
de pansement, de sorte qu'il dut immédiatement la
transporter à un quart de mille en arrière, dans
l'hôpital clinique de la ville d'Helsingfors.

Table d'opération.

Les appareils réglementaires d'instruments et d'objets de pansement et la troupe des aides sont réunis,
soit à ciel ouvert, soit, et cela vaut mieux, sous une
tente, sous un hangar, dans un bâtiment approprié,
ou, en cas de siége, dans une casemate. Les moyens
de transport sont tenus prêts à proximité. Un objet,
qui est d'une utilité essentielle, c'est une table d'o-
pération transportable, simple et solide. Les modèles
les plus parfaits, ceux de Tobold, de Piltz, de
Fischer de Heidelberg, celui de l'armée américaine,
sont construits de manière à pouvoir se replier.
Mais le plus souvent on en est réduit à improviser
sa table d'amputation au moyen d'une table ordinaire,
de caisses, d'un lit, de bancs; quelquefois même il
faut opérer par terre. Dans tous ces cas, on établit

une couchette au moyen de planches, de matelas et de coussins. Une chaise à opérations et, au besoin, la première chaise venue, pourvu qu'elle ait un dossier, vaut mieux que le lit pour des malades pas trop affaiblis et quand on opère, sans anesthésier, sur le membre supérieur. Quant à l'opérateur lui-même, il faut bien qu'il soit prêt à opérer dans toutes les attitudes possibles et dans les plus mauvaises conditions; mais il facilite et simplifie singulièrement sa tâche quand il a soin de placer son sujet à une hauteur proportionnée à la sienne propre, et quand l'opéré est facilement accessible de toutes parts. Le temps et la peine consacrés à ces dispositions sont loin d'être perdus et sont plus que compensés par ce qu'on en gagne pendant le cours de l'opération.

Sur des tables ou des caisses, en laissant autant que possible tous ces objets dans les boîtes ou paniers dans lesquels ils sont chargés sur les voitures, on dispose les instruments, le matériel de pansement, les récipients d'eau (tonneau d'eau de Middeldorff), les boissons. Comme il importe que les boîtes à instruments, les appareils à pansement, les tiroirs de pharmacie soient placés à une certaine hauteur sans support particulier, je propose d'appliquer à la construction de toutes les caisses de ce genre, le système imaginé par Dumontier pour les caisses à pansement hollandaises (*fig.* 20 *a*). La caisse à pansement de Dumontier a 2 pieds de longueur, 1 pied de largeur, un quart de pied de hauteur, et est solidement construite en érable ou en noyer. Le couvercle est incisé en *a*, *b*, *c*, *d*, de telle manière qu'il en résulte, d'un côté un, de l'autre deux segments constituant des pieds d'égale longueur.

Fig. 20 a.

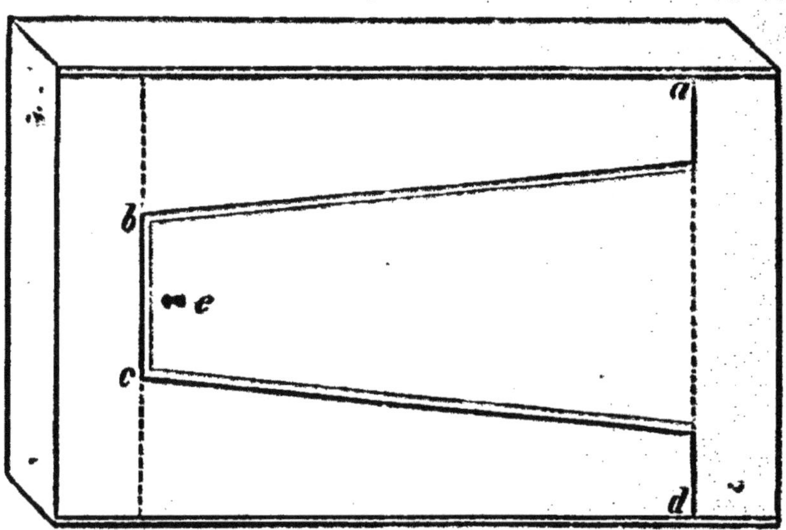

Quand, en effet, on ouvre la caisse (*fig.* 20 *b*), on rabat à gauche l'une des moitiés du couvercle, jusqu'à ce que les deux pièces de bois qui constituent cette moitié touchent le sol en *a* et *d* et forment ainsi deux supports; puis on rabat l'autre moitié du couvercle de la même manière et on a mis en place le troisième pied, qui repose sur le sol en *c*, *b*. Au moyen de deux boulons, en *g* et en *h*, on fixe les supports dans une position perpendiculaire au plancher de la caisse et celle-ci est ainsi transformée en une table qui, non-seulement met les objets de pansement à portée de la main, mais aussi permet de déposer d'autres objets, par exemple : un instrument, une lumière. La caisse à pansement de Dumontier m'a rendu de bons services pendant la guerre de 1870-1871, et les médecins hollandais en font grandement l'éloge. Les caisses à instruments et à

Fig. 20 *b*.

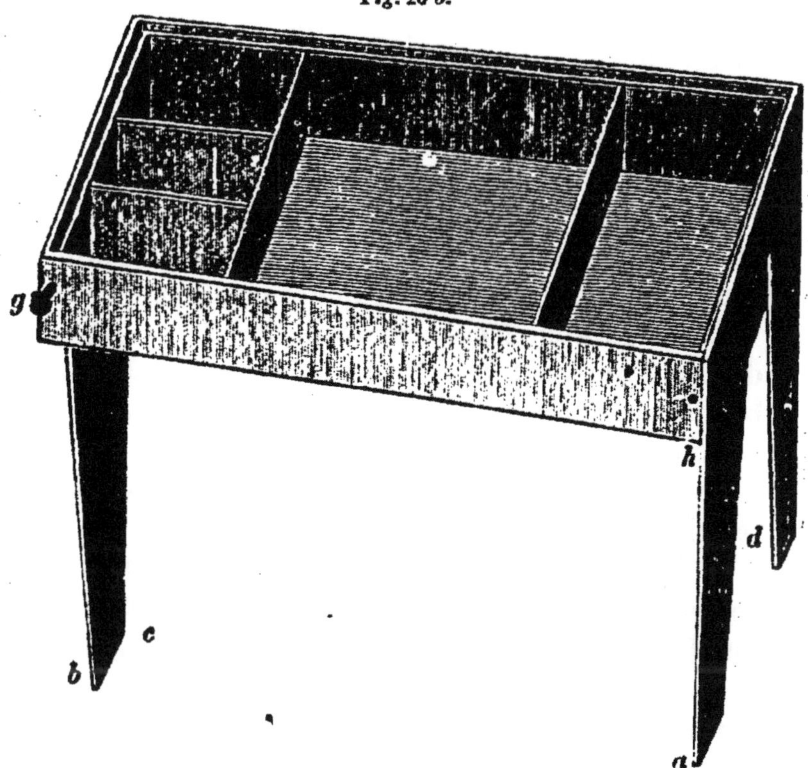

médicaments peuvent être aménagées de la même manière, ce qui sera surtout utile quand la station de pansement aura été installée sous des tentes ou sous des hangars dépourvus de meubles.

Distribution des rôles.

Il sera avantageux d'organiser à l'avance les groupes d'opérateurs, d'aides et de servants, et de répartir entre ces groupes les différentes fonctions, telles que visite, opérations, pansement, sauf à alterner quand le travail se prolonge. Quand, après cette distribution, il restera quelqu'un pour le service des écritures, quelqu'un qui fera, pour chaque blessé, le résumé du diagnostic, de l'opération pratiquée, l'inscription de la date de la blessure et de celle de l'application de l'appareil, on aura épargné au malade bien des souffrances et bien des dangers pour l'avenir, et aux médecins des étapes et des hôpitaux d'évacuation bien des pertes de temps. Malheureusement cela n'est pas toujours possible.

Le rôle du médecin, sur la station de pansement, diffère d'une part de celle du médecin du champ de bataille, d'autre part de celle du médecin de l'ambulance. Il comprend trois missions distinctes:

1° *Visiter* les blessés, établir le diagnostic, classer les blessés par catégories;

2° *Entreprendre les opérations* qui sauvent la vie, celles qui ne peuvent être ajournées et celles qu'il est plus avantageux de pratiquer immédiatement;

3° Appliquer les appareils, charger et mettre en route les blessés.

VISITE ET TRIAGE.

Visite.

L'intervention médicale commence nécessairement par la visite des blessés. Cette visite consiste tout d'abord en une inspection minutieuse du corps et des vêtements, inspection dont le résultat fournit habituellement des renseignements au sujet de la présence du projectile dans la plaie, des complications provenant de la pénétration de corps étrangers, lambeaux de drap, pièces de buffletterie, de métal, etc. Six ouvertures percées dans la ceinture en laine rouge d'un soldat français et dont trois correspondaient exactement à la partie antérieure, les trois autres à la partie postérieure, nous permirent, *à priori*, de diagnostiquer la direction et la pénétration d'un coup de feu de l'abdomen. Chez un chasseur prussien, les pertes de substance dans le drap vert de la tunique, dans le drap gris du pantalon et dans l'étoffe du caleçon nous fournirent des données certaines sur les pièces qu'il s'agissait de retirer de la plaie, une fois la balle extraite. Quand le tissu des vêtements a été refoulé par le projectile dans les parties molles du corps, en cul-de-sac ou à la manière d'un doigt de gant, il suffit parfois d'exercer une prudente traction sur l'étoffe pour retirer la balle (Baudens). D'autres fois elle a pu être retirée accidentellement pendant le transport ou pendant qu'on déshabillait le blessé ; dans ces cas, l'état de la pièce d'habillement fournit encore le plus souvent les renseignements nécessaires. Sur le membre blessé, les vêtements et les chaussures doivent être incisés avec précaution au moyen de forts ciseaux qui ne doivent pas manquer dans les trousses ou entre les mains des troupes de santé.

Quand on a trouvé une blessure, cela ne veut pas dire qu'il n'en puisse pas exister une autre et n'exclut nullement l'inspection du reste du corps. Une seconde blessure peut avoir autant ou plus de gravité que celle qui saute aux yeux la première.

L'interrogation, absolument impraticable quand il s'agit de blessés épuisés, n'a en général qu'une valeur secondaire et ne doit pas absorber un temps plus utilement consacré à une intervention active et urgente. Tel blessé racontera très-judicieusement et très-exactement son attitude, la sensation éprouvée au moment où il fut atteint, la direction et la nature du coup, tandis que d'autres ne peuvent qu'induire le médecin en erreur avec leurs allégations ou bien ne pourront, aux questions les plus précises, donner d'autre réponse que de dire qu'ils ont ressenti l'impression d'un coup et ont cessé d'être en état de combattre.

L'examen général fait au moyen de la vue fournit déjà de nombreuses données sur le siége et la nature de la blessure, sur les ouvertures d'entrée et de sortie, sur la direction de la plaie, sur la coexistence d'une fracture ou d'une lésion plus ou moins grave des organes essentiels; la *palpation*, le toucher, la pression, les mouvements imprimés complètent le diagnostic. Mais pour apprécier exactement les désordres produits, l'étendue et les complications du coup de feu, le moyen d'exploration le plus sûr et le plus inoffensif est le *doigt*, préalablement huilé ou au moins mouillé et doucement introduit dans la plaie par de petits mouvements de vrille; selon le diamètre de l'ouverture d'entrée et la profondeur de la plaie, on se sert de l'indicateur, du médius ou de l'auriculaire. On doit être aussi réservé que possible dans *l'emploi de la sonde*; les plus inoffensives et celles qui se prêtent le mieux au diagnostic des corps étrangers ou des esquilles sont la sonde de Bell, celle de Nélaton, ou le cathéter en argent. Lors du premier examen, on doit répondre à deux exigences opposées : l'obligation de ne pas perdre de temps, la nécessité d'asseoir définitivement le diagnostic. Il ne faut pas que le nombre des blessés soit bien considérable pour qu'il soit possible de satisfaire entièrement à cette dernière tâche.

Triage des blessés.

Les blessés se classent en quatre catégories :

1° Les hommes atteints de *blessures graves, incurables et mortelles*, chez lesquels il ne peut plus être question que d'*euthanasie :* — boissons, peut-être administration de narcotiques, *décubitus* commode, mise à l'écart, assistance religieuse;

2° Les blessés qui ont besoin d'une *opération immédiate;*

3° Ceux qui nécessitent l'application d'un *appareil compliqué et construit* secundum artem ;

4° Ceux qui peuvent être *immédiatement dirigés en arrière* sans appareil ou avec un simple petit pansement.

Pour qu'on soit en mesure de donner les secours nécessaires à ces quatre catégories, simultanément et sans sacrifier l'une à l'autre, il est nécessaire de diviser le personnel en autant de groupes. Les groupes chargés des catégories 2 et 3 seront composés de médecins ; les groupes chargés des catégories 1 et 4 pourront en partie être composés d'autres personnes. Le groupe 2 occupera le local le meilleur, le groupe 4 pourra être installé dans une dépendance, en plein air, et même sur un tout autre emplacement.

Pour éviter les graves difficultés qui résultent de l'encombrement subit de la station de pansement par des gens qui viennent demander des secours, il est de la plus haute importance d'évacuer les blessés de la 4e catégorie immédiatement, ceux de la 3e aussitôt qu'ils auront été pourvus de leur appareil. A cet effet, il est nécessaire de disposer de moyens de transport considérables. Une partie des blessés de la 3e catégorie peut également, une fois l'opération pratiquée, être dirigée en arrière, mais le plus grand nombre d'entre eux doit être installé dans le voisinage immédiat, ainsi qu'on le verra plus loin.

LE PANSEMENT.

Bien que la chirurgie moderne conteste qu'il soit d'absolue nécessité de couvrir une plaie récente, il y a lieu cependant, tant pour satisfaire au désir bien naturel du blessé, que pour protéger la plaie contre les influences mécaniques et atmosphériques, d'appliquer sur chaque plaie un simple *pansement protecteur*. L'écharpe triangulaire de Major se prête particulièrement à cet office. Esmarch (*Der erste Verband auf dem Schlachtfelde*; Kiel, 1869) a déjà contribué à la vulgarisation de l'emploi de ce pansement et à son adoption par la plupart des armées civilisées pour les guerres de l'avenir. Cependant une cravate ordinaire ou un mouchoir de poche peuvent servir au même objet, ainsi que chaque lambeau de toile ou de bande, quoique l'application peu expéditive de cet objet de pansement semble le faire réserver de préférence pour certains cas, notamment pour le service des ambulances de seconde ligne. Partout où le petit nombre des blessés le permet, le pansement protecteur est appliqué de la manière suivante : un lambeau de toile humecté d'eau ou imprégné d'huile, mieux encore un linge fenêtré, est placé directement sur la plaie et recouvert d'un peu de charpie ou d'ouate (en quantité plus grande chez les sujets maigres ou dans les régions à saillies osseuses); une écharpe triangulaire ou quelques jets de bande sont passés par-dessus et maintiennent le tout. Il n'y a aucune objection à faire contre l'emploi des bandelettes collodionnées de Neudœrfer ou du diachylon, quand il s'agit exceptionnellement de faire affronter les lèvres de plaies béantes. Quant à l'emploi de la bouillie de plâtre (Neudœrfer), je n'en ai pas fait l'expérience.

Quand des os sont fracturés, quand une luxation a été réduite, et souvent aussi dans les plaies des parties molles, un *appareil de soutien* pour le membre ou la partie lésée est absolument nécessaire. Pour le membre inférieur, cet appareil se confond avec l'appareil contentif et la position. Pour l'œil, l'oreille, le nez, les lèvres, on emploie la fronde, le bandage en T ou la cravate. C'est pour le membre supérieur, où un bon appareil de soutien permet d'aller et venir et rend le transport possible, que cet appareil acquiert la plus haute importance et prend aussi les formes les plus variables. Depuis la clavicule jusqu'aux phalanges, toutes les fractures et luxations, presque toutes les lésions osseuses et beaucoup de plaies des parties molles, nécessitent un appareil de soutien qui sera ou l'écharpe triangulaire (*fig.* 21), ou la cravate (*fig.* 22), ou le bandage de corps, ou une simple

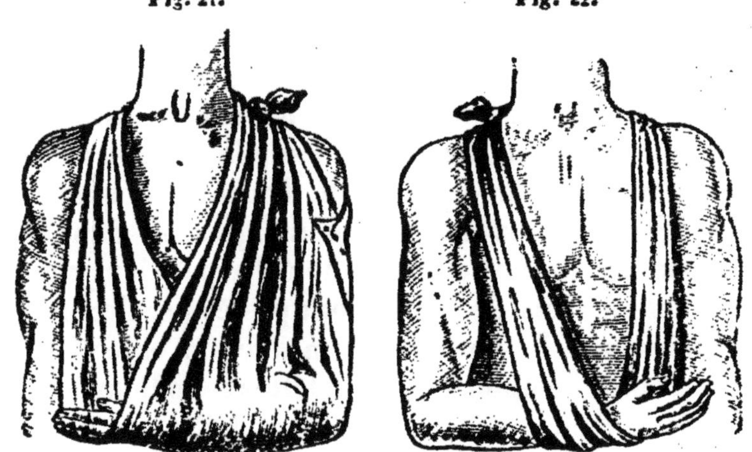

Fig. 21.　　　　Fig. 22.

serviette (*fig.* 23), ou enfin le grand bandage roulé du thorax (*fig.* 24).

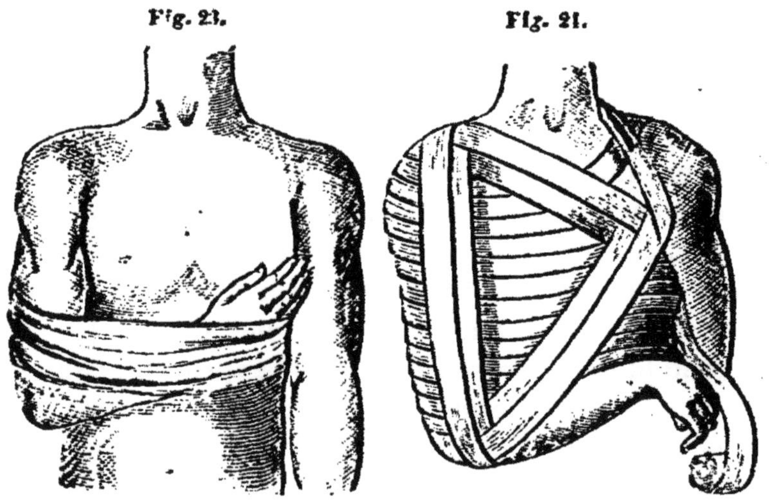

Fig. 23.　　　　Fig. 24.

En l'absence de tout appareil, le membre supérieur peut être soutenu au moyen de la main passée dans la tunique en partie déboutonnée, ou bien au moyen de la manche fixée par des épingles ou quelquques points contre le plastron de la tunique.

A la station de pansement, le *pansement compressif* est appliqué sur les artères, pour arrêter les hémorrhagies; sur les têtes articulaires réduites après luxation, pour les maintenir en place; sur des viscères herniés, pour les contenir; sur l'œil endommagé, pour le protéger et comme antiphlogistique. En général, il consiste en une boulette de charpie, en une compresse graduée ou roulée, en une bande roulée, en une pelote régulière ou improvisée que l'on fixe sur les parties voulues au moyen de bandes, de pièces de drap, de lanières. Le *fascia nodosa* (nœud d'emballeur) est l'appareil compressif traditionnel pour les lésions de l'artère temporale, comme le monocle l'est pour celles de l'œil. Le tourniquet, dont l'emploi exige de grandes précautions, n'est autre chose qu'un appareil compressif pour les artères des extrémités. L'appareil compressif qui ménage le plus les parties consiste à envelopper la région bien uniformément au moyen de bandes roulées, principalement de bandes de flanelle. Les appareils plâtrés, dont nous allons nous occuper en parlant des appareils contentifs, sont souvent en même temps des appareils compressifs.

Appareils contentifs.

Par *appareils contentifs*, on entend les appareils destinés à fixer dans une position normale et à y maintenir les fragments de squelette qui ont été l'objet d'une solution dans la continuité ou la contiguïté (fractures, luxations, résections).

On ne saurait assez prémunir le médecin militaire contre la tendance à se laisser séduire par les avantages qu'offre l'appareil plâtré et par la prédilection qu'il a pour cet appareil, au point de négliger de s'exercer à la confection des autres appareils contentifs et d'en enseigner l'application au personnel sanitaire. Là où l'un des matériaux fait défaut, on recourt à un autre ; là où tel appareil a causé de la fatigue et des accidents, on lui substitue tel autre. Il n'y a presque pas de substance qui ne puisse utilement être employée à la confection d'appareils de nécessité.

Les deux types auxquels peuvent se rattacher tous les appareils contentifs sont :

a) Ceux où le membre fracturé est fixé sur un solide *appui extérieur;*

b) Ceux où le membre est enfermé *au centre d'une coque* dure ou durcie.

Au type *a* appartiennent tous les appareils à attelles droites en bois, en cuir, en métal, en carton ; ceux qui sont construits avec des fanons de paille, des paquets de branchage, des bâtons, des armes, des gouttières, ces dernières constituant la transition aux appareils à coque.

Au type *b* appartiennent les appareils construits avec deux attelles creuses, d'après Pelikan, Volkmann, Port, Bell, les gouttières en fil de fer pour bras et jambes, les appareils amidonnés, plâtrés, gélatinés, en papier, silicatés, etc.

Comme exemple d'un appareil à attelles, nous

décrirons celui pour fracture de cuisse. La fracture réduite et l'extension continuée, toute l'extrémité, depuis le pied jusqu'à la hanche, est enveloppée d'une bande roulée ou mieux de bandelettes de Scultet; deux attelles droites en bois de 2 $\frac{1}{2}$ à 3 $\frac{1}{2}$ pouces de large, enveloppées dans une pièce de toile, sont appliquées au côté externe et au côté interne du membre, de manière que l'attelle externe dépasse l'articulation coxofémorale et la plante du pied, et que l'interne s'étende depuis la région inguinale jusqu'au delà de la plante du pied. Les deux attelles sont évidées à la hauteur des malléoles. Pour protéger les parties molles et pour remplir les dépressions, on interpose, entre les attelles et le membre, des coussins, des fanons, avec ou sans enveloppe de toile, des draps roulés en longs cylindres, des sacs garnis de foin, de crin, d'ouate ou de mousse. Les attelles sont attachées ensemble au moyen de 4 à 6 lacs, le pied est fixé dans

Fig. 25.

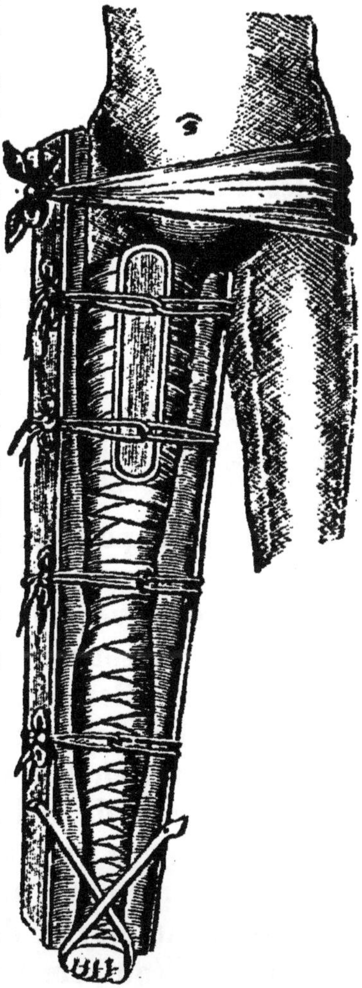

sa position au moyen d'un étrier, et placé sur un anneau rembourré de crin, pour éviter l'endolorissement du talon. Pour fixer le membre pansé dans sa direction normale, on glisse, par les côtés, sous les parties à élever, de petits sachets de sable ou des faux-fanons (pièces de bois taillées en prisme), ou bien on place l'extrémité dans une gouttière ou sur un appareil à suspension.

Pour confectionner des fanons, on place parallèlement les uns aux autres une grande quantité de fétus de paille non brisés, autant que possible; on les rassemble dans un paquet assez volumineux pour pouvoir être embrassé dans la main, on ficelle ce

Fig. 26.

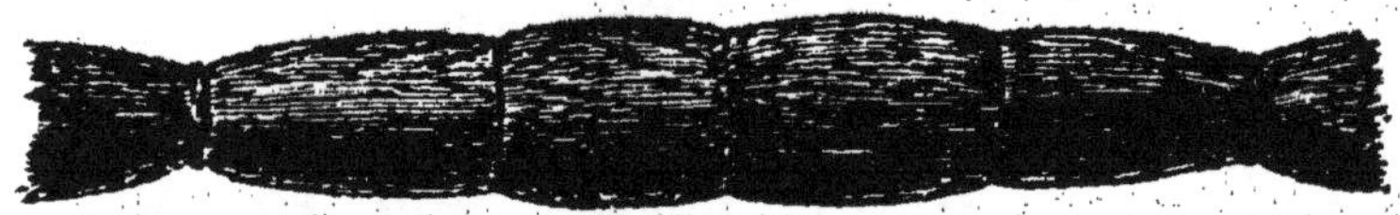

paquet en plusieurs points, et on coupe les extrémités à une longueur correspondant à celle du membre. On peut, quand on veut, les envelopper de toile. A défaut d'autres ressources, ils peuvent tenir lieu d'un appareil à attelles (*fig.* 26).

Comme modèles d'appareils de nécessité, citons : les attelles d'Esmarch faites avec des branchages; l'excellent appareil de Schiller pour fractures de cuisse, construit avec un fusil, un fourreau de sabre et trois cravates; enfin l'appareil de fracture de jambe constitué au moyen d'attelles, de pièces d'étoffe et d'objets d'équipement. On peut espérer, dans des guerres européennes, que les compagnies de santé des stations de pansement de l'armée ou des sociétés de secours, seront pourvues d'un approvisionnement suffisant d'attelles, de gouttières et d'autre matériel de pansement. Cela n'empêche pas qu'il soit indiqué d'exercer le personnel à la confection de ces appareils de nécessité, ou au moins de les lui faire connaître.

Quand on a des gouttières doubles en métal, en carton ou en cuir, confectionnées à l'avance, il suffit de les fixer au moyen de boucles, de courroies, de quelques tours de bande, pour constituer des coques tout à fait complètes et emprisonnant entièrement le membre. Mais il est bien préférable de recourir à l'emploi des appareils inamovibles durcissants, parmi lesquels le plus utile et le plus pratique est l'appareil plâtré. Il en existe deux variétés qui ne se distinguent que par des différences peu essentielles : 1° celle où, à l'exemple des inventeurs hollandais, Matthysen et van der Loo, on se sert de bandes préalablement plâtrées à sec et humectées seulement au moment de l'application ; 2° celle où on commence par appliquer l'appareil non plâtré pour le mouiller ensuite et l'enduire de bouillie de plâtre jusqu'à la consistance voulue. Avant de commencer l'appareil, on huile le membre et on étend sur toute la longueur de celui-ci un bout de bande étroit et sec qui n'est pas plâtré et sert, plus tard, à apprécier le degré de constriction ou de laxité de la coque, et, finalement, comme conducteur, pour inciser l'appareil quand on l'enlève. Les malléoles, les doigts, le trochanter, l'olécrane, l'acromion doivent être protégés par un peu d'ouate, ainsi que les bords libres de l'appareil ; faute de prendre cette précaution, ces bords inciseraient les parties molles comme un couteau. L'enveloppement du membre tout entier avec du coton n'est indiqué que chez les sujets très-maigres, autrement l'appareil perdrait sa principale qualité qui consiste à enserrer solidement le membre. Afin de laisser libre l'accès de la plaie, on ménage à l'avance ou on pratique après coup une fenêtre, ou bien encore on construit un appareil bivalve. Pour pratiquer la fenêtre, on recouvre la partie à laisser libre d'un fort bourrelet de charpie par-dessus lequel l'appareil plâtré forme une saillie. Avant la solidification totale, on excise sur ce bourrelet une portion d'appareil de forme et de grandeur voulues. On peut encore placer sur la plaie un anneau de corde par-dessus lequel les tours de bande sont renversés, ce qui laisse à la hauteur de la plaie une ouverture à peu près circulaire. Il est plus simple encore de couper la bande en deçà de la plaie, chaque fois que les tours couvriraient celle-ci, et de continuer l'application au delà.

Quand on veut obtenir un appareil plâtré qui permette de procéder de temps en temps à l'inspection du membre sans qu'il soit nécessaire de le fendre avec des ciseaux à plâtre, on ménage, lors de l'application, la fente longitudinale nécessaire à cet effet. On y arrive par les procédés suivants :

1° Avec les *appareils construits au moyen de bandes circulaires*, Van der Loo recourt à deux pratiques : la première consiste à couper, pendant l'application même, les tours de bande à la partie antérieure du membre et à continuer l'application de la bande de l'autre côté de la ligne médiane, de manière à ménager un espace libre sur toute la longueur de l'appareil. Cette fente est couverte d'un ou plusieurs lambeaux ou bouts de bande longitudinaux qui sont plâtrés et qu'on peut enlever et replacer à volonté. La seconde pratique consiste, quand on est arrivé avec le tour de bande à la partie antérieure du membre, à renverser la bande sur elle-même et à revenir sur elle pour contourner le membre, en sens opposé, jusqu'à ce que la ligne médiane soit dépassée de 1 ou 2 centimètres ; arrivé là on renverse de nouveau la bande, on la reporte encore dans le sens opposé et ainsi de suite, de manière à constituer sur la ligne médiane antérieure un spica constitué par l'entre-croisement des bouts des bandes repliées sur elles-mêmes. Sur les deux côtés de la ligne médiane de ce spica, ainsi du reste que sur les côtés de la ligne médiane postérieure du membre, on applique quelques bandes longitudinales de renforcement. Puis, avant que le plâtre se soit entièrement consolidé, les bords libres du spica fendu sont reployés en arrière jusqu'à la bande longitudinale la plus voisine, de manière à ménager sur la face antérieure de l'appareil une fente qu'on peut ouvrir et fermer à volonté et utiliser pour retirer l'appareil.

2° Avec les *bandelettes de Scultet*, le même chirurgien procède comme suit : Sur un drap-fanon étalé sur un coussin, une planchette, une feuille de carton [1], on dispose 12 à 15 bandelettes de Scultet

---

1. L'auteur prépare toujours ses appareils de Scultet ou à attelles sur une feuille de carton ; celle-ci a l'avantage de pouvoir être plus facilement glissée sous le membre que quoi que ce soit et joint à une assez grande rigidité une surface plane et une certaine flexibilité.

plâtrées, qui ne doivent se couvrir que sur la moitié
ou le tiers de leur largeur pour que l'appareil ne
devienne pas trop épais. Sur la ligne médiane on
place une ou plusieurs bandes longitudinales également plâtrées (*fig.* 27, *a*). Cette première couche est
recouverte d'une seconde couche de 12 à 15 bandelettes non plâtrées, dépassant les premières en
longueur d'un petit nombre de lignes seulement
d'un côté, *g*, de plusieurs centimètres de l'autre

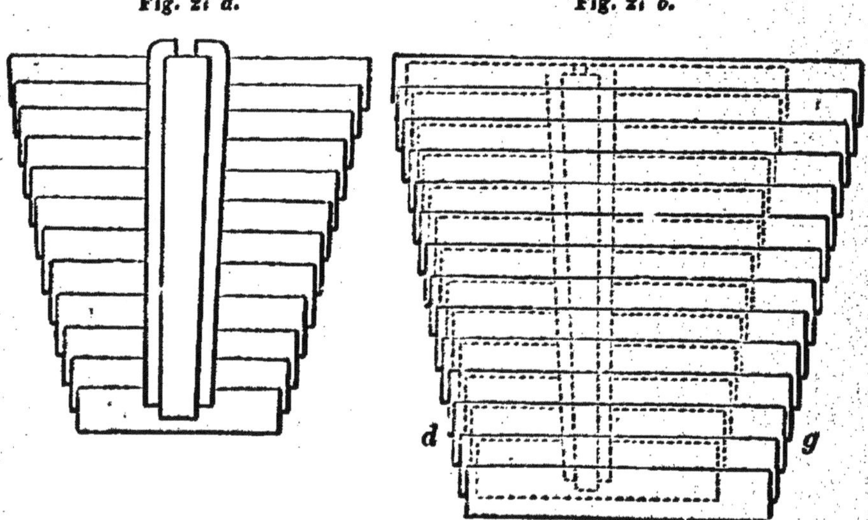

côté, *d* (*fig.* 27, *b*). Ainsi disposé, l'appareil est glissé
sous le membre fracturé qui est enveloppé, d'abord
du côté *d*, successivement avec la couche de bandes
non plâtrées et avec la couche de bandes plâtrées ;
les extrémités de ces dernières atteignent la ligne
médiane du membre, mais sont un peu débordées
par la couche non plâtrée. On passe ensuite au
côté *g* où l'on replie autour du membre d'abord les

longs chefs des bandes non plâtrées, puis les demi-bandelettes de la couche plâtrée. Ces dernières atteignent approximativement, comme celles du côté opposé, la ligne médiane, mais sont débordées d'un certain nombre de centimètres par les bandes non plâtrées, lesquelles empêchent l'occlusion de l'appareil et permettent de l'ouvrir à volonté. Des deux côtés de la ligne médiane, on applique des bandes de renforcement longitudinales.

D'une manière générale, du reste, Van der Loo, au moyen de ses bandes longitudinales, au moyen de bandes circulaires qui tantôt ne se rejoignent pas, tantôt se superposent sur la ligne médiane, par l'interposition de bandes non plâtrées, arrive à varier son appareil au point de pouvoir l'appliquer à toutes les régions du corps et à tous les cas qui peuvent se présenter.

3° Une autre variante également ingénieuse, indiquée par Van der Loo, est la suivante ; on saupoudre fortement de plâtre un bas de laine ou de coton, on passe ce bas sur le membre blessé, déjà préalablement chaussé d'un bas non plâtré, on l'humecte et on le laisse consolider, de manière à constituer une coque plâtrée très-étroitement moulée sur le membre. Quand on veut faire un appareil solide et inamovible, on passe encore un bas plâtré sur le premier ; quand, au contraire, on veut construire un appareil amovible, le bas plâtré unique est renforcé par des bandes longitudinales dans l'interstice desquelles il est facile de l'inciser. Les avantages de ce procédé résident dans la confection expéditive et dans l'exact moulage de l'appareil sur le membre.

4° Un autre modèle d'appareil plâtré est la gouttière valvulaire ou bivalvulaire en toile plâtrée (*fig.* 28). Pour envelopper le membre fracturé, on prend deux pièces de toile assez longues pour

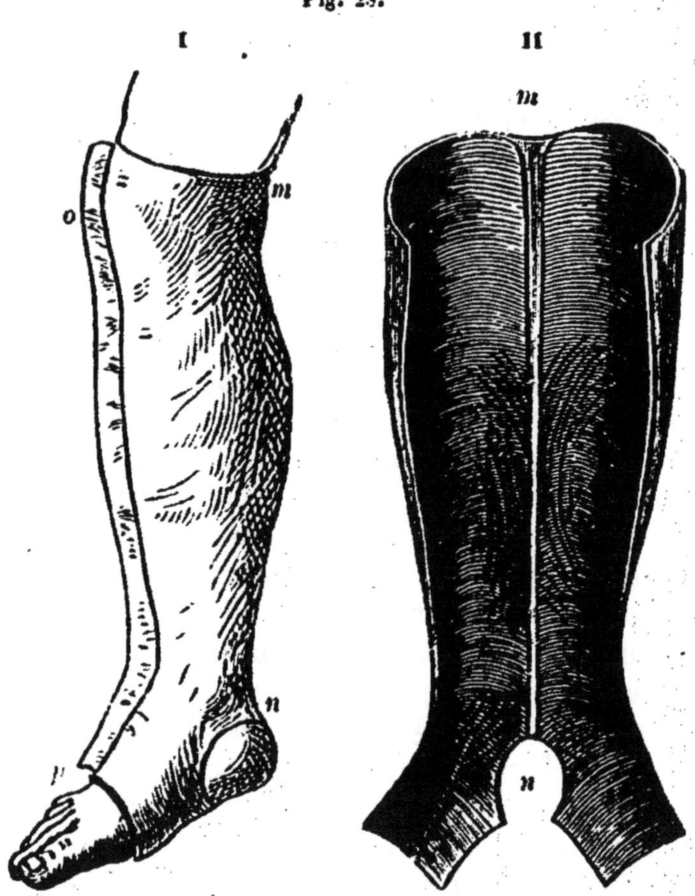

Fig. 28.

dépasser les deux articulations voisines et présentant des entailles pour les saillies osseuses. Le long de leur ligne médiane, ces deux pièces de toile sont cousues l'une sur l'autre par deux coutures distantes l'une de l'autre de trois quarts de pouce (*m-n*); on les mouille et on les glisse sous le membre, de manière que la ligne des coutures corresponde à l'axe du membre; puis les deux côtés de la pièce intérieure sont appliqués autour du membre, bien lissés sur celui-ci, et cousus ensemble au ras du membre, sur la ligne médiane antérieure, de manière à y former comme une crête (*fig.* 28, I, *o-p*). Cela fait, toute cette enveloppe est enduite d'une épaisse bouillie de plâtre, et la seconde enveloppe est appliquée sur la première. En arrière, la partie (*m-n*) comprise entre les deux coutures est restée exempte de plâtre, de sorte qu'elle constitue une charnière et que l'appareil, une fois la couture de la ligne médiane antérieure défaite, s'ouvre comme une valve (*fig.* 28, II).

A la place des bandes plâtrées longitudinales de Van der Loo, d'autres chirurgiens ont eu recours à d'autres moyens de renforcement. Vœlkers emploie le papier ligneux, Neudœrfer les planures de cordonnier, l'auteur les attelles de carton et les copeaux de pin. Comme pièce de renforcement, on peut comprendre dans un appareil plâtré des gouttières en fil de fer ou des attelles antérieures de Smith. Ce procédé est surtout applicable au membre inférieur.

Pour soutenir le bassin, surtout quand il s'agit d'appliquer des appareils plâtrés et amidonnés montant jusqu'au bassin ou embrassant plus ou moins celui-ci, on peut se servir des appareils contentifs pelviens de Bardeleben ou de Neudœrfer, ou de l'appareil contentif et extenseur de Bruns, connu sous le nom de croix-de-fer.

Les bandes que l'on emploie pour la confection des appareils plâtrés sont en gaze, en toile, en coton ou en flanelle. Ces dernières, les plus coûteuses, sont aussi les meilleures ; ce sont celles qui s'appliquent le plus uniformément, qui compriment et coupent le moins les tissus et qui s'imprègnent le mieux de plâtre. Des bandes en gaze à larges mailles retiennent difficilement le plâtre et ne deviennent pas assez résistantes. Dans la dernière guerre, les Hollandais envoyaient sur le théâtre des opérations des *appareils* complétement garnis contenant du plâtre, des bandes plâtrées, des ciseaux ou couteaux à plâtre, le tout renfermé dans des boîtes en fer-blanc étroites et hautes, scellées et par suite hermétiquement fermées. Cette pratique mériterait d'être imitée.

Van der Loo, Wywudzof et Bruns ont imaginé des appareils fort pratiques pour plâtrer rapidement les bandes. Tous ces appareils consistent en un mécanisme qui, d'une part, déroule les bandes, et, d'autre part, les saupoudre de plâtre, puis les enroule de nouveau.

On peut hâter la consolidation des appareils en ajoutant un peu d'alun pulvérisé ou de dextrine à la bouillie de plâtre ; on préserve la surface de l'appareil au moyen d'un enduit de laque ultérieurement appliqué.

Pour inciser les appareils, on peut se servir de pinces ou de cisailles tranchantes, courbées sur le tranchant et pourvues d'un ressort, d'après les systèmes de Seutin, Scymanovsky et d'autres, ou encore d'un couteau à plâtre d'après le système d'Esmarch, ou enfin du premier couteau venu, au besoin. Quand, lors de l'application, on a négligé de marquer le sillon longitudinal d'après lequel on doit fendre l'appareil, on produit d'abord ce sillon en imprégnant le plâtre avec de l'acide nitrique ou en l'usant par le grattage, puis on incise de dehors en dedans ou de dedans en dehors. Quand on lève définitivement l'appareil, on fait bien de le mouiller. Je me suis fort bien trouvé, pour enlever de grands appareils plâtrés, de l'immersion dans un grand bain.

Les appareils plâtrés ont besoin de temps à autre, notamment après tout transport ou dans les cas de forte suppuration de la plaie, d'être visités, racommodés ou renouvelés. A Lille, après une résection du péroné dans la continuité, à Neuwied, après une résection du fémur, j'ai dû renouveler cinq et sept fois l'application de l'appareil plâtré.

En ce qui concerne l'étendue des parties à contenir, l'appareil plâtré ne connaît presque pas de bornes. Comprendre le bassin ou le thorax dans l'appareil, est une pratique journalière. A Grand-Essigny, près de Saint-Quentin, je vis un capitaine prussien emprisonné dans le plâtre depuis les orteils jusqu'au-dessus de la ceinture, pour un coup de feu de l'articulation coxo-fémorale ; il est vrai qu'on avait agi ainsi en vue de l'évacuation du blessé. Mais au moins put-il ainsi arriver sans encombre jusque chez lui, où il guérit.

L'appareil plâtré présente sur tous les autres appareils analogues l'avantage de sa dureté et de la presque instantanéité de sa consolidation. Cela n'empêche pas l'appareil amidonné, l'immortelle invention de Seutin, ni les appareils gélatinés, silicatés, à la gutta-percha, d'avoir également leurs avantages; il n'est donc pas permis de les négliger.

L'application des appareils est en général soumise, à la suite des coups de feu, aux mêmes règles chirurgicales qu'après toute autre fracture. On ne doit jamais négliger la vieille règle classique qui prescrit de faire dépasser à l'appareil contentif les deux articulations voisines; de même lorsqu'un appareil provoque des douleurs insupportables ou qu'il étrangle les tissus, on doit immédiatement l'enlever. Quant au moment de la levée définitive de l'appareil, on se basera sur les données fournies par les auteurs classiques sur la marche de la formation du cal, mais en laissant, pour la décision à prendre, une large part aux indications résultant de l'inspection des parties et des circonstances spéciales. Ce sera une très-bonne chose d'inscrire sur les appareils la date de l'application. Tous les appareils plâtrés construits pendant la dernière guerre par les médecins militaires prussiens, et que j'ai eu l'occasion de voir, portaient cette indication gravée dans le plâtre ou écrite à l'encre.

LES OPÉRATIONS PRATIQUÉES SUR LA STATION DE PANSEMENT.

Sous peine d'infirmer le principe qui prescrit de n'effectuer sur la station de pansement que les opérations qui sauvent la vie et les pratiques facilitant le transport ultérieur, il est clair que certaines menues opérations dont l'importance n'est pas grande, mais qui sont plus faciles à bien exécuter quand la plaie est récente, ne doivent être entreprises qu'autant qu'on en a le temps et que rien de plus important n'en souffrira. Nous faisons principalement allusion aux sutures, à l'extraction des corps étrangers, à la régularisation des plaies, etc.

Sutures.

Dans les plaies par instrument tranchant ou contondant, *l'application de sutures*, comme moyen d'obtenir une réunion immédiate, d'éviter les difformités et d'arrêter les hémorrhagies, est principalement indiquée pour les plaies de la face.

Extraction des balles.

L'extraction des corps étrangers, balles, débris d'armement et de vêtement, constitue rarement une indication vitale. Là où ces corps étrangers sont dans une situation accessible, il va de soi que, déjà lors de l'inspection de la plaie, on les écartera au moyen du doigt, de la pince à pansement, du tire-balles. Il est encore indiqué de les éloigner de suite, quand ils déterminent une douleur intolérable, des paralysies, des contractions dues à la pression exercée sur un nerf, ou quand leur présence dans le larynx ou la trachée détermine le danger d'asphyxie. Mais pour tous les autres cas, c'est un préjugé de croire que le premier acte de l'intervention curative doit consister en l'extraction du projectile. Le séjour temporaire ou définitif de celui-ci est le plus souvent tout à fait inoffensif; même dans le tissu osseux, même dans les cavités thoracique ou abdominale, la balle peut s'enkyster et demeurer tout le reste de la vie, sans accidents consécutifs. Un coup de feu borgne ayant perforé une articulation, il vaut mieux, avant d'extraire par une incision la balle de dessous les parties molles intactes où elle est logée, attendre que le malade soit parvenu à sa destination définitive, où l'on peut à loisir s'occuper du traitement de la plaie articulaire. Toutefois, quand la plaie est récente, il est toujours plus facile de découvrir le projectile et l'amener au dehors, qu'alors que, par suite du transport, des secousses, il se sera éloigné de l'extrémité du trajet de pénétration, qu'il se sera enfoncé dans les tissus, et que la plaie elle-même sera enflammée, endolorie et rétrécie. Le second moment favorable pour l'extraction de la balle est la période de suppuration.

Les instruments qui servent à cette opération sont la curette, le tire-balles et des pinces à bouts mobiles (Pilz).

Quand le doigt et la sonde de Bell ou de Nélaton ne suffisent pas pour découvrir la balle, Baudens emploie l'aiguille à acupuncture et Liebreich se sert de son appareil électrique.

Il est rare qu'on trouve la balle avec sa forme primitive. On observe très-fréquemment un certain degré d'usure, d'aplatissement. Celui-ci peut aller jusqu'à rendre la balle méconnaissable, en faire un disque, par exemple, comme une pièce de monnaie; d'autres fois la balle est divisée en deux fragments dont l'un a pu sortir. Parfois aussi, des fragments osseux arrondis, entraînés par la balle et logés sous la peau, peuvent présenter une certaine analogie avec un projectile déformé.

Les lambeaux de vêtements et autres corps étrangers entraînés par la balle ont une action plus dangereuse que celle-ci, grâce aux inflammations et aux suppurations de mauvaise nature qu'ils provoquent et entretiennent.

Extraction des esquilles osseuses.

En principe, dans une plaie par coup de feu, toutes les *esquilles osseuses mobiles* doivent être extraites immédiatement, et cela pour des raisons multiples : on diminue la douleur, on évite le danger de plaies artérielles consécutives, amenées par les débris osseux, on facilite la marche de la réparation des autres fragments osseux, on fait disparaître des agents de suppuration et de putréfaction.

Régularisation des plaies.

On ne saurait être trop réservé *dans la régularisation des plaies* et dans l'ablation de lambeaux paraissant privés de vitalité. A la face et au cou, on doit considérer comme une loi de ne pas sacrifier un centimètre de peau et ne pas perdre de vue que le sang, la boue, la poudre, les suffusions et les extravasations, en souillant les parties, rendent le diagnostic bien difficile, et que la circulation et par conséquent la vitalité se sont rétablies parfois de la manière la plus surprenante dans des parties molles déjà condamnées, surtout quand il s'agit de tissus cutanés.

Réduction.

Parmi les opérations qui, sans être de celles qui sauvent la vie, peuvent plus avantageusement être pratiquées sur la station de pansement, parce qu'elles prennent peu de temps, parce qu'elles se confondent presque avec l'exploration, enfin parce que plus tard elles réussissent bien plus difficilement et bien plus imparfaitement, nous rangeons la *réduction* des extrémités articulaires luxées et des fragments osseux, surtout quand ils ont perforé la peau. Il peut devenir nécessaire, quand un fragment osseux ou une extrémité luxée est irréductible, de rendre possibles la réduction et l'application d'un appareil, au moyen d'un trait de scie. Mais ceci fait déjà presque partie des *opérations importantes*.

Opérations d'hémostasie.

L'hémostasie chirurgicale est un acte opératoire qui a pour but de sauver la vie, et qui est indispensable pour rendre possible le transport ultérieur. Mais elle n'est pas pratiquée sur la station de pansement aussi fréquemment qu'on pourrait le croire *à priori*. Les plaies des gros vaisseaux ont amené la mort sur le champ de bataille ou ont cessé de saigner, soit à la suite de secours donnés sur le terrain de l'action, soit spontanément par la coagulation du sang, la formation d'un bouchon, le recroquevillement et la rétraction des artères déchirées. Néanmoins l'hémostasie, notamment par l'occlusion ou la ligature des artères, fait partie des opérations qui peuvent se présenter à la station de pansement. Mais si l'on n'a pas affaire bien souvent à l'hémorrhagie, il n'est pas rare qu'on se trouve en présence des conséquences de celle-ci : épuisement, anémie, mort apparente. Des boissons, des aliments, des toniques, des excitants; dans les cas désespérés, la transfusion, sont les indications fournies par ces états. Le transport n'est possible qu'après que le sujet est entièrement ranimé.

Trachéotomie.

Bien que la *trachéotomie*, surtout la trachéotomie prophylactique, celle qu'on pratique dans les cas d'œdème de la glotte et d'inflammation des voies aériennes, appartienne plutôt à la thérapeutique des ambulances de seconde ligne, on doit cependant aussi la compter au nombre des opérations de la station de pansement. Elle est notamment indiquée chaque fois que des projectiles, des esquilles, des corps étrangers, des caillots obstruent le larynx ou les voies aériennes, ou se trouvent à l'entrée ou au voisinage de ces organes sans qu'il soit possible de les éloigner autrement (Langenbeck, Fischer, Lotzbeck). Un débris de cartilage du larynx, l'enfoncement du larynx peuvent produire le même effet et présenter la même indication.

Résection.

Certains médecins militaires proscrivent entièrement la résection primitive dans les plaies par armes à feu. Maintenue dans de sages limites, elle a cependant droit de cité sur la station de pansement. Les raisons qui ont imposé ces limites sont les suivantes :

1° L'opération exige beaucoup de temps;

2° La résection secondaire donne aussi de bons résultats;

3° La résection secondaire sacrifie habituellement bien moins d'os qu'il paraît nécessaire de sacrifier au premier moment;

4° La conservation pure et simple suffit souvent dans des cas où d'abord la résection avait paru indiquée;

5° Dans les blessures par gros projectiles, on doit s'abstenir d'opérer aussi longtemps que dure l'influence de la commotion.

La *résection sur la station de pansement*, en d'autres termes, la *résection primitive dans la contiguïté*, est indiquée chaque fois que, les parties molles étant dans un état de conservation relative, les os d'une articulation ne peuvent être réduits, ni conservés, ni maintenus par aucun appareil.

La *résection primitive dans la continuité* est indiquée : 1° quand les fragments font saillie à travers les parties molles et ne peuvent être ramenés en arrière; 2° quand les extrémités osseuses sont tranchantes, aiguës, occasionnent des souffrances intolérables, menacent de perforer les vaisseaux, et sont de nature à ne pas présenter entre elles des surfaces de contact susceptibles d'être affrontées pour la coaptation. Dans ces conditions, l'opération sauve la vie et permet d'appliquer les appareils avec lesquels le blessé puisse être transporté.

La résection dans la continuité convient mieux

que celle dans la contiguïté à la médecine opératoire des stations de pansement, parce qu'elle n'exclut pas l'application d'un bon appareil contentif, ni le transport à des distances relativement considérables, ce qui n'est pas le cas pour les résections articulaires, surtout celles des articulations voisines du tronc. Quand le nombre des malades est petit, celui des chirurgiens considérable, quand on se trouve dans un pays civilisé, populeux, la résection (cette opération qui, plus que toute autre, demande du temps, de l'habileté, une prompte installation définitive du malade et des ressources de toute nature) peut donc être pratiquée sur une échelle relativement grande et avec de bons résultats, dès la station de pansement, c'est-à-dire comme opération primitive. Ce fut le cas dans les guerres du Schleswig-Holstein, où toutes ces conditions favorables étaient réunies. Mais quand il y a de grandes masses de blessés, après des batailles terribles se succédant coup sur coup, la résection est refoulée dans ses plus étroites limites comme opération de la station de pansement. Telles furent les conditions dans la guerre franco-allemande et plus encore dans les guerres d'Italie et de Bohême.

Amputations.

Toutes les *amputations primitives* doivent être faites pendant les premières vingt-quatre heures : c'est l'opération par excellence de la station de pansement.

Les indications de cette opération sont les suivantes :

1° Attrition et arrachement des parties molles, tels qu'une partie du squelette est mise à nu et que la guérison paraît impossible ;

2° Plaie articulaire grave, étendue, avec destruction des artères, des nerfs et des téguments ;

3° Lésions osseuses graves avec destruction irrémédiable et arrachement des parties molles ;

4° Exceptionnellement, et à titre de méthode hémostatique, plaies artérielles ne permettant ni l'occlusion ni la ligature des bouts ou du tronc.

Quand la lésion atteint le voisinage d'une articulation, il y aura souvent lieu de substituer la désarticulation à l'amputation, surtout en ce qui concerne l'indication 4.

Au sujet des indications 1, 2, 3, il est utile d'avertir surtout les débutants qu'on ne doit pas se hâter de renoncer à toute espérance d'arriver au succès par la méthode conservatrice. Une fois qu'une plaie est nettoyée, que les lambeaux pendants sont réappliqués, que les fragments sont remis en place ou extraits, le tableau est souvent bien moins sombre qu'on aurait pu le croire à première vue. Notamment les parties osseuses mises à nu, pour peu que le périoste ait été conservé et qu'on y ait réappliqué de bonne heure les parties molles, peuvent être conservées dans une bien plus grande mesure qu'on n'eût pu supposer d'abord. On en trouve la preuve dans l'issue relativement favorable de nombre de cas, où l'amputation ne put être faite, faute de temps, ou faute du consentement du blessé.

Il est encore à remarquer que de petits segments de membres, par exemple des doigts totalement sectionnés par le coup, ne doivent pas être enlevés, qu'on doit au contraire tenter d'obtenir la réunion, ainsi qu'il est, du reste, admis de procéder pour l'oreille, le bout du nez. A Lille, un de mes malades avait eu le pouce gauche coupé, sauf un petit pont cutané de 3 lignes de large ; on lui avait recollé le pouce avec du sparadrap et, à part une légère déviation dans l'axe, il guérit parfaitement [1]. Dans ma pratique privée, j'ai obtenu un succès identique dans un cas tout à fait analogue. Mais le cas le plus remarquable dans ce genre est la blessure par coup de feu que le prince Guillaume, aujourd'hui empereur d'Allemagne, se donna en 1819 à la chasse, en s'arrachant le pouce qui ne tenait plus que par un faible lambeau de peau. Græfe, le père [2], recourut au traitement conservateur, qui fut terminé au bout de 7 mois par le recollement parfait du doigt. La mobilité fut récupérée dans le courant de l'année suivante.

Théoriquement, et en vertu des principes de la chirurgie moderne, l'amputation et la désarticulation doivent être restreintes dans des limites aussi étroites que possible. Dans la pratique, l'expérience et le coup d'œil chirurgical de l'opérateur, puis les circonstances et l'état général du patient, font que souvent on agit différemment dans le cas particulier. Ainsi, dans les saisons et les climats tempérés, on a plus de chances de voir s'écouler sans accidents le

---

1. Compte rendu de mon activité sur le Rhin et en France, etc. Pétersbourg. 1871.

2. Græfe und Walter. *Journal der Chirurgie*, vol. X, nº 1. Guérison remarquable d'une plaie grave par coup de feu avec perte de deux têtes articulaires, de Græfe.

cours d'une convalescence prolongée chez des sujets traités par la conservation ou la résection; il en sera de même quand le blessé trouve de suite son installation définitive, quand il reste confié aux soins de son premier chirurgien, de celui qui s'est prononcé pour la conservation. Il n'en sera plus de même quand l'avenir pour lui est inconnu, plein de vicissitudes, ou quand il est destiné à un long transport. Là, ainsi que dans tous les cas douteux, on se prononcera de préférence pour l'amputation.

Le siége de la lésion et le point sur lequel on se propose d'opérer, exercent une influence bien naturelle sur la décision à prendre au sujet de la méthode de traitement : amputation, résection ou conservation. Mais ceci fait l'objet de la partie spéciale de notre travail. Ici nous devons nous borner aux maximes générales.

Dans les régions, comme, par exemple, celle comprise entre le genou et la hanche inclusivement, où toutes les opérations (résections, amputations ou désarticulations) donnent, chez les blessés de la guerre, des résultats franchement mauvais, on devra, à moins d'indications formelles, choisir la méthode conservatrice.

Pour les membres qui peuvent être plus facilement et plus complétement remplacés par des membres artificiels ou des appareils prothétiques, ainsi pour le pied et la jambe, on pourra, dans le doute, se prononcer plus décidément pour l'amputation, que quand il s'agit de l'extrémité supérieure ou de la cuisse.

Comme une règle générale, mais à laquelle on ne

doit naturellement pas se conformer au pied de la lettre, nous dirons que :

La méthode purement conservatrice doit être préférée pour la main et la cuisse, le genou compris ;

La résection, pour le membre supérieur ;

L'amputation, pour le pied et la jambe.

Une contre-indication formelle à la pratique de toute grande opération sur la station de pansement, consiste dans la commotion qui accompagne les blessures par gros projectile ; une très-grande anémie, une faiblesse générale excessive constituent d'autres contre-indications. Dans des cas exceptionnels, surtout quand les blessés sont rares et les médecins nombreux, on peut pratiquer sur ces deux dernières catégories de blessés, la transfusion de sang humain ou animal, comme opération préparatoire.

Chloroformisation.

Toutes les opérations compliquées, douloureuses, longues, doivent, à la station de pansement, comme partout, être pratiquées, le patient étant anesthésié par le chloroforme. Chez les individus faibles, exsangues, on s'est toujours très-bien trouvé, pour hâter l'action du chloroforme et aller au-devant du danger d'une paralysie des centres nerveux, de la précaution de faire prendre un verre de vin ou d'eau-de-vie au malade. L'action du chloroforme est secondée par l'administration d'hydrate de chloral à l'intérieur ou par des injections hypodermiques morphinées. La dose de chloroforme nécessaire pour amener l'insensibilité complète varie entre la drachme

et l'once et même plus. Toutefois il faut tenir compte
de ce qui se perd. A défaut de chloroforme, l'éther
sulfurique est, comme on sait, un bon succédané.

La chloroformisation est une pratique si grave
qu'on ne saurait la confier à une personne inexercée.
On doit constamment, pendant toute la durée de
l'anesthésie, observer le pouls, la respiration, la coloration et l'expression de la face. Le cou et la poitrine doivent être mis à nu, libres de tout lien ; la
tête ne doit pas être assez basse pour que l'inspira-
tion en soit gênée. Une fois l'opération commencée,
il faut contenir le malade, mais pendant la période
d'excitation, il faut lui permettre d'assouvir en
quelque sorte le besoin exagéré de se remuer. Il
faut surtout éviter de boucher le nez ou la bouche.
Pour administrer le chloroforme, le meilleur appareil
est un morceau de toile, ou encore un tissu tendu
sur un anneau métallique et que l'on arrose avec
l'anesthésique avant de le présenter à une petite
distance du nez et de la bouche. On doit avoir
soin de ne pas mouiller la toile au point que le liquide
en dégoutte, on produirait ainsi des excoriations
de la face et des lèvres et l'on empêcherait le malade de s'endormir.

Rien n'est plus mauvais, pour le malade comme
pour le médecin, que de commencer à opérer dès la
période d'excitation ; la tolérance artificielle n'est
pas encore produite et le malade ne peut plus se
dominer. Un blessé dans une situation d'esprit
calme et confiante s'endort bien plus facilement et
plus tranquillement. Il faut donc éviter d'exciter
l'homme à opérer par des impressions désagréables

et no pas négliger de le préparer avec ménagement et de le tranquilliser par la parole.

L'anesthésie locale ne trouve pas d'application à la station de pansement et une application très-restreinte à l'ambulance de seconde ligne.

Résumé du fonctionnement à la station de pansement.

1. *Installation de la station.*

Locaux. — Table d'opération. — Appareils à pansement. — Distribution des rôles.

2. *Classement des blessés.*

Blessés grièvement atteints et incurables. — Blessés nécessitant une opération immédiate. — Blessés nécessitant un appareil. — Petits blessés.

3. *Visite.*

Inspection. — Palpation. — Exploration digitale. — Exploration avec la sonde.

4. *Pansement.*

Pansement protecteur. — Pansement de soutien. — Pansement compressif. — Pansement contentif, à attelles. — Pansement contentif, plâtré.

5. *Opérations.*

1° *Légères :* Sutures. — Extraction de balles. — Extraction d'esquilles. — Réductions.

2° *Importantes :* Occlusion d'artères. — Ligature d'artères. — Transfusion. — Trachéotomie. — Résection. — Amputation et désarticulation.

Anesthésie, chloroforme.

III.

TRANSPORT DEPUIS LA STATION DE PANSEMENT JUSQUE DANS LES AMBULANCES DE SECONDE LIGNE.

Voitures de transport de blessés.

De la station de pansement, les blessés sont dirigés sur les ambulances installées à proximité, ou sur les hôpitaux des environs, ou, enfin, au chemin de fer ou au bateau destiné à les tranporter en arrière dans les hôpitaux situés en dehors de la zone des opérations. En général, avant ou pendant la bataille, on organise dans les localités voisines des locaux destinés à recevoir les malades et les blessés, ou bien on dresse des tentes ou on élève des baraques ; aussitôt que les blessés sortent d'entre les mains des médecins qui leur ont donné les premiers secours et appliqué le premier pansement, il s'agit de les y transporter d'une manière sûre et inoffensive. Heureux les blessés qui peuvent, sur des canots ou dans des bateaux, descendre une rivière voisine qui les conduise jusqu'à leur destination définitive ! Point n'est besoin, là, d'installation difficile, de transport douloureux, de personnel nombreux. Une couche de paille, un manteau, une couverture, un oreiller improvisé avec le sac, la musette ou la capote roulée font du plus mauvais canot une fort bonne couchette pour les malades. Quand il ne s'agit pas de transporter les blessés bien loin, à plus d'une lieue, par exemple, quand on dispose d'un nombre suffisant de porteurs, le transport peut se faire par brancard ou avec les brancards à roue. Quand la distance est plus grande, quand les bras manquent, quand les blessés sont nombreux, on emploie avec avantage ces voitures de transport de malades, construites sur le modèle américain plus ou moins modifié et qu'ont adoptées les compagnies de santé de toutes les armées et les sociétés de secours de tous les pays. On en trouve la description et la représentation dans tous les auteurs qui ont traité ce sujet : Gurlt, Esmarch, Gori, et dans la circulaire n° 6 du chirurgien-général de l'armée des États-Unis. Ces voitures sont construites ou pour petits blessés assis ou pour grands blessés couchés, ou peuvent servir simultanément ou alternativement aux uns et aux autres. Il est fort à désirer que les litières ou les brancards sur lesquels les blessés sont apportés puissent être conservés dans la voiture ; on évite ainsi un long, douloureux et dangereux transbordement du blessé d'une couchette à l'autre. Le personnel doit naturellement être spécialement exercé au chargement des blessés. Les voitures de blessés à un cheval servent principalement au transport du champ de bataille à la station de pansement. Pour le transport de la station de pansement aux ambulances, on emploie plutôt des voitures à 2 et 4 chevaux, pouvant contenir 2, 6, 8 et même un plus grand nombre de blessés. Les Belges arrivèrent pendant la dernière guerre, à Metz, avec une voiture à quatre chevaux sur laquelle on pouvait commodément charger 12 blessés. Comme attelage on prend des chevaux, des mulets, au besoin des bêtes à cornes. Les voitures de transport de malades sont suspendues sur des res-

sorts; elles sont distribuées, aménagées et rembour-
rées de manière à réunir autant que possible la légè-
reté à la résistance, le petit volume au grand espace.

Fig. 29.

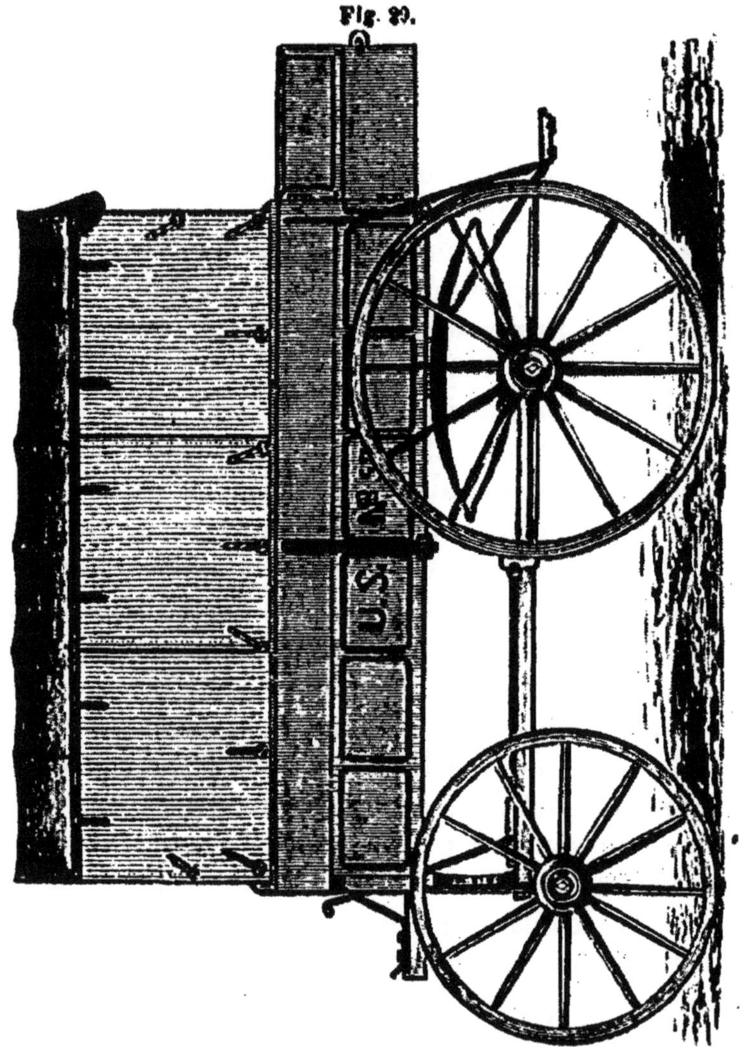

La voiture américaine de Rosenkranz (*fig.* 29), celle
de Gori et celle de Mundy sont de vrais modèles.

Voitures de malades improvisées. — Tapissières.

Il est souvent nécessaire d'improviser de ces voitures de transport de malades. Le matériel qui les remplace le plus avantageusement sont les voitures pour meubles, dites *tapissières*, qui sont spacieuses, couvertes, légères, et permettent d'y placer et au besoin d'y suspendre facilement un certain nombre de brancards de toutes formes et de toutes dimensions. Naturellement, ces véhicules ne se trouvent que dans les villes. Les équipages et calèches, surtout quand ils sont à quatre places, peuvent facilement être aménagés pour le transport de deux à quatre blessés; il suffit de réunir les deux banquettes au moyen de planches, de matelas ou d'autres pièces de literie. A la campagne, ce sont des voitures à échelles, des voitures de charretier et des véhicules de tout genre qu'il s'agit de transformer en voitures de transport de blessés. Il existe divers moyens d'organiser une voiture à échelles pour le transport des malades.

Adaptation des voitures à échelles pour le transport des petits blessés au moyen de siéges longitudinaux.

Ce qu'il y a de plus simple, c'est naturellement de disposer ces véhicules pour le transport des *petits blessés*. On peut y arriver par plusieurs procédés :

a) Des deux côtés, dans le sens de la longueur, on attache des planches ainsi que cela se fait partout à la campagne, quand la voiture à échelles est installée pour le transport de personnes assises. Les planches sont fixées au moyen de chaînes ou de fourragères contre les hampes des échelles et soutenues au be-

soin, en deux ou trois points, par des perches transversales passées sous les planches, ce qui donne à la
suspension à la fois la solidité et l'élasticité. En
même temps, une certaine élasticité propre aux
planches contribue, dans une certaine mesure, à
paralyser les secousses de la voiture.

b) Siéges transversaux. Un second système est celui
où les banquettes sont transversales. On fixe transversalement d'une échelle à l'autre de véritables
siéges de chars-à-bancs ou de simples planches; ces
siéges, échelonnés les uns derrière les autres avec
un intervalle suffisant pour placer les membres inférieurs, sont, autant que possible, attachés au moyen
de boucles, ce qui détermine encore une certaine
suspension et amortit également les cahots.

c) On peut remplacer ces siéges transversaux par
des cordes (et même au besoin avec des chaînes).
Il suffit, pour cela, de tendre, d'une échelle à l'autre,

Fig. 30.

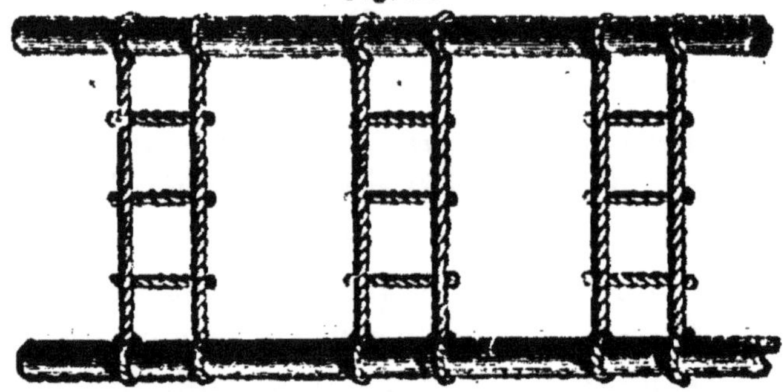

deux cordes parallèles distantes d'un demi ou de
trois quarts de pied et réunies l'une à l'autre au moyen
de trois ou quatre cordes perpendiculaires aux premières. Une capote, une couverture, une botte de paille
appliquée sur ce châssis complète le siége. (*Fig.* 30.)

d) Siéges de paille. Enfin, les siéges transversaux peuvent, quoique assez imparfaitement, être remplacés par des bottes de paille fixées transversalement et plus ou moins consolidées par l'interposition de sacs, de fusils, etc.

Transport des grands blessés.

Pour les grands blessés, les véhicules improvisés sont toujours très-insuffisants. On devra donc, autant que possible, leur épargner ce mode de transport ou, du moins, en atténuer les difficultés, le mieux qu'on peut, à l'aide d'appareils protecteurs appliqués dès la station de pansement.

On peut, en cas de nécessité, aménager les voitures à échelles pour le transport des *grands blessés,* au moyen des systèmes suivants :

a) Planches longitudinales. Sur trois perches transversalement fixées, on attaché des planches longitudinales de manière à combler tout l'intervalle des deux échelles. Ces planches sont matelassées à l'aide de paille, de paillasses, de matelas, de manteaux, de couvertures; les sacs sont disposés pour servir de soutien à la tête. Selon la longueur et la largeur des voitures, on peut y coucher de deux à quatre grands blessés. Pour en loger quatre, on les place deux de front et deux en longueur. Comme les traverses qui supportent les planches sont suspendues par des boucles, tout le système possède un certain degré d'élasticité qui contre-balance les chocs trop violents de la voiture pendant la marche. La compagnie de santé de l'ex-armée hanovrienne était exercée à aménager ainsi une voiture à échelles et ces manœuvres étaient réglementées.

b) Treillage de cordes. Une longue corde est passée et repassée par-dessus l'intervalle qui sépare les deux échelles, de manière à y constituer comme un pont composé d'une série d'anses allant d'une échelle à l'autre et s'entre-croisant entre elles. Ce treillage est recouvert d'une couche de paille qui sert de lit au malade. Un aide assis sur le bord de la voiture soutient

Fig. 31.

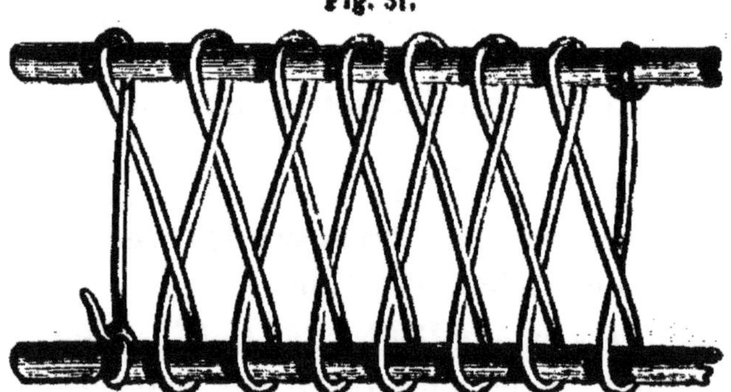

le blessé et l'empêche de tomber. Une corde passée par-dessus le corps remplit le même office. (*Fig.* 31.)

On complique, mais en l'améliorant considérablement, ce mode d'aménagement, quand on réunit la hampe supérieure de l'une des échelles avec la hampe inférieure de l'autre, au moyen d'un premier treillage de cordes, puis la hampe inférieure de la première échelle avec la hampe supérieure de la seconde au moyen d'un second treillage. De l'entre-croisement des deux treillages il résulte une dépression en forme de berceau. Or, quand au moyen d'une longue corde on fixe tous les points d'entre-croisement, on peut placer sur la gouttière en question une planche longitudinale recouverte d'une couche de paille et susceptible de recevoir un ou deux malades placés en long ou en large.

Un perfectionnement fort avantageux, surtout pour les longs voyages, consiste à recouvrir ces véhicules au moyen d'une bâche (toile fixée sur des cerceaux) qui mette les malades à l'abri du soleil, de la poussière, du vent et de la pluie. Mais cet agencement ne peut être appliqué qu'une fois que la voiture a reçu ses hôtes, ce qui détermine des retards fâcheux.

Chargement des blessés sur les voitures.

Le chargement des blessés sur les voitures improvisées ou spéciales au transport des malades, s'effectue en vertu des règles générales avec lesquelles le personnel de santé, celui des sociétés de secours aussi bien que celui de l'armée, doit être familiarisé par l'exercice. Il serait très-avantageux que cette manœuvre fît partie intégrante des exercices généraux pratiqués au gymnase. Il est en effet très-difficile d'enseigner par des paroles ce qui s'apprend si facilement par la démonstration pratique des mouvements et des tours de main. Cela ne doit pas nous empêcher, cependant, d'établir les principes en vertu desquels on doit opérer.

On doit autant que possible charger le blessé sur la voiture, avec la couchette sur laquelle il est étendu. Ceci est très-facilement réalisable quand le blessé est amené sur les couchettes mêmes du fourgon de transport, ou quand il a été apporté sur une paillasse ou sur une couverture avec laquelle il puisse être hissé sur ces couchettes.

Transbordement. Quand il est nécessaire d'opérer un transbordement, le conducteur de la voiture amène au blessé un brancard à roulettes quand il s'agit d'un fourgon sanitaire, ou une paillasse quand il s'agit d'un véhicule improvisé, en présentant la tête de la couchette aux pieds du malade, et les pieds de la couchette à la face postérieure de la voiture. Le malade est soulevé et porté en place au commandement, comme pour le relèvement sur le champ de bataille ou pour le changement de lit à l'hôpital.

Chargement. Le chargement sur la voiture se fait toujours les pieds en avant et par le derrière de la voiture (¹). « Pour cela, quatre hommes au moins sont nécessaires. Ils prennent place autour du brancard de manière à ce que le premier porteur soit prêt à saisir, en arrière, les deux poignées des hampes du côté de la tête, et deux autres porteurs les poignées du côté des pieds, celui de gauche saisissant la hampe gauche de sa main droite, celui de droite la hampe droite de sa main gauche. La voiture est alors ouverte de manière à recevoir le blessé, et le porteur le plus éloigné prend le commandement. Au commandement : « attention ! » chacun, se baissant, saisit le brancard à l'endroit désigné ; au commandement : « debout ! » le brancard est soulevé, et au commandement : « marche ! » on le porte en avant dans la direction de la voiture. A un pas de celle-ci,

---

1. Je m'honore d'emprunter textuellement ce qui suit à l'excellent opuscule de C. Schiller, un des élèves distingués de mon père ; je le fais d'autant plus volontiers qu'il est très-désirable que ces manœuvres et ces commandements soient adoptés partout d'une manière aussi uniforme que possible.

on fait halte. Les deux porteurs les plus avancés, ceux de l'extrémité inférieure du brancard, changent alors de main en exécutant un quart de conversion le front contre le brancard, puis passent l'autre main sous la hampe du brancard, vers le côté de la tête, aussi loin qu'ils peuvent. Quand le brancard est ainsi solidement tenu, ils en placent les roulettes de devant sur le plancher de la voiture, à droite ou à gauche. Cela fait, celui des deux porteurs de devant qui est placé en dehors, passe en arrière vers le porteur du côté de la tête ; il lui prend la poignée extérieure, puis tous deux, élevant les poignées assez haut pour que les roulettes des pieds ne viennent pas à buter contre le plancher, poussent doucement le brancard dans la voiture. Celui des deux porteurs de devant qui est placé en dedans reste à sa place et concourt à donner au brancard la direction voulue dans sa marche à l'intérieur de la voiture, tandis que le conducteur, placé au fond de la voiture, a pour mission d'empêcher que les poignées de devant ne viennent heurter la paroi. Enfin, la portière de la voiture est fermée. Quand le brancard doit être retiré, deux hommes se placent aux poignées de la tête, et le troisième se place en dedans, à côté d'eux. Les deux premiers retirent le brancard, avec les précautions prescrites pour le glisser à l'intérieur, c'est-à-dire en élevant les poignées ; ils cessent de tirer quand le troisième porteur, celui qui est placé en dedans, s'aperçoit que les roulettes des pieds de devant ne sont plus éloignées que de quelques pouces du bord de la voiture, et commande de faire halte. »

IV.

TRANSPORT DEPUIS LE THÉATRE DE LA GUERRE JUSQU'A DE GRANDES DISTANCES. — ÉVACUATION.

Comme nous l'avons déjà dit, certaines blessures n'excluent pas le transport immédiat depuis le théâtre de la guerre jusqu'en arrière, dans des pays éloignés, ce qui permet de disposer, au voisinage de la zone des opérations, en faveur des blessés non transportables, des abris et des secours qui s'y trouvent. Dans la dernière guerre entre l'Allemagne et la France, les blessés de Wœrth et de Wissembourg furent immédiatement dirigés, soit en voiture, soit en chemin de fer, sur Mannheim, Coblentz, Ems, Neuwied, etc.; les hommes blessés devant Metz arrivèrent à Trèves et, de là, par bateaux à vapeur et par transports fluviaux, le long de la Moselle et du Rhin, à Bonn, à Cologne, à Biberich, à Mayence et ainsi de suite. Dans la guerre de sécession, en Amérique, les trains sanitaires et les vaisseaux-hôpitaux avançaient, comme on sait, presque sur le champ de bataille, y opéraient leur chargement, puis amenaient les blessés dans les hôpitaux en leur dispensant pendant la route les soins et les secours chirurgicaux. Tout autre fut le tableau en 1812 où, jour par jour, et le jour comme la nuit, les Français durent traîner leurs blessés avec eux, pendant la retraite, sur des charrettes et des bateaux.

Voitures.

Malgré les progrès réalisés en matière d'organisation sanitaire, malgré la sympathie générale et fructueuse dont sont l'objet les victimes de la guerre, malgré le développement des moyens de communication, il arrivera toujours, après de grandes batailles, qu'il n'y aura ni assez de médecins, ni assez de moyens de transport. On verra donc toujours se renouveler ce qui ne put pas être empêché dans la dernière guerre, même sur un territoire essentiellement civilisé, savoir que les blessés rouleront des journées entières sur des voitures et des charrettes avant de parvenir à leur abri définitif ou de gagner un moyen de transport plus approprié à leur état. Heureux si pendant ces pérégrinations ils sont accompagnés d'un personnel médical, quand ils reçoivent les secours et la subsistance nécessaires, quand la marche des événements ne les oblige pas impitoyablement à une fuite précipitée ! C'est là un objectif digne de fixer l'attention des sociétés de secours. Elles devraient s'attacher à diriger sur le théâtre de la guerre tous les fourgons, tous les attelages disponibles, sans accaparer pour leur propre personnel et détourner ainsi de leur destination véritable une importante partie des ressources acquises.

À défaut de moyens de transport spéciaux, on se servira ici des véhicules improvisés dont nous avons parlé plus haut, et, en pays montagneux, des cacolets et litières. Les fourgons de blessés, à deux ou quatre chevaux, permettent déjà, à la suite de grandes batailles, de transporter les blessés pendant quelques jours sans trop leur faire courir de danger.

Chemins de fer.

Le moyen de transport qui répond le mieux aux besoins pour les grandes distances et qu'on peut d'ailleurs utiliser presque partout dans les pays civilisés, est le chemin de fer. Le premier train de chemin de fer venu peut être utilisé pour le transport des blessés; les wagons des classes les plus élevées sont affectés aux petits blessés, assis ou couchés, et les wagons de 4e classe (1) ainsi que les wagons de marchandises aux grands blessés. Ces derniers sont couchés sur de la paille étendue ou sur des brancards placés ou suspendus dans les voitures. Quand les wagons ont leur portière en avant et en arrière, comme en Suisse, dans le Wurtemberg, en Russie, il est possible aux médecins et aux servants de circuler pendant la marche et d'aller d'une voiture de malades à l'autre. Presque tous les pays civilisés (2) possèdent aujourd'hui des trains sanitaires spécialement construits en vue du transport des blessés,

1. Wagons sans banquettes existant sur quelques réseaux allemands pour les voyageurs transportés debout. (*Note du traducteur.*)

2. Pendant la dernière guerre, la Bavière et le Wurtemberg, à eux seuls, ont transporté, la première 10,800 blessés et malades en 39 voyages, le second, 1.313 en 22 voyages au moyen de trains sanitaires. (Rapport du Comité central des associations allemandes de secours aux blessés, etc., pendant la guerre 1870-1871. Berlin, 1872.)

Consultez aussi la description du train sanitaire exposé en 1873, à Vienne, par la Société française de secours aux blessés, et construit par M. C. Bonnefond sur les données de MM. Mundy (de Vienne) et Léon (de Paris).

Ce sont de véritables hôpitaux roulants et qui sont pourvus, en personnel, en matériel et en approvisionnements, de tout ce qui est nécessaire pour soigner et traiter les malades, comme si le monde extérieur n'existait pas. Au lieu d'indiquer ici une composition théorique de ces trains, nous avons préféré donner la description d'un train sanitaire prussien, tel qu'il fonctionnait dans la réalité. Il se compose de 28 voitures, dont 20 voitures de blessés, une pour les médecins, une pour les diaconesses, sœurs ou autres infirmiers, une pour la cuisine, une pour l'administration, une pour l'approvisionnement, deux pour le matériel, une pour le bois et le charbon. Les voitures de cuisine, d'administration et d'approvisionnement se trouvent au centre du train; celle des médecins est en tête, celle des infirmières en queue. Entre chacune de ces deux voitures et le centre se trouve une rangée de dix voitures de malades. Quant aux voitures de matériel et de chauffage, elles marchent immédiatement après la locomotive ou derrière la voiture des infirmiers. D'un bout à l'autre du train, un long couloir central relie toutes les voitures entre elles. Une toile cirée est étendue par terre sur toute la longueur du couloir; enfin celui-ci est complété, à chaque portière, par un paravent et, à chacun des ponts qui réunissent un wagon à l'autre, par un garde-fou. En Amérique, un fil télégraphique et une conduite d'eau règnent dans toute la longueur du train. La voiture de cuisine renferme entre autres objets, un grand fourneau, un réservoir d'eau et deux réservoirs à glace en zinc. La voiture d'administration contient le bureau, la pharmacie, l'arsenal chirurgical et le magasin du matériel d'exploitation, des appareils, des machines et des denrées pour le pansement. Les voitures de malades sont pourvues, à droite et à gauche du passage central, de six couchettes fixées, par étages de deux seulement, à la manière des couchettes des paquebots, sur quatre poteaux en bois allant du plancher au plafond. Ces couchettes sont des brancards dont les hampes sont attachées

Fig. 32.

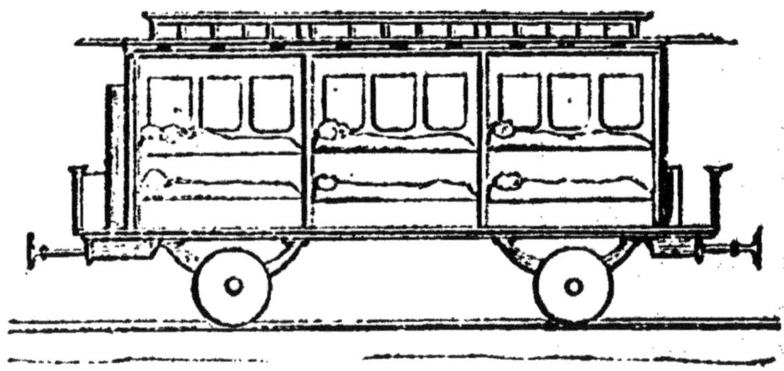

Coupe d'un wagon sanitaire.

contre les poteaux au moyen de courroies en cuir ou d'anneaux en caoutchouc ou de crochets à ressorts.

Au-dessus de chaque malade, à la hauteur convenable, se trouve un filet destiné à recevoir ses effets. Chaque wagon a sa latrine et porte, sur un tableau affiché, l'inventaire de tous les objets qui en font partie. Plusieurs médecins, vingt infirmiers, quelques agents administratifs et servants sont réglementairement attachés à chaque train. (*Fig. 32.*)

Inconvénients des chemins de fer.

Cependant, malgré la perfection de cette installation, on ne doit pas charger, les yeux fermés, le premier malade venu et, pendant le voyage, on doit marcher avec la plus grande prudence.

Une *marche trop rapide* est aussi désagréable que nuisible. Les secousses deviennent insupportables; pendant que le train franchit une courbe les blessés suspendus à l'étage supérieur éprouvent la sensation de gens projetés au dehors par la force centrifuge. Pour ces raisons, un officier pourvu pourtant de tout le nécessaire, accompagné d'un médecin et déjà en voie de convalescence d'une blessure grave, au lieu de faire le voyage de Neuwied à Berlin, dans le train express qu'il avait commencé à prendre, fit décrocher son brancard et le fit déposer à terre, préférant rester en route deux jours de plus pour échapper à ces pénibles impressions.

D'un autre côté, il est nuisible de soumettre les blessés à *une marche ininterrompue trop longue.* Une personne bien portante déjà, éprouve souvent, à la suite d'un voyage prolongé en chemin de fer, une sensation de malaise, presque de maladie. Cela s'observe à un degré bien plus accentué chez un blessé. Tantôt il survient des phénomènes d'excitation avec face ardente, pouls accéléré, malaise général, tantôt on constate un épuisement complet avec pâleur, pouls faible, souvent même de la syncope. Aussitôt que le train s'arrête, que le bruit et les secousses rhythmées cessent, la situation s'améliore. Quand l'état du blessé s'est aggravé, quand l'appareil est dérangé, on profite de cet arrêt pour y remédier. On peut même décrocher le brancard de tel ou tel malade et le porter en plein air. Puis on se remet en route en se ménageant ainsi une pause de 15 à 30 minutes chaque fois qu'on a roulé pendant quelques heures. Les malades et les blessés qui ne supportent plus la marche sont laissés en arrière dans les ambulances des gares; c'est une mesure à laquelle il est bon de se prêter avec assez de facilité. En cas d'hémorrhagie ou de déplacement de fragments, le train doit être imédiatement arrêté et le malade débarqué.

En hiver, des poêles en faïence sont disposés dans les wagons de malades, ainsi que c'est la coutume générale sur les chemins de fer russes; les parois sont doublées de couvertures, le plancher est tendu de nattes, l'habillement et la literie sont organisés de manière à mieux garantir du froid. Une disposition aussi économique que pratique consiste à utiliser, pour le service de la cuisine et pour la préparation d'eau chaude, la vapeur de la locomotive.

Bateaux.

Quand l'action se passe au bord de la mer ou d'un fleuve, le bateau constitue un excellent moyen de transport. On pourra, comme firent d'abord les Américains, aménager à cet effet les paquebots de voyageurs, ou bien imiter la pratique des États du Nord, quand plus tard, d'après Barnes, ils construisirent des vaisseaux-hôpitaux spéciaux, comme, par exemple, ce vapeur de 1 400 tonnes et de 228 pieds de long, dans les trois étages duquel on installa 477 lits.

Les habitations flottantes qui figurèrent en 1873 à l'exposition de Vienne, sont construites dans ce genre.

L'expérience a appris que le transport par eau est bien moins fatigant et bien plus inoffensif que celui par chemin de fer; il permet une plus grande liberté d'allures et de circulation, mais devient difficile et dangereux par les mauvais temps.

L'évacuation comme principe.

L'évacuation n'a pas seulement sa raison d'être immédiatement après la bataille, mais encore à titre de *pratique sans cesse renouvelée*, de *principe général.* Elle est l'un des agents les plus importants et les plus radicaux du service de santé; elle constitue ce grand mouvement rétrograde qui s'effectue depuis le champ de bataille jusque vers la mère-patrie, soit directement, soit par l'intermédiaire des ambulances de seconde ligne, et qui, agissant sans relâche, détermine à la fois la dispersion des malades et la décentralisation du travail. L'évacuation préserve le théâtre de la guerre des dangers des épidémies, de l'encombrement et de l'épuisement, et elle permet en même temps de répartir uniformément les charges sur de grands espaces. Dans la dernière guerre, cette décentralisation s'est opérée sur une échelle inouïe. L'Europe centrale tout entière, depuis les Pyrénées jusqu'à l'Oder et à la Vistule, depuis la Baltique et la mer du Nord jusqu'aux Alpes, a été littéralement couverte de malades et de blessés. Pour la grande masse des malades, pour les armées et pour les États belligérants, l'évacuation est un énorme avantage ; bien petit est le nombre des malades ou blessés qui en souffrent ou y succombent.

Pour éviter autant que possible toute faute d'exécution, il est nécessaire de réaliser deux points :

1° Organiser de la manière la plus parfaite le service des évacuations;

2° Établir la nomenclature détaillée des catégories de blessés et malades qui se prêtent, à différents degrés, au transport ultérieur.

1. ORGANISATION DU SERVICE DES ÉVACUATIONS.

Une évacuation importante de malades ne doit pas être décidée sans l'avis médical et ne peut être effectuée que sous la direction médicale. Qu'on tienne compte de ce mot de Pirogoff, autorité dont personne ne contestera la haute valeur : « Un ordre d'évacuation donné mal à propos peut coûter la vie à des milliers d'opérés. » L'exécution du service des évacuations exige le concours le plus harmonieux d'agents médicaux, militaires et techniques. L'instruction prussienne du 29 avril 1869 sur le service de santé en campagne peut servir de modèle à cet égard. D'après ce règlement, l'évacuation sur les hôpitaux de l'intérieur, des blessés et malades provenant des ambulances de campagne ou d'étapes, s'effectue, sous la direction de l'inspection générale des étapes et en particulier du médecin-général des étapes, avec le concours de la commandanture de la tête de ligne d'étapes qui, sans cesse, a connaissance, d'une part, des ambulances à évacuer, d'autre part, des hôpitaux qui peuvent recevoir des évacués. La commandanture de la tête de ligne d'étapes procède d'après ces données à la répartition des malades entre les hôpitaux, prépare les moyens et le matériel de transport, détermine le point de départ du train, l'heure du départ et l'heure de l'arrivée sur les points de passage et aux points destinataires, et fournit aux ambulances à évacuer, aux hôpitaux destinataires et aux commandantures de toutes les étapes initiales et intermédiaires les renseignements nécessaires. Pour chaque transport par voie ferrée, il est constitué une escorte militaire et une escorte médicale, cette dernière, formée au moyen du personnel de l'assistance volontaire, et mise par l'inspection générale des étapes à la disposition de la commandanture de la tête de ligne d'étape. Pour 100 blessés ou malades, le règlement fixe à 1 ou 2 médecins, 2 aides et 18 infirmiers le personnel nécessaire. Le chef de l'escorte militaire reçoit du lazaret évacuateur un *état* des blessés évacués. Quand cette organisation est insuffisante, on établit en certains points de jonction de lignes des *commissions d'évacuation* spéciales. Cela eut lieu, pendant la dernière guerre, sur un ordre du ministre de la guerre prussien, en date du 2 septembre 1870, et portant création des commissions d'évacuation de Wissembourg et de Sarrebrück; à ces commissions, relevant directement du ministère, furent adjoints une station de pansement et un réfectoire, ainsi qu'un dépôt de malades pour 500 petits blessés et une ambulance d'étape de 200 lits. La commission fut composée d'un officier, d'un médecin, d'un employé militaire et d'un agent des voies ferrées. En vertu de l'instruction du 2 septembre 1870, le rôle de cette commission fut le suivant : 1° l'*officier* veille à ce qu'aucun train de blessés ne passe sans escorte militaire, maintient l'ordre militaire parmi les arrivants et les partants, et a la surveillance militaire du dépôt de malades et de la station de pansement; 2° le *médecin* veille à ce qu'aucun train ne passe sans escorte médicale suffisante, fait le triage des blessés à leur arrivée et dispose du personnel et du matériel de santé; 3° l'*employé militaire* tient à jour la situation des hôpitaux de l'intérieur (lazarets de réserve), des lits qui y sont disponibles et des malades qui y ont été dirigés, il rend compte à des époques déterminées du nombre de malades dirigés sur chaque lazaret et envoie les avis nécessaires aux réfectoires situés sur la route, et aux hôpitaux destinataires; *sous les ordres du médecin,* il est chargé du service administratif du dépôt de malades et de la station de pansement ainsi que de l'alimentation des blessés et malades de passage; 4° l'*agent des voies ferrées* désigne parmi les lignes disponibles, celles qu'on utilisera le plus avantageusement, et veille à ce que chaque train partant observe strictement l'itinéraire indiqué et à ce que le matériel nécessaire soit toujours disponible.

A chaque commission sont affectés un certain nombre de lignes et un rayon déterminé d'hôpitaux, afin que les diverses commissions ne se gênent pas mutuellement et puissent plus facilement diriger chacune son service. Il est à désirer qu'à l'avenir ces commissions soient plus nombreuses et qu'à chacune soit attaché un personnel voyageant toujours le même. Cela permettrait d'arriver plus facilement à satisfaire les *demandes* des ambulances au moyen des *offres* des hôpitaux, transaction qui est bien plus difficile qu'on ne pense. L'essentiel, d'ailleurs, est une bonne organisation du service et une bonne impulsion émanant de l'autorité centrale, sans préjudice d'une certaine latitude, d'un certain degré d'initiative laissés aux organes locaux.

L'organisation du service des évacuations incombe à l'administration et exige le concours des médecins. Quant à l'établissement des échelles de transportabilité, c'est la mission exclusive du médecin.

2. TRANSPORTABILITÉ DES MALADES ET DES BLESSÉS.

Tous les chirurgiens qui ont l'expérience de la guerre sont d'accord pour reconnaître que certaines catégories de malades et de blessés ne se prêtent jamais au transport ou ne s'y prêtent qu'à certains moments; que le transport, pour ces individus, est dangereux et peut devenir mortel; enfin que les indications de l'évacuation peuvent être modifiées selon la nature de la lésion ou selon la période où se trouve le blessé. Pour nous, nous distinguons, parmi les malades ou blessés, les catégories suivantes :

1° Blessés dont le transport est absolument contre-indiqué;

2° Blessés dont le transport est contre-indiqué pendant la première période;

3° Blessés dont le transport n'est pas avantageux;

4° Blessés dont le transport est opportun ;

5°   —   —   commandé.

1ª Le transport est absolument contre-indiqué :

a) Dans toutes les *blessures tranchantes, conton-dantes ou par coup de feu de la tête* avec lésion du crâne. Mais comme la lésion du crâne peut être mé-connue au début, et que les troubles sympathiques du cerveau et de ses enveloppes ne peuvent qu'être exaspérés par le transport, il est rationnel d'exclure de l'évacuation tous les blessés atteints à la tête[1] ;

b) Dans toutes les *fractures de vertèbres et dans tous les coups de feu de la colonne vertébrale,* en vertu des préceptes généraux de la chirurgie ;

c) Dans les *fractures du bassin et les coups de feu des organes pelviens.* Vu la difficulté qu'on éprouve à fixer le bassin fracturé, le transport pourrait donner lieu au déplacement des fragments, à une inflam-mation et à une suppuration mortelles de la vessie et du tissu cellulaire rétro-vésical. Un soldat décédé à Ems, à l'ambulance du Panorama, à la suite d'un coup de feu ayant fracturé le bassin en lésant le rectum, aurait pu être guéri, grâce à la vigueur de sa consti-tution, s'il n'avait eu à subir un trop long transport ;

d) Le transport est encore contre-indiqué *à la suite de grandes opérations :* résections articulaires, tra-chéotomie, amputation et désarticulation de grands segments de membres ;

e) Le transport est très-nuisible et peut devenir

---

1. Le fait d'un militaire français célèbre qui, atteint devant Metz d'un simple coup de sabre à la tête, souffrait encore des suites de sa blessure en 1871, pour être remonté à cheval trop tôt, est un argument significatif à l'appui de cette règle.

mortel chez les *typhiques*, dans une période avancée du mal. Tout au début, le transport sur un point très-éloigné de celui de l'invasion peut exercer une action favorable sur le cours de la maladie;

f) Les *varioleux*, pendant le paroxysme du cours de la maladie, doivent être exclus du transport dans leur intérêt privé; à toute autre période, ils doivent l'être dans l'intérêt public.

2° *Le transport est contre-indiqué pendant la première période :*

a) Dans les lésions des vaisseaux et dans les cas d'hémorrhagies consécutives. Au bout de huit ou quinze jours, quand le thrombus est formé et la plaie artérielle bouchée, quand la fièvre traumatique est passée, ces blessés sont en état de voyager. Mon expérience et celle des autres chirurgiens m'ont appris que, chez un assez grand nombre de petits blessés, paraissant, en raison du peu d'importance de leur blessure, se prêter à un transport éloigné, alors que cependant un vaisseau était lésé, on voit, sous l'influence des secousses et de l'agitation du voyage, les caillots se ramollir et se détacher, les hémorrhagies se produire et déterminer l'issue fatale de la blessure;

b) Dans les coups de feu pénétrants de la poitrine. Les blessés qui ont la poitrine traversée paraissent aussi, au premier abord, n'être atteints que légèrement, et, il faut le dire, par le repos et des conditions générales favorables, ils se tirent habituellement d'affaire sans grands dangers consécutifs. L'hémorrhagie est faible, la plaie pulmonaire se ferme et se guérit, la pleurite est modérée et circonscrite, les corps étrangers s'enkystent et les fractures de côtes se cicatrisent rapidement, de sorte que souvent, le premier septénaire passé, on peut tenter le transport. Mais pour obtenir ces conditions favorables, et jusqu'au moment où elles sont réalisées, le *repos absolu* est la condition capitale de tout traitement efficace ;

c) *Coups de feu pénétrants de l'abdomen.* Par le repos absolu et de fortes doses d'opium, on arrive, dans les cas favorables, au bout de quinze jours déjà, à la soudure de la plaie intestinale et à la cicatrisation de la boutonnière extérieure ; dans tous les cas, la période des grands dangers est passée, de sorte qu'on peut, sans crainte, entreprendre des voyages même assez lointains. C'est du moins ce que la pratique m'a enseigné, contrairement aux vues théoriques. Sur cinq blessés atteints de coups de feu dans l'abdomen et que j'eus à soigner dans la dernière guerre, l'estomac avait été perforé dans deux cas, l'intestin grêle dans deux autres, le gros intestin dans le cinquième. Chez tous, il y avait eu épanchement de matières fécales ou alimentaires. Or tous, au bout de deux ou trois semaines, il est vrai, avaient parcouru de grandes distances et, chez un seul de mes blessés, la plaie intestinale, après quinze heures de voyage en chemin de fer, s'était rouverte et avait donné lieu à un épanchement de matières fécales au dehors avant de se refermer définitivement. Tous furent guéris et complétement rétablis.

3° *Le transport n'est pas avantageux :*

a) *Dans les coups de feu de la hanche et du genou.* La contre-indication est d'autant plus formelle que la lésion est plus étendue. Du reste, toutes les plaies articulaires ne peuvent être que fâcheusement influencées par la locomotion. Seulement, pour les autres articulations, il est plus facile, en vertu de leur disposition anatomique, de les isoler, de les mettre en bonne position et de les plâtrer. Aussi les coups de feu des articulations, autres que la hanche et le genou, constituent-ils une contre-indication moins absolue pour des voyages lointains; et c'est précisément pendant les premiers jours que ces voyages sont le mieux supportés;

b) Dans les fractures comminutives du fémur et du tibia. Malgré le meilleur appareil contentif, les fragments sont déplacés et enfoncés dans les parties molles, les esquilles sont détachées du périoste, en un mot, le pronostic est aggravé et les chances de conservation sont compromises.

4° *Se prêtent immédiatement au transport lointain :*

a) Les coups de feu ou plaies des parties molles, les abcès, ulcérations, excoriations et autres maladies dues à la marche;

b) Les fractures simples ou compliquées seulement par une plaie simple, naturellement dans l'hypothèse d'un bon appareil contentif;

c) Certaines catégories d'opérés : résections dans la continuité avec un appareil plâtré, ablation de petits segments de membres, extraction et excision de balles et autres menues opérations, notamment celles pratiquées sur le membre supérieur;

d) Affections cutanées;

e) Rhumatisants et arthritiques ;

f) Maladies pulmonaires.

5° *Doivent être nécessairement évacués :*

a) Les ophthalmiques, surtout ceux atteints d'ophthalmie purulente ou catarrhale, dans le but d'éviter la propagation de ces affections dans l'armée;

b) Les diarrhéiques, les dysentériques, dans le double but de procurer aux malades le traitement hospitalier de l'intérieur, plus facile à pratiquer que le traitement du théâtre de la guerre, et de prévenir la production d'un foyer de contagion parmi les combattants;

c) Les syphilitiques et en général les hommes atteints d'affections des organes génitaux ;

d) Tous les malades ou blessés atteints de nostalgie pathologique caractérisée, attendu que le mal du pays ne peut être guéri que par le rapatriement. Mais ces cas seront tout à fait exceptionnels et admissibles seulement quand la guerre dure longtemps. Cependant il est du devoir du médecin de les prendre en considération.

Le climat, la saison, les circonstances locales et individuelles, la nature et le nombre des moyens de transport sont autant d'agents susceptibles de modifier ces règles.

RÉCAPITULATION DU SERVICE DE L'ÉVACUATION.

Organisation du service des évacuations :

Commission centrale. — Commissions locales. — Transport par voiture. — Transport par voie ferrée. — Trains sanitaires. — Inconvénients du transport par voie ferrée. — Transport par bateau.

Transportabilité des malades et blessés.

1re catégorie : Transport absolument contre-indiqué. — 2e catégorie : Transport contre-indiqué temporairement. — 3e catégorie : Transport désavantageux. — 4e catégorie : Transport opportun. — 5e catégorie : Transport commandé.

V.

A L'AMBULANCE SÉDENTAIRE [1].

A l'ambulance sédentaire, le rôle du médecin et les exigences qui s'adressent à lui sont tout autres que sur le champ de bataille et à la station de pansement. Il ne s'agit pas seulement ici de diagnostic, de pansement et d'opération, mais aussi d'organisation, d'hygiène et d'action administrative ; et ces questions demandent d'autant plus de soins que l'existence de l'établissement sera plus durable (ambulance de campagne, hôpital temporaire, hôpital d'association, hôpital fixe). En somme, le principe de l'évacuation sur la mère-patrie a créé l'obligation d'organiser, pour certaines catégories de blessés et d'opérés, des asiles où ils puissent séjourner pendant

---

1. Sur le texte allemand, l'auteur intitule ce chapitre : *Im Lazareth*. Le mot *Lazareth* n'a pas son équivalent en français. Ce terme s'applique aussi bien à l'ambulance de campagne (*Feld-Lazareth*) qu'aux hôpitaux de l'intérieur (*Reserve-Lazareth*). En le traduisant par *ambulance* ou par *hôpital*, on ne rendrait donc qu'une partie du sens du mot. Nous pouvions tourner la difficulté en francisant l'expression allemande. Mais outre que le terme serait assez barbare et, en définitive, ne dit rien, nous aurions donné au mot français *lazaret* une signification que nous n'avions pas le droit de lui conférer. Nous nous sommes finalement décidé pour la périphrase *ambulance sédentaire* qui, sans être parfaite, a au moins le double avantage de ne pas exclure les établissements hospitaliers fixes et de montrer que l'auteur a plus particulièrement en vue les ambulances établies et les hôpitaux temporaires improvisés en campagne.

(Note du traducteur.)

une durée prolongée sous la direction de médecins toujours les mêmes. Il est particulièrement à désirer que le médecin qui a commencé un traitement le poursuive jusqu'au bout.

Quand un convoi de blessés arrive dans une ambulance plus ou moins éloignée du théâtre des opérations, on ne doit pas se hâter, avec trop de précipitation, d'enlever les appareils. Après un transport fatigant, le premier besoin du malade est le repos le plus absolu du corps et de l'esprit, puis un peu de boisson et quelque aliment, en un mot, un temps d'arrêt qui lui permette de revenir à lui et de s'habituer à son nouveau milieu. Cela permet en même temps au médecin de se donner une idée générale de la situation, de trier, de classer ses malades par catégories, opération pour laquelle il se sert des indications fournies soit par les notices que les malades ont apportées, soit par le personnel, soit par les malades eux-mêmes. Alors seulement le médecin[1] commence à panser ceux qui le demandent

---

1. Parmi 100 Français blessés grièvement qu'en 1870 nous apportâmes de Metz à Neuwied, plusieurs avaient été trois, quatre jours, quelques-uns une semaine sans pansement ; tous étaient dans un état déplorable, ce qui s'explique par la grande accumulation de blessés (20,000), la pénurie de médecins et d'infirmiers et la disette de vivres, de médicaments et de matériel. La nuit de leur arrivée, nous nous occupâmes à les habiller et à les nourrir. Quand tous furent nettoyés, lavés, vêtus, couchés et pansés tant bien que mal, tout le personnel disponible avait travaillé deux jours et deux nuits sans relâche ! Encore quelques-uns durent-ils, pendant plusieurs jours, rester couchés sur les brancards qui les avaient apportés du chemin de fer à l'ambulance. Alors seulement il fut possible de procéder à une visite détaillée et à l'application *secundum artem* d'appareils et de pansements réguliers.

le plus instamment, ou en éprouvent le plus grand besoin. On fera bien de se contenter provisoirement de raccommoder les appareils plâtrés ou autres bandages compliqués qui ont été endommagés. Ce n'est qu'une fois qu'on se sera occupé un peu de chacun, une fois que le médecin se sera suffisamment rendu compte de la situation, et que les malades seront reposés et quelque peu acclimatés, que l'on procède au renouvellement des grands pansements, au changement des appareils et aux opérations.

Le pansement.

Chaque appareil doit, pour la première fois, être appliqué par le médecin traitant lui-même ou au moins en sa présence. A moins que les renseignements apportés rendent cet examen inutile, on devra prendre occasion de cette application pour procéder à une visite approfondie de la plaie.

C'est une manière de voir très-fausse que de considérer les pansements fréquemment renouvelés comme le signe de soins et d'un traitement excellents.

Renouveler le pansement deux fois par jour est une pratique qui ne peut être justifiée que par des circonstances particulières : suppuration abondante, gangrène. Le pansement quotidien doit être la règle; souvent il est à désirer que l'on y procède plus rarement encore. Tandis que les coussins et les pièces extérieures du pansement doivent être changés aussi fréquemment qu'on le peut, le pansement proprement dit de la plaie même doit être renouvelé aussi rarement que possible. Il n'est certes pas permis d'admettre que l'attouchement de la plaie et des parties voisines, les pressions, les tiraillements, les frictions, les irrigations vigoureusement poussées, le tamponnement de la plaie au moyen de charpie, l'introduction du stylet, le brusque arrachement de pièces de pansement desséchées sur la surface lésée, puissent avoir pour résultat de hâter la guérison. La formation de *granulations* et la *suppuration* sont les phénomènes physiologiques de la guérison. Toute manœuvre qui a pour but de troubler, de surexciter, de détruire la granulation, ne tend pas plus au but que doit se proposer le traitement que ne peut le faire la manie d'éloigner *à tout prix* le pus de bonne nature qui en imprègne la surface. Donner une libre issue à l'excédant du pus, à celui qui peut être considéré comme produit d'excrétion, en empêcher la stagnation et la décomposition, enlever les tissus mortifiés, éviter les pressions et les tiraillements et favoriser la réunion en enveloppant et en soutenant convenablement la partie blessée, telles sont les pratiques que comporte le traitement rationnel des plaies.

Réunion immédiate.

La réunion immédiate des plaies par armes à feu ne peut être espérée que dans le plus petit nombre des cas; toutefois, on doit, autant que possible, la tenter toujours; dans les plaies par armes piquantes, tranchantes ou contondantes, les appareils tendant à ce but auront, le plus souvent, été appliqués déjà sur la station de pansement; si l'on avait négligé de le faire, il faudrait, même après l'expiration de vingt-quatre heures, tenter encore d'obtenir, par des sutures ou par un pansement approprié, une réunion, au moins partielle, par première intention. De même à la suite des opérations est-il indiqué d'essayer la suture, la réunion par première intention. *Omne tulit punctum*, quiconque y réussit. Il aura atteint le meilleur résultat possible, car il aura évité l'écueil des difformités et les dangers fâcheux des maladies consécutives de la cicatrice, il se sera épargné des pertes de temps à lui-même et aura évité des souffrances au malade, en rendant inutiles les pansements incessants, enfin il aura diminué d'autant l'infection des locaux. Même partielle, la première intention a encore sa valeur au point de vue de la rapidité et du résultat matériel de la guérison définitive.

En ce qui concerne les plaies qui ne se prêtent pas à la guérison immédiate, — et c'est le cas pour le plus grand nombre des coups de feu, — on a totalement renoncé, et avec raison, aux onguents, aux emplâtres, à l'emprisonnement de la plaie. S'il peut encore être indiqué, en vue du transport, d'appliquer un appareil protecteur et compressif enveloppant la partie ausi étroitement que possible, ce n'est plus le cas à l'ambulance sédentaire. Là, un pansement simple est indiqué, pansement qu'on puisse facilement renouveler, qui permette d'arriver sans peine sur la plaie pour la visiter et l'examiner, et enfin qui donne un facile écoulement au pus.

Traitement.

La méthode qui répond le mieux à ces indications est celle inaugurée par de Burow, le père, et recommandée par Bezin, Rose, Bartscheer, Krönlein et d'autres : nous parlons de la méthode de traitement des plaies à l'air libre. Ce serait aller trop vite que de tirer de l'expérience acquise jusqu'à ce jour et de la statistique, la conclusion que cette méthode doit être exclusivement recommandée. Mais il n'est pas permis non plus d'ignorer les résultats brillants réalisés par elle au point de vue de la conservation de la vie, notamment chez les amputés. Cette méthode a l'avantage d'épargner au malade les souffrances et les nombreux dangers[1] des manœuvres d'un pansement quotidien et d'économiser beaucoup de temps au médecin et à ses aides. L'emploi de cette méthode se recommande dans les hôpitaux bien ventilés, quand le nombre des blessés est considérable, quand il s'agit de plaies simples, même très-étendues, mais qui ne peuvent guérir par première intention et qui n'exigent pas de pansement contentif. D'ailleurs, de Burow emploie concurremment la suture et le pansement à l'air libre. Il recommande sa méthode chez les amputés, dont il vit notablement diminuer la mortalité après l'avoir employée. Il est important, dans l'emploi du traitement des plaies à l'air libre, de veiller à ce que le lit du malade ne soit pas souillé par les déjections de la plaie, ni que ces produits restent étendus sur une surface d'évaporation trop grande et en contact trop direct avec l'air de la salle, car l'atmosphère des malades en serait infectée. On prévient ce danger en faisant écouler les produits sécrétés, par l'intermédiaire d'une toile

---

1. On évite surtout les dangers de l'infection directe par les éponges, les instruments et autres objets.

cirée, dans des vases contenant des substances dé-
sinfectantes et fréquemment renouvelées. Un treillage en fer, comme soutien de la literie, serait d'un
bon emploi dans ce cas.

Occlusion hermétique.

La méthode de l'occlusion hermétique de la plaie
a de commun avec la précédente, qui, à part cela,
en est diamétralement l'opposé, l'avantage de ne pas
nécessiter un pansement quotidien de la plaie. L'occlusion pneumatique, — c'est le nom que Guérin a
donné à son système, — est surtout employée à la
suite des grandes amputations. L'appareil de Guérin
consiste en une cloche cylindrique en verre destinée
à recevoir le moignon. Le cylindre est fixé sur le
moignon au moyen d'une manchette en caoutchouc
qui interdit le passage de l'air; d'autre part, une
pompe munie d'un manomètre permet de faire le
vide ou de raréfier l'air. L'aspiration continue aurait pour but de retirer les produits de sécrétion au
fur et à mesure qu'ils se produisent et la cicatrisation
se ferait en dehors du contact de l'air, à la manière
des plaies sous-cutanées. Patronnée par Neudœrfer,
Guérin et Maisonneuve, cette méthode peut être
employée et a même, dans les hôpitaux mal ventilés,
un certain avantage sur la méthode à l'air libre. On
ne saurait nier que des plaies d'une surface moyenne,
pansées et emmaillotées, puis oubliées ou négligées,
peuvent sortir au bout de quelques semaines de
dessous leur enveloppe hermétique, parfaitement
guéries.

Occlusion et désinfection.

La méthode de l'occlusion combinée avec l'emploi de l'acide phénique, ou méthode Lister, ne m'a pas donné de résultats bien brillants, pas plus qu'à beaucoup d'autres chirurgiens; en général, on revient de l'enthousiasme qu'elle a provoqué. C'est aller trop loin que de vouloir traiter toutes les plaies par les désinfectants; ceux-ci doivent être réservés pour les plaies infectées ou placées dans des milieux infectés.

Un pansement aussi naturel que rationnel consiste à couvrir la partie lésée au moyen d'un lambeau humide et tiède ou d'une compresse trempée d'huile. On sera rarement obligé, à l'hôpital, d'y joindre un appareil protecteur ou contentif.

Extraction des corps étrangers.

L'un des premiers actes du traitement des plaies à l'ambulance sédentaire, consiste à *retirer les corps étrangers*. Le moment le plus favorable pour cela, ce sont les premières vingt-quatre heures qui suivent la blessure, puis la période de suppuration. La période intermédiaire, caractérisée par l'inflammation, le gonflement, l'exagération de la sensibilité, se prête moins à cette pratique. Mais il y a des circonstances où l'on doit intervenir, quelle que soit la période : l'indication existe notamment quand la balle siége en un point où il y aurait danger à la laisser séjourner. Une balle logée dans la région sublinguale avait déterminé à différentes reprises une violente inflammation du pharynx et du larynx, ce qui m'engagea à l'exciser aussitôt que j'eus connaissance du cas. D'un autre côté, la recherche et l'extraction sont contre-indiquées partout où ces manœuvres sont plus dangereuses que la présence même du corps étranger, ainsi que c'est le cas pour les cavités thoracique et abdominale. Les préceptes établis par Baudens, dans son ouvrage, d'ailleurs si remarquable, des coups de feu de l'abdomen, quand il prescrit d'attirer les viscères blessés au dehors et de rechercher la balle dans la cavité abdominale, sont tout simplement impraticables.

Propreté des parties molles environnantes.

La propreté des parties molles au voisinage de la plaie a une grande importance; elle permet d'inspecter, de palper la région, de constater le degré de sensibilité, de chaleur, de sécheresse, les inégalités. Quand le pourtour de la plaie est couvert de poils, ceux-ci doivent, avant tout, être rasés. Dans les plaies de tête, le cuir chevelu tout entier doit être rasé; cette précaution permet parfois à l'œil ou au doigt de découvrir encore d'autres lésions souvent plus importantes que celle qu'on a constatée tout d'abord. Le moyen qui permet d'enlever, avec le plus de ménagements, le sang ou le pus desséché, la poussière, la poudre, la boue, les restes de sparadrap, consiste à baigner la partie dans de l'eau tiède ou à l'en arroser. L'eau savonneuse dissout tout cela plus rapidement, mais son emploi exige des précautions, car il ne faut pas qu'elle coule dans la plaie. Aux croûtes desséchées, on laissera quelques minutes pour leur donner le temps de s'imprégner d'eau ou d'huile et de se ramollir; alors seulement on les enlève en les frottant au moyen d'une éponge, de charpie, d'un lambeau ; on aura soin de toujours diriger les frictions de la périphérie vers la plaie. Quand ces croûtes sont gluantes, quand on a affaire à des résidus d'emplâtre, adhérant au linge et retenant les souillures et la poussière, ces procédés sont insuffisants. Il sera nécessaire de mouiller préalablement ces résidus avec de l'essence de térébenthine ou de l'eau de Cologne, et de ne les enlever qu'au bout de quelques minutes, quand elles sont suffisamment ramollies par des frictions douces. En agissant trop énergiquement, on risquerait de provoquer de la douleur et de l'inflammation. En résumé, aucune précaution, aucune peine, quelque insignifiante qu'elle paraisse, n'est superflue quand elle a pour objet d'épargner la moindre souffrance au blessé.

Incisions.

Les incisions ayant pour but de faciliter l'extraction des corps étrangers, l'exploration et d'autres manipulations, sont non-seulement permises, mais même indiquées. Les collections purulentes siégeant sous la peau ou dans la profondeur doivent être évacuées au moyen d'incisions. Des contre-ouvertures sont pratiquées en vertu des préceptes généraux de la chirurgie. Une incision faite dans le sens de la longueur du membre et tombant sur un interstice musculaire, est moins nuisible qu'une exploration ou une extirpation violente et douloureuse à travers des trajets trop étroits. On ne saurait assez apprécier l'avantage qu'on trouve à seconder, avec le doigt introduit dans une semblable contre-ouverture, les recherches faites avec l'autre main qui reçoit par là un secours précieux. En même temps, la voie est toute tracée pour les tubes de drainage, quand on juge à propos d'en appliquer. Des incisions hardies et efficaces constituent une partie capitale de la chirurgie conservatrice.

Une fois la plaie nettoyée et simplifiée, une fois les esquilles et les corps étrangers retirés, on remet en place ce qui peut être remis, on réunit les bords de la plaie, on recouvre les parties osseuses dénudées, on replace les fragments, on couvre la plaie conformément aux principes mentionnés plus haut et on fixe le pansement au moyen d'écharpes ou de bandes, à moins qu'on ait encore recours à l'irrigation, à l'immersion ou au traitement à l'air libre.

Drainage.

Dans les plaies anfractueuses, dans les trajets étendus, dans certaines plaies d'opérations, on engage des tubes à drainage destinés à diriger les produits sécrétés au dehors, de préférence dans des vases remplis d'acide phénique, ce qui détruit l'odeur de ces produits et leur diffusion dans l'atmosphère.

Position élevée du membre blessé.

On doit attacher une grande importance à donner au membre blessé une position élevée et commode. La position élevée par elle-même constitue déjà un antiphlogistique, un adjuvant de tout procédé hémostatique et souvent un moyen de calmer la douleur. Mais elle ne doit naturellement pas aller jusqu'à rendre incommode et, par suite, insupportable à la longue, la situation du corps, ni de la partie blessée.

Pour maintenir le membre dans l'élévation, on se sert avantageusement de coussins de balle d'avoine, de sacs de son et de coussins à air; le plan incliné, simple ou double, une gouttière à suspension ou la position sur des lanières dans un bain sont des procédés excellents. Quand on veut combiner l'action du froid avec la position élevée, des sacs en caoutchouc remplis de glace pilée constituent un fort bon soutien. On ne doit pas trop rigoureusement tenir à faire occuper au malade une position constamment la même, ou à employer une méthode de pansement toujours identique. Des changements de position, de pansement, d'appareils, opérés rationnellement et sous la surveillance du médecin, procurent souvent au malade un très-grand soulagement et préviennent les embarras de circulation et d'autres conséquences fâcheuses. C'est ainsi qu'on passe tour à tour des gouttières au plâtre, du plâtre aux appareils à attelles, des pansements secs à l'immersion, des bains à la déligation prolongée.

Levée du premier appareil.

Que l'on recherche ou non la réunion immédiate, le premier appareil ne doit pas être enlevé avant l'expiration de trois fois vingt-quatre heures. Quand on a eu soin d'instituer le drainage, on peut même attendre plus longtemps (J. F. Heyfelder). La mauvaise odeur de la plaie, la mauvaise qualité ou l'abondance de la suppuration, une hémorrhagie secondaire, une douleur intolérable, sont des raisons qui doivent faire déroger à cette règle.

Mesures préventives contre le décubitus.

L'interposition d'une toile cirée[1] étalée entre les draps et le matelas est une mesure très-utile, attendu qu'elle empêche le lit de s'imprégner d'humidité et de s'infecter, et qu'elle protége ainsi indirectement le malade contre le décubitus. Les moyens d'empêcher le décubitus sont la plus grande propreté possible (grands bains), les changements de position, les frictions de la peau du dos avec de l'huile pour lui conserver sa souplesse et avec de l'alcool pour l'affermir, l'emploi local de peaux d'animaux, de coussins à air. Que le décubitus ne doive jamais se produire, il semblerait qu'on fût en droit de l'exiger, mais ce sera toujours un *pium desiderium* pour peu qu'un hôpital soit encombré. Dans tous les cas, le médecin ne doit pas pour cela s'en rapporter à ses auxiliaires, il doit lui-même vérifier la situation et ne négliger aucune peine pour épargner au blessé ce surcroît de douleurs et cette cause de troubles. On ne saurait voir le décubitus dans des proportions plus terribles que chez les 9,000 blessés enfermés dans Metz. A la famine étaient venus se joindre le

---

1. Il faut éviter d'employer de trop petites pièces qui s'enroulent et se froncent; on doit les choisir grandes, aussi larges que le lit. On ne peut rien imaginer de meilleur que ces grandes alèzes en toile cirée anglaise blanche et élastique, couvrant tout le lit, étendues sous les draps, telles que nous les avons rencontrées presque partout dans la dernière guerre.

dénûment en matériel (coussins à air, alèzes, etc.), et la pénurie de personnel sanitaire, au point que certains malades, quoique pansés peut-être tous les deux jours, étaient restés des deux et trois semaines sans avoir été soulevés de dessus leur couche, sans que le lit ait été fait ni l'alèze changée. Chez des blessés dont la lésion primitive n'était pas d'une gravité extrême, nous avons vu le décubitus tellement étendu que le sacrum, une partie de la colonne vertébrale et une partie des omoplates se trouvaient complétement dénudés de leurs parties molles.

Traitement du décubitus.

Une fois le décubitus produit, il s'agit de préserver, autant que possible, la partie malade de toute nouvelle pression en la laissant libre au moyen d'un changement de position, ou en l'isolant au moyen d'alèzes et d'un pansement. Une propreté exquise et un régime réconfortant sont les adjuvants nécessaires de tout traitement. La pommade au tannin, le cérat saturné, l'emplâtre de Chrysti, la solution de nitrate d'argent, le collodion sont des moyens locaux plus ou moins efficaces.

Lit de rechange.

En vue non-seulement de prévenir le décubitus, mais aussi l'infection du malade par lui-même, la malpropreté et d'autres inconvénients, je recommande qu'on ait, autant que c'est matériellement possible, pour chaque grand blessé, un lit de rechange ou au moins un matelas de rechange. Le pansement terminé, on saisit le blessé à quatre hommes au moins, et en se conformant aux règles de l'art, on le soulève uniformément et on le porte dans le lit frais préparé à cet effet dans un endroit voisin. Pendant cette manœuvre, le dos et la partie postérieure du corps sont lavés, séchés et huilés et la chemise est lissée par-dessous. Quand il fait froid, le lit de rechange doit être chauffé (cruchon chaud, bassinoire, vase d'eau chaude). Ce luxe d'hygiène suppose naturellement un nombre suffisant de lits et de bras et beaucoup d'abnégation et de peine. Mais quand le médecin aura reconnu l'importance de la mesure, il surmontera les difficultés des changements de lit et les obstacles qui se présentent. Deux coups de feu pénétrants du genou, une résection de la cuisse, guéris tous trois, furent changés de lit tous les jours, à Neuwied, pendant plusieurs mois. Naturellement, les médecins eux-mêmes durent mettre la main à la pâte. A l'hôpital militaire de Tsarskoe-Selo, la même pratique est mise en œuvre avec succès.

Pansement quotidien. — Les infirmières.

Un des avantages qui résultent de la grande manifestation de l'assistance volontaire, consiste dans la possibilité de donner au médecin de nombreux aides et de confier une partie du service du pansement aux mains adroites de la femme. Cependant il doit être établi comme règle que le médecin se charge personnellement du pansement de toutes les blessures importantes, ou du moins y fasse procéder sous ses yeux. C'est déjà un concours précieux et une grande économie de temps quand les objets de pansement sont habilement préparés à l'avance et quand l'application des écharpes et des bandes peut être confiée à des aides. Mais abandonner à des infirmiers ou à des aides subalternes le soin tout entier du pansement, et se contenter du rapport qu'ils font à la visite suivante, c'est une coutume condamnable. Ce n'est qu'en pratiquant le pansement de sa propre main que le médecin est en situation de reconnaître les modifications survenues dans l'odeur et la consistance du pus, les oscillations de la température, le degré de sécheresse ou d'humidité, la tension des tissus voisins; de constater la formation de collections purulentes ou la mobilité des corps étrangers et des esquilles; d'apprécier le degré de sensibilité et d'en tenir compte; de reconnaître la nécessité d'une exploration ou d'une opération réparatrice et de la pratiquer.

Cours de bandage.

Le pansement quotidien doit être aussi peu douloureux et aussi court que possible. L'adresse et la philanthropie du médecin sont les plus sûrs garants de la réalisation du premier de ces *desiderata*. Mais comme, en guerre, on voit accourir pour porter secours beaucoup d'éléments dépourvus d'habitude et d'adresse; comme, à la longue, le médecin ne peut pas arriver à bout de tout faire par lui-même, il est obligé de dresser convenablement son personnel; et par là je n'entends pas seulement les aides étrangers à l'art, mais aussi les médecins assistants, les élèves en médecine, les infirmières de profession. Dans les ambulances que j'ai dirigées à Neuwied et à Lille, j'ai commencé par faire des cours de bandage aux dames qui venaient pour nous aider, aux sœurs, aux infirmiers et aussi à Messieurs les médecins assistants; d'abord, afin de nous mettre d'accord sur certaines dénominations et certains mécanismes, puis aussi pour apprécier et exercer l'adresse manuelle de mon entourage. De même, dans les hôpitaux militaires de Wilna et de Tzarskoé-Sélo, j'ai instruit mes infirmiers et mes soldats sanitaires par des cours et des exercices de bandage, dans leur propre intérêt d'ailleurs.

Plan du pansement.

Les *pansements* doivent se faire dans un ordre, d'après un plan déterminé. On commence par les cas légers et les plaies saines et on termine par les plaies infectées, gangréneuses. Le mieux serait de désigner pour ces derniers malades, qui d'ailleurs se trouvent dans des locaux isolés, des personnes chargées d'eux exclusivement, se servant d'un matériel également distinct et ne venant pas en contact avec les autres malades.

Vêtements des panseurs.

Les personnes qui font les pansements doivent, autant que possible, être habillées d'effets qui puissent être lavés (tabliers à plastron, blouses, habits en toile). En France, les médecins militaires passent un sarrau par-dessus leur uniforme avant de commencer la visite des malades à l'hôpital. Pendant la guerre, nous portâmes pendant le pansement, dans mes ambulances, des redingotes blanches ; les femmes portaient le tablier à plastron. Les taches de sang et de pus doivent être facilement visibles sur le vêtement et celui-ci doit être facile à nettoyer. Dans les tissus de laine se forment et se conservent de véritables foyers d'infection. Les vieilles tuniques d'uniforme qui, pendant des années, servent comme vêtement d'hôpital, parfois aussi d'autopsie, sont positivement des agents de transmission pour la diphthérite, la pourriture d'hôpital, l'érysipèle des plaies, etc.

Avant que le malade ne soit soulevé, l'appareil ouvert, en un mot, avant qu'on ne commence le pansement, le médecin doit s'assurer que tout est prêt et à portée.

Avant tout, les personnes nécessaires pour l'assistance doivent être toutes présentes.

Préparation du pansement.

Le récipient destiné à recevoir les déchets du pansement doit être prêt, rempli d'acide phénique ou d'autres désinfectants, et une personne doit être spécialement désignée pour l'enlever aussitôt avec les détritus du pansement et le remplacer par un autre. De l'eau chaude et de l'eau froide, avec des éponges, des seringues, des irrigateurs, de l'huile, du cérat, des désinfectants doivent être disposés à portée mais sans gêner. De la toile, de la charpie, du coton, des bandes, des écharpes, les instruments sont étalés sur une planche munie d'un rebord et de poignées pour la saisir, ou sur un appareil de Dumontier (*fig.* 20).

Quand il s'agit de soulever le membre malade ou

le malade lui-même, d'exercer l'extension et la contre-extension, de changer les alèzes, les personnes destinées à concourir à ces manœuvres doivent être désignées et prévenues à l'avance. En général, on fait bien, pour le pansement, de distribuer les rôles aussi exactement que pour une opération, puis on agit silencieusement, promptement et sans embarras.

Le médecin prend une position commode, dans laquelle il puisse se tenir quelque temps sans se fatiguer ni être gêné dans ses mouvements. Quand il est de taille élevée et que la couche est basse, il fera bien de s'asseoir, non sur le lit, mais sur un escabeau. On a plus d'aisance et de sûreté à s'agenouiller sur un objet pas trop dur que de rester longtemps dans une position accroupie, position peu naturelle, gênant la sûreté de l'œil et de la main et troublant le calme des mouvements. Le pansement renouvelé, on ne devra se tenir pour satisfait que lorsque le malade aura trouvé une situation dans laquelle il ne souffrira pas et se sentira à son aise, autant que les circonstances le permettent. Tandis que le médecin formule ces prescriptions d'après les principes de l'art, l'exécution circonspecte et consciencieuse en incombera de droit aux soins féminins.

Les débris de pansement.

Les débris des pansements doivent être enlevés immédiatement et sans attendre que les pansements soient tous terminés. Le service fini, le médecin va s'assurer de ce qui en a été fait, c'est-à-dire s'ils ont été détruits. Nous admettons que les bandes et compresses qui peuvent resservir soient jetées dans les terrines à pansement et non dans les seaux où l'on jette la ouate, la charpie, les bandes infectées et gâtées. Quant à ces seaux, ils doivent être vidés dans une fosse spécialement destinée à ce but ; les matériaux vidés sont recouverts d'acide phénique, de chaux, de charbon ou au moins de terre ; le tout est tassé ou assujetti par un objet pesant de manière que les chiens, les chats ou d'autres animaux ne puissent venir y fouiller et en arracher des lambeaux. Le seul moyen complétement sûr consiste à brûler chaque jour les débris du pansement. Un médecin ou une personne de confiance doit assister à ces combustions pour en être témoin et pour les contrôler.

On peut opérer cette combustion dans une fosse creusée en plein champ avec quelques pierres disposées comme un foyer, au besoin dans les poêles, pourvu qu'ils soient chauffés du dehors.

Les objets de pansement qui sont destinés à resservir seront mis à part pour ne pas être lessivés avec le reste du linge de l'hôpital ; ils doivent, autant que possible, être blanchis à l'air ; dans tous les cas ils seront l'objet des plus grands soins et ne pourront être remis en service qu'après un examen spécial. (Eau de Labarraque.)

Partout les servants sont tentés de vider les terrines à pansement dans la fosse à aisances commune, dans les latrines, sur les plombs. C'est un abus des plus dangereux ; il peut devenir la cause de maladies consécutives des plaies, de l'infection d'établissements tout entiers et d'une série de maux dont on peut à peine se faire une idée. Le médecin doit s'élever contre cet abus avec la plus grande énergie par des explications, des interdictions et des punitions. Des femmes du monde placées à la tête de l'administration le soutiendront dans toutes ces mesures de propreté bien plus sûrement que des gens de peu d'éducation ou des hommes.

Nettoyage des ustensiles.

Aussitôt qu'on en a fini avec un malade, on s'occupe à nettoyer soigneusement les instruments, les ustensiles et les mains qui ont servi au pansement. Quand ils ont été souillés par les produits de sécrétion de la plaie, il faut les désinfecter; après le pansement d'une plaie suspecte ou infectée, ces mains ne doivent plus pratiquer de pansement. Les pinces seront nettoyées de manière à ce qu'on ne puisse découvrir entre leurs dents, ni une tache, ni un point louche.

Les éponges seront l'objet d'une attention toute particulière. Le meilleur serait que chaque malade eût son éponge ou même qu'on ne se servît pas du tout d'éponges pour les plaies impures. Après avoir servi, les éponges doivent encore baigner quelque temps dans de l'eau chaude, surtout de l'eau savonneuse; puis on les exprimera fortement et on les suspendra à l'air jusqu'au moment de les faire resservir. Défense de les laisser à découvert dans la salle des malades. Elles offrent aux spores par leur surface inégale et anfractueuse un réceptacle propice à leur développement et, grâce à leur humidité, réalisent en outre l'une des conditions les plus favorables à la fermentation. .

Conservation du matériel de pansement.

Tous les objets et ustensiles de pansement doivent être enfermés dans des armoires, des boîtes, des cartons, ou au moins recouverts de toile ou de papier. Quand, par inadvertance, de la charpie ou du coton a séjourné à découvert, pendant un certain temps, dans la salle des malades, mieux vaut le détruire que l'employer. Quand, par suite de pénurie de ces matériaux, on est obligé d'en user avec économie, on fait subir la désinfection à la charpie au moyen de l'imbibition dans une solution d'acide phénique ou de sulfate ferreux. Toute charpie humectée, infectée ou simplement suspecte, redevient inoffensive par l'exposition à la température de l'ébullition, à sec ou par la vapeur. Dans ce dernier cas, il faut sécher la charpie et la peigner ou la battre avant de la remettre en service.

Le médecin fait bien de passer chaque semaine en revue tous les ustensiles pour s'assurer de leur propreté et de leur état de conservation. Il s'attachera surtout à vérifier l'intérieur des brocs, des irrigateurs, etc., et vérifiera s'il ne s'y est pas formé de dépôts visqueux qui se produisent chaque fois qu'on n'a pas soin de sécher et de frotter ces ustensiles, et qui contiennent des germes de toute nature, prompts à se développer dans ce milieu chaud et humide et à devenir une source d'infection pour les plaies. J'ai bien souvent trouvé ce dépôt au fond de brocs en étain, de gobelets en ferblanc, d'irrigateurs, dont la face externe brillait d'ailleurs du plus bel éclat.

Literie.

Les matelas et coussins qui ont servi sont exposés à la chaleur solaire ou artificielle et aérés en plein air, aussi longtemps que possible, puis battus, époussetés, et enfin, dans la saison froide, réchauffés avant d'être remis en service. On soumettra à ces manipulations la literie de chaque sortant ou de chaque décédé. On en fera autant de temps en temps pour les lits de rechange.

Linge.

Le linge de literie et le linge de corps des malades doit être étalé, avant d'être employé, bassiné contre le poële ou au soleil, et exempt de toute trace d'humidité avant d'être mis en contact avec le corps du malade. Le linge sera, autant que possible, conservé, non sous la tente, ni dans des baraques, mais dans des bâtiments secs. Pour les blessés, les chemises vieilles, en toile douce sont bien préférables aux neuves qui sont rigides ; pour les blessés atteints au membre supérieur, on incise les chemises en avant de haut en bas, ou bien on fend ou détache une manche. Des pièces de literie ou de linge de corps en laine ne doivent jamais rester trop longtemps en usage, surtout quand on a des raisons pour les supposer tachées de pus ou de sang.

L'aération, l'exposition au soleil, le battage, une fois par semaine, sont d'utiles mesures. Quant aux objets en laine servant d'effets d'habillement, ils seront fréquemment changés et lavés. Les couvertures en service ou en magasin doivent être l'objet des plus grandes précautions. Le meilleur procédé de désinfection pour ces couvertures, comme aussi pour les vêtements, est l'exposition à la température élevée des chambres de désinfection, quand on ne peut les lessiver et les désinfecter en règle. C'est à cette désinfection en règle qu'il faut les soumettre chaque fois qu'elles ont été en usage pendant plusieurs mois, ou quand elles ont servi à des malades atteints d'affections contagieuses ou infectieuses, et en général chaque fois qu'elles ont été souillées.

Opérations.

Il n'y a presque pas de limites pour les opérations à entreprendre dans les ambulances sédentaires et cela d'autant moins que ces établissements sont plus éloignés du théâtre de la guerre et que leur durée, leurs moyens de subsistance et la stabilité de leur personnel sanitaire sont mieux assurés. Il arrive assez souvent que des hémorrhagies consécutives commandent la ligature des artères à cette période. Les amputations et désarticulations, et surtout les résections, les opérations plastiques et ostéoplastiques, la ténotomie, les incisions des cicatrices, les extensions forcées, les opérations pratiquées sur l'œil, et, plus rarement, la trépanation et la transfusion, comptent au nombre des interventions chirurgicales auxquelles cette période donne lieu [1]. On peut même dire qu'il n'y a pas d'opération qui n'ait été pratiquée dans les ambulances sédentaires, puisque beaucoup de malades profitent du loisir et de l'occasion pour se faire dé-

---

1. Parmi les 17,125 opérations pratiquées pendant la guerre d'Amérique, on compte, entre autres, 221 trépanations et 161 ligatures d'artères.

barrasser qui d'une tumeur gênante, qui de quelque autre infirmité, etc. Mais ces dernières opérations ne sont permises que quand les conditions nosocomiales sont favorables et après l'entrée en convalescence.

A l'ambulance sédentaire, on est aussi en mesure de s'occuper à loisir de la recherche et de l'excision des balles restées dans les tissus, ce qui nécessite souvent des explorations pratiquées dans les attitudes les plus variées et l'emploi des moyens les plus divers. Dans les cas douteux, c'est-à-dire quand on est réduit à se demander si un corps dur perçu dans la plaie est bien réellement la balle, l'appareil de Liebreich fournit la solution de la question. La forme de la balle est souvent modifiée au point de rendre le projectile méconnaissable ; fréquemment aussi il se livre à des pérégrinations dans le sens commandé par les lois de la pesanteur ou dans celui de la résistance moindre et vient se produire en des points très-éloignés. A l'hôpital militaire d'Ivangorod (royaume de Pologne), j'ai découvert et excisé, à côté de l'aponévrose des muscles extenseurs, directement au-dessus du genou, une balle qui avait pénétré, trois semaines auparavant, au niveau du grand trochanter. Elle s'était à moitié aplatie en se moulant sur cet os et, une fois l'ouverture fermée, on ne la sentait plus. A Neuwied, nous dûmes renoncer à trouver, chez un officier et chez un soldat, la balle qui s'était logée dans la cuisse.

Époque de l'opération.

En ce qui concerne le moment où l'on doit entreprendre les opérations, il faut considérer comme générale la règle qui prescrit de s'abstenir de toute opération quand une des maladies consécutives des plaies règne épidémiquement. Pendant la seconde moitié du siége, plus aucune opération ne fut pratiquée à l'hôpital militaire de Metz, par la raison que l'érysipèle traumatique et la gangrène nosocomiale y régnaient. Il est bon aussi de renoncer à l'opération pendant un temps constamment mauvais ou humide et pendant les saisons de transition.

La *période du cours de la maladie* exerce aussi une grande influence sur le succès des opérations et sur la conservation de la vie. Nous ne sommes pas toujours libres de n'opérer qu'au moment où l'intervention est parfaitement indiquée et désirable ; mais nous pouvons poser en principe que :

a) On ne doit pas opérer :

1° Pendant que le blessé est encore sous l'influence de la commotion. Car la commotion de l'opération venant s'ajouter à celle non encore passée du traumatisme, peut atteindre un degré tel que la mort en soit la conséquence presque certaine.

2° Pendant la période où la fièvre et l'inflammation ont atteint leur *acmé* et où la perturbation générale apportée à l'économie par le traumatisme, le transport et l'admission à l'hôpital est à son paroxysme.

b) On peut opérer :

1° Dans les premiers jours qui suivent la disparition de la commotion et avant que l'inflammation ne soit devenue violente et la fièvre intense ;

2° Après la disparition des symptômes de réaction et après l'acclimatement du malade à l'ambulance. Il y a, dans le cycle des phases que traverse le malade

jusqu'à sa guérison, un moment qui n'est pas encore
la convalescence mais qui marque déjà une période
de relèvement. Auparavant on voyait les forces bais-
ser; la substance disparaître; le poids diminuer; la
fièvre semblait consumer le malade; l'appétit, le
sommeil, le moral étaient au pis; la plaie avait mauvais aspect; les changements thermiques et climatériques étaient difficilement supportés, et le malade
n'eût pu endurer aucune intervention opératoire.
Puis tout change peu à peu : l'organisme semble
avoir triomphé du traumatisme, être arrivé à suffire
à la réaction et avoir fini par s'habituer à l'air et au
régime de l'hôpital. Les fonctions naturelles se régu-
larisent, la nourriture profite, le poids et l'embonpoint
reviennent, la figure redevient bonne, la plaie a belle
apparence, le processus curatif marche activement,
l'humeur est plus gaie, le courage et la confiance re-
naissent, le malade demande et supporte parfaitement bien l'opération. A ce moment, on peut entreprendre à peu près tout ce que l'on veut et les
symptômes généraux que l'opération provoque sont
remarquablement minimes : c'est à peine s'il y a
un peu de fièvre, un jour d'indisposition. C'est là le
moment le plus favorable pour opérer, notamment
pour tenter les opérations qui ne répondent pas
précisément à une indication vitale. L'un des plus
grands bienfaits de la méthode conservatrice, c'est
d'avoir enseigné à attendre ce moment si particulièrement favorable pour entreprendre certaines opérations plastiques, certaines opérations de perfectionnement ou d'amélioration, opérations qu'il est
souvent possible de réduire à une intervention bien

moins grave que celle qu'on avait tout d'abord jugée nécessaire.

Il faut remarquer qu'une fièvre de suppuration ou un état de faiblesse générale entretenus par l'état de la plaie ne contre-indiquent nullement une opération tendant à simplifier la plaie et à supprimer la cause de la fièvre, de la douleur, de l'insomnie et de l'affaiblissement. Il n'est pas rare, dans des cas semblables, de voir l'amputation ou la résection marquer la date de la défervescence et de l'amoindrissement de tous les symptômes et ouvrir une phase de relèvement général.

Une indication vitale, comme nous l'avons déjà dit, justifie l'opération à toutes les périodes. Ainsi l'œdème de la glotte commande en tout temps la trachéotomie, l'hémorrhagie exige toujours l'occlusion artérielle ou la ligature.

La plupart des médecins seront disposés à pratiquer séance tenante, dans la salle de malades, sur le lit même où repose le malade, toute opération qui viendrait à devenir subitement nécessaire, surtout quand elle est de peu de gravité. Mais quant à faire de cette pratique une règle absolue, comme le veut Neudörfer, cela ne viendra jamais à l'idée de personne, et pour mille raisons. Il y a de ces choses qui appartiennent si étroitement au domaine du bon sens et des sentiments naturels, qu'il n'est nullement nécessaire de se lever pour les défendre ; elles seront et resteront toujours une nécessité morale.

Salle d'opération.

Pour nous, en vertu de l'expérience acquise, nous considérons une salle d'opération distincte, bien éclairée, spacieuse, comme une partie intégrante et nécessaire de toute ambulance sédentaire. L'installation, appropriée aux ressources et à la durée de l'établissement, varie du strict nécessaire et de l'extrême simplicité à la plus grande perfection et au luxe le plus compliqué. Avant toute opération, le médecin doit surveiller la préparation de tout ce qu'il faut pour le couchage du malade, pour la commodité de l'opérateur, pour la chloroformisation, pour les manœuvres qui peuvent devenir nécessaires dans le but de ranimer l'opéré, pour l'opération même, pour l'arrêt des hémorrhagies et pour le pansement. Chaque minute consacrée à procéder exactement à ces préparatifs, on la gagne deux fois pendant l'opération. Les rôles des assistants dòivent être distribués à l'avance. Le parquet sera saupoudré de sable ou de sciure pour recevoir le sang aux endroits où cela devient nécessaire, la table d'opération sera garantie avec une toile cirée. Enfin le malade doit être préparé à l'opération avec ménagement et prudence, et on doit lui épargner tout spectacle désagréable, tel que l'étalage d'instruments, le sang épanché, les membres amputés.

Quand, après l'opération, le malade est faible, exsangue et a grand besoin de repos, on doit le laisser reposer quelque temps sur le lit à opération et ne pas vouloir, coûte que coûte, lui faire changer de linge aussitôt et le transporter au dehors.

On fait bien de tenir, après chaque opération, à la règle qui prescrit de donner au malade quelque boisson, un cordial. L'eau froide, le vin, l'eau-de-vie, la teinture de canelle, du bouillon ingéré par cuillerées ou par verrées, répondent bien à ce but.

Mais qu'on ne se contente pas de faire verser le liquide dans la bouche du malade par une main maladroite, qui peut-être aura laissé couler tout à côté ; il faut veiller à ce que la tête de l'opéré soit soulevée et qu'une certaine quantité du liquide soit bien portée jusque dans le gosier au moyen d'une cuiller appuyée sur la base de la langue ou que le verre soit bien présenté aux lèvres dans l'inclinaison voulue (biberon).

Quand l'opéré est très-faible, quand on a quelque raison pour redouter une hémorrhagie consécutive, on laisse la plaie d'opération sans pansement définitif. Dans le cas contraire, on procède rapidement au pansement, au changement de linge, à l'enlèvement et à l'installation définitive dans le lit. Le plus souvent un sommeil immédiat gagne le malade épuisé et, comme pour le moment c'est le meilleur réconfortant, ce sommeil doit être favorisé par tous les moyens en notre pouvoir.

Traitement consécutif.

Le malade opéré, tout n'est pas dit : il s'agit de pratiquer le traitement consécutif. Or, celui-ci ne consiste pas exclusivement dans le pansement des plaies. Il doit comprendre toutes les pratiques techniques de la thérapeutique chirurgicale : l'*électricité* dans les cas de paralysie ou de parésie, la *gymnastique thérapeutique* quand il s'agit de contracture, d'atrophie musculaire, l'*hydrothérapie*, le *traitement thermal*, les *inhalations d'oxygène* et une *thérapeutique* et un *régime* appropriés.

Brûlures et leur traitement.

Les brûlures produites soit par la poudre, soit par les flammes, soit par des liquides bouillants, ne sont pas, il est vrai, des lésions très-communes en guerre, mais elles ne sont pas d'une rareté absolue. Dans la guerre d'Amérique, on observa 10,000 cas de brûlure qui donnèrent lieu à 98 décès, soit un pour cent. La gravité des brûlures varie avec l'importance de la partie atteinte, l'étendue de la surface brûlée et le degré de la brûlure. Quand plus du tiers de la surface du corps est atteint, le cas peut être considéré comme mortel. Toutefois je fus assez heureux pour sauver un pompier de Saint-Pétersbourg, chez qui la brûlure s'étendait à la moitié de la superficie du corps. Les brûlures de la face tirent leur gravité des lésions possibles des organes des sens ; quand même l'œil, l'oreille, le nez, les lèvres ne sont pas atteints par l'agent comburant, ils sont quelquefois menacés de suppuration et d'adhérences. On doit veiller avec le plus grand soin à préserver les paupières contre toute soudure, soit entre elles, soit avec le globe oculaire ou les parties voisines ; les narines, le conduit auditif doivent être mis à l'abri des rétrécissements ; les lèvres protégées contre toute adhérence de nature à troubler leurs fonctions. On a souvent bien du mal à empêcher les doigts de s'accoler quand la peau est totalement détruite. Enfin on ne doit pas oublier que des cicatrices de brûlures peuvent déterminer l'immobilité de certaines articulations, de certains groupes de muscles et causer ainsi la perte totale de l'usage d'un membre, perte à laquelle on ne peut remédier plus tard que par des opérations plastiques. Aussi le médecin a-t-il le devoir, pendant la marche de la cicatrisation, de prévenir ces accidents en imprimant des mouvements méthodiques et en cherchant à obtenir l'extension des cicatrices.

Toutes les brûlures, graves ou légères, demandent à être mises à l'abri de l'air. On y arrive au moyen d'enveloppements dans du coton, au moyen de l'immersion dans l'eau, le lait, l'huile, d'onctions avec des corps gras. Les remèdes topiques populaires, tels que l'argile de poëlier, les râclures de pommes de terre, tendent au même but. La fraîcheur de ces substances abaisse la température et diminue ainsi la douleur ; les corps gras agissent en adoucissant la peau, qui viendrait à trop se dessécher à l'air. L'immersion permanente du corps entier pendant des jours et des semaines (bain d'Hebra), est une méthode qui a souvent sauvé la vie dans les cas de brûlures très-étendues ; mais elle n'est praticable que dans les hôpitaux ou dans les maisons parfaitement installées.

Un excellent remède, recommandable surtout pour les plaies de la face, est la solution au nitrate d'argent appliquée sur du coton qu'on en a imprégné. Le sel d'argent se combine avec l'albumine de la surface de la plaie et constitue ainsi une croûte sèche protectrice. Les plaies du premier et du second degré, quand on renouvelle tous les jours ou tous les deux jours l'application du coton imprégné de nitrate, guérissent sans cicatrice ; toutes les brûlures susceptibles de guérir, guérissent d'ailleurs promptement et sans douleur avec ce topique.

Le liniment calcaire est aussi un bon moyen. On l'applique soit avec un pinceau de charpie, soit sur une compresse.

Une indication très-importante du traitement des brûlures consiste à diminuer ou éviter la douleur; on ne devra donc jamais se servir de liquides froids pour le pansement et se garder de tout attouchement brusque, de tout mouvement violent quand il s'agit d'enlever des pièces d'appareil; dans le même ordre d'idées, on peut recourir à l'emploi des narcotiques à l'intérieur.

L'inflammation de la peau est toujours accompagnée de fièvre; c'est un symptôme que l'on s'appliquera à combattre au moyen de la digitale et des boissons acidules.

La terminaison fatale est amenée par la fièvre de suppuration ou la pneumonie; on cherchera à prévenir celle-là par les moyens recommandés, et on combattra énergiquement celle-ci.

Congélation.

Les congélations ne s'observent que dans les campagnes d'hiver ou dans les pays septentrionaux (campagne de Russie en 1812, guerre de 1870-1871). Tout le monde sait qu'en cas de congélation, il convient de frictionner les parties gelées avec de la neige ou de l'eau froide et qu'il importe d'éviter le trop brusque retour à la chaleur. Les engelures seront badigeonnées avec de la teinture d'iode, une solution de nitrate d'argent, de la colle forte, des onguents isolants; quand elles se gercent, et que les fissures donnent du pus, le traitement sera celui de toutes les exulcérations. Les membres irrémédiablement gangrenés devront être amputés. Une pratique qui mérite la plus grande considération, bien qu'elle n'ait pas encore reçu jusqu'à présent la sanction d'une expérience bien considérable, est celle que propose Hueter[1] et qui consiste à inoculer périphériquement du sang normal et chaud dans l'artère du membre congelé : c'est la transfusion de sang artériel appliquée aux congélations.

Récapitulation du service dans les ambulances sédentaires.

Installation et traitement des plaies.

Réunion immédiate. — Traitement à ciel ouvert. — Traitement par occlusion hermétique. — Traitement par occlusion hermétique et désinfection. — Opérations. — Époques de l'opération.

Pansement.

Distribution des rôles. — Personnes. — Vêtements. — Ustensiles. — Enlèvement des débris de pansement. — Salle d'opérations. — Traitement consécutif. — Brûlures et congélations.

VI.

L'HYDROTHÉRAPIE DANS LA CHIRURGIE DE GUERRE.

Quand l'eau ne serait qu'un des remèdes les moins coûteux et les plus répandus, cela suffirait pour justifier son emploi en temps de guerre, alors qu'il s'agit de faire de la thérapeutique appliquée à

------

[1] D. E. PETERS : *Die Arterien Transfusion und ihre Anwendung bei Erfrierungen.* Dissert. Greifswald, 1874.

des masses si considérables. C'est de plus, quand on sait s'en servir rationnellement, un des remèdes les plus efficaces qui existent.

L'emploi de l'eau dans la chirurgie de guerre est très-varié.

Applications froides.

Personne ne conteste à l'application d'eau froide, dans les traumatismes les plus divers, une action calmante exercée sur la douleur et sur l'inflammation. L'adjonction ou la substitution de préparations d'arnica à l'eau peut être considérée comme une concession habituellement inoffensive faite à un préjugé répandu.

Glace.

L'emploi de la glace chez les blessés de la guerre est moins incontesté ; pour les coups de feu des articulations, on y a renoncé. Pour les blessures de la tête et les entorses, elle est indiquée et rien ne saurait la remplacer. Pour les plaies, on s'en tient à la doctrine classique, qui recommande l'emploi du froid jusqu'au début de la suppuration. L'emploi de la glace ne peut donc pas être abandonné, sans contrôle médical, à des aides inexpérimentés. La chaleur soustraite d'une manière ininterrompue à une seule et même région, provoque des douleurs insupportables et peut occasionner des troubles de nature à compromettre l'existence. Le meilleur procédé pour l'application de la glace consiste à l'enfermer, pilée, dans des sacs en caoutchouc, dans des vessies, au besoin dans de la toile. La neige peut remplacer la glace dans une certaine mesure.

Irrigation.

L'irrigation à l'eau froide a une action double : elle sert à la fois à soustraire de la chaleur à la plaie et à absterger celle-ci par un arrosement continu. Mais le procédé d'application n'est pas assez simple pour faire entrer l'irrigation dans la pratique générale de la chirurgie de guerre ; elle appartient plutôt à la thérapeutique des hôpitaux. J'ai employé avec succès l'irrigation tiède à travers des tubes à drainage passés dans la plaie, dans des cas de fracture compliquée de trajets fistuleux en suppuration et consécutivement aux résections.

L'irrigation est pratiquée de la manière suivante : Un vase rempli d'eau est placé sur une table ou sur un rayon plus élevé que la partie blessée ; dans ce vase plonge un tube en caoutchouc lesté, à son extrémité immergée, au moyen d'une pièce en métal ou par quelque autre artifice, tandis que l'autre bout, plus long, muni d'un robinet en cuivre, est maintenu appendu au-dessus du membre blessé. Une fois que le tube a été rempli d'eau par aspiration, il fait l'office d'un siphon ; au moyen du robinet on règle la sortie de l'eau, qu'on fait tomber d'une manière continue, mais ni trop fort, ni de trop haut, sur un lambeau de toile étendu sur la plaie. L'évaporation continue détermine un grand abaissement de température. L'eau qui s'écoule doit être dirigée, au moyen d'attelles métalliques ou de toiles cirées, dans un seau placé au-dessous, ce qui permet, non sans peine, d'éviter l'imbibition du lit et du sol. On peut substituer tout autre siphon au tube en caoutchouc ;

on peut même remplacer le système tout entier en adoptant une douche à plaie ordinaire au-dessus du membre blessé. A défaut de robinet, on peut modérer le débit de l'eau en fixant dans la longue branche du siphon un épi, un petit lambeau de toile roulé ou une baguette en bois, ou encore un bouchon sur le côté duquel on a creusé une gouttière.

Quand on veut mettre l'appareil en communication avec un tube à drainage, on se sert d'un tube flexible, d'une paille, d'un tube à drainage plus fin, etc.

Quand il s'agit de pratiquer l'irrigation, à travers des tubes à drainage, d'une plaie en suppuration, on se sert plus avantageusement d'eau tiède. Mais même pour l'irrigation antiphlogistique on peut, en se réglant d'après les sensations subjectives du malade, substituer peu à peu à l'eau froide, de l'eau simplement fraîche, ou tiède. D'ailleurs dans l'emploi du froid les sensations du malade doivent en général être, pour la durée et l'intensité des applications, un guide dont il importe de ne pas méconnaître la signification.

Immersion.

L'immersion ou bain local permanent, après avoir traversé une période d'engouement pendant laquelle cette méthode ne connut ni bornes ni critiques, tomba dans un oubli immérité. Cette méthode est pourtant excellente, efficace et agréable, pour peu qu'elle soit appliquée rationnellement. Il faut réellement qu'on en abuse, qu'on la pratique pendant des journées et des semaines sans interruption pour en voir résulter des accidents; ceux-ci proviennent, d'une part, de la position invariable à laquelle on condamne pendant ce temps le corps tout entier et le membre blessé; d'autre part, de l'infiltration de la peau aux environs de la plaie, surtout quand il s'agit de la main ou du pied. Mais il suffit de suspendre l'immersion pendant quelques heures chaque jour, par exemple la nuit, pour pouvoir continuer cette méthode pendant quinze jours, au profit d'un bon succès et au grand contentement du malade. Il serait difficile de trouver une autre méthode s'appliquant mieux que l'immersion à des délabrements étendus des parties molles ou à des résections sous-cutanées. Dans deux cas de pertes de substance étendues par éclats d'obus, — les deux fois il s'agit d'arrachement de fortes portions du mollet, — je vis la guérison survenir rapidement et en bonnes conditions, sans autre traitement que le bain tiède permanent. C'est que cette chaleur humide, continue, favorise singulièrement le travail de reproduction des tissus ; elle contribue puissamment à nettoyer la plaie sans causer de douleur, sans nécessiter de pansements fréquents, et elle rend possible à chaque instant l'examen de l'état de la blessure. En même temps on peut, en réglant la température de l'eau, déterminer un abaissement de température aussi considérable et aussi minime qu'on veut. Enfin, c'est un calmant pour la douleur et pour l'état général. Même sous la forme d'un bain local de courte durée (une ou plusieurs heures), l'immersion du membre blessé a sa valeur, tant comme moyen antiphlogistique et calmant, que comme mesure de propreté.

Toute ambulance, tout hôpital bien organisés

possèdent des baignoires métalliques (en zinc) adaptées à la forme et à la longueur du membre (*fig.* 33) et pouvant être disposées, soit à la place d'une pièce mobile du matelas, soit dans l'intérieur du lit, soit sur des siéges placés à côté de la couchette. Le membre blessé repose sur des lanières fixées, au moyen de boutonnières ou d'œillets, sur des boutons ou des crochets, dont est muni le bord extérieur de la vanne. Un couvercle présentant une encoche pour le pas-

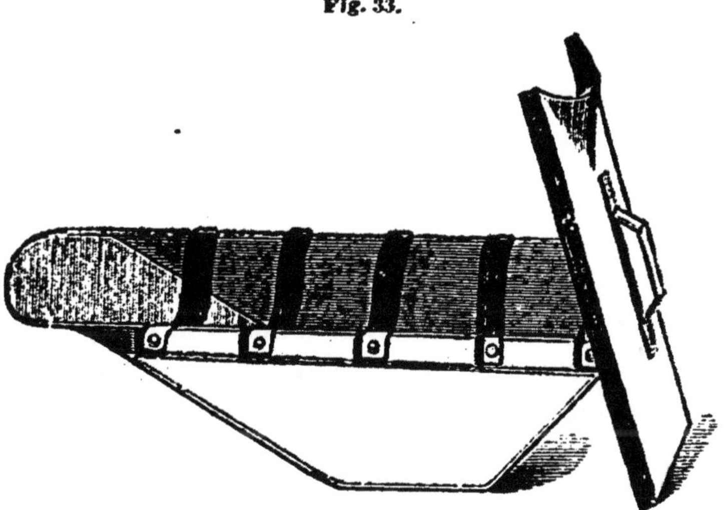

Fig. 33.

sage du membre est placé sur la baignoire, et la couverture du lit peut être passée par-dessus le tout. De cette manière le bain conserve longtemps sa température. L'eau peut même s'échauffer quand la température du membre est élevée et, dans ce cas, doit être ramenée au degré voulu par l'addition d'eau plus froide. Pour vider l'eau contenue dans la baignoire, sans déplacer celle-ci, on se sert d'un tube en caoutchouc faisant l'office d'un siphon. En général, la température de l'eau varie entre 18° et 28°; elle sera plus basse quand on veut exercer une action antiphlogistique, sans toutefois que l'eau soit jamais entièrement froide; elle sera plus élevée quand on veut simplement produire un effet émollient ou détersif. Nous le répétons, la sensation éprouvée par le malade doit aussi servir de guide dans une certaine mesure.

Quand on applique l'immersion d'une manière durable, on veillera à ce que le fond de la baignoire ne se revête pas d'un dépôt de pus et de saleté; ce dépôt souillerait l'eau ajoutée après coup et transformerait un moyen d'abstersion en un agent d'infection.

Bains généraux.

En chirurgie de guerre, le grand bain a une haute valeur. Il exerce une action à la fois prophylactique et curative en régularisant la température du corps, en calmant la douleur, en détergeant les surfaces blessées sans causer de souffrances et en favorisant les fonctions de la peau. Par des bains fréquents, on prévient le décubitus et ses conséquences fâcheuses, on entretient l'action de la peau, action particulièrement importante chez le malade cloué au lit par une blessure; on empêche qu'il se forme autour du malade, une atmosphère infecte, également dangereuse pour l'état de la plaie et pour l'exercice physiologique des fonctions. L'importance du bain permanent dans les brûlures étendues est connue de tout le monde. Les blessés les plus grièvement atteints, les malades les plus affaiblis, peuvent être baignés, bien entendu sous l'œil et sous la direction du médecin. D'ailleurs, en définitive, *le bain est un tonique*. Le relâchement momentané qui succède à un bain prolongé, a seul conduit à ce préjugé répandu dans le public et partagé par certains médecins, que le bain débilite (Bresgen).

Quand il s'agit de baigner un grand blessé, la baignoire doit, autant que faire se peut, être disposée au voisinage du lit ; le malade est soulevé réglementairement par des gens exercés à cette manœuvre, puis porté vers le bain et descendu dans celui-ci. Comme le corps perd de son poids une quantité égale à celui de l'eau déplacée, une personne suffit habituellement pour soutenir le malade entre deux eaux, sur un bras. Un autre procédé consiste à passer autour du corps du blessé deux draps, au moyen desquels on le fait glisser et on le maintient dans l'eau. Le membre blessé sera soutenu par une partie de l'appareil, qu'on aura conservée, ou par une main passée par-dessous l'extrémité.

Drap humide.

L'enveloppement général au moyen du drap humide peut être employé avec succès soit concurremment avec les bains, soit en remplacement de ceux-ci là où l'on n'est pas outillé pour en donner. Je l'ai employé avec succès pour produire un abaissement de température et pour ranimer la fonction cutanée, dans les fièvres de suppuration prolongées et dans les affections typhoïdes. Je recommande également le grand drap humide pour les individus déprimés par la famine et le scorbut, quand la peau est sèche, inactive.

Compresse échauffante.

L'enveloppement local par la compresse échauffante a aussi sa place marquée dans la thérapeutique chirurgicale de la guerre. Elle a l'avantage d'une pratique facile, susceptible d'être combinée avec l'application d'appareils contentifs, et n'exigeant pas un fréquent renouvellement. Elle favorise activement les échanges moléculaires locaux, hâte la guérison et n'a, en général, absolument rien de désagréable pour le malade. Elle est indiquée : 1° dans les affections osseuses à marche lente ; 2° dans les plaies ou ulcères à allures torpides ; 3° dans les cas où il s'agit d'obtenir la résorption d'anciens exsudats. Il faut se garder cependant de procéder aveuglément dans l'application de cette méthode, tant parce qu'elle perd son efficacité par l'usage prolongé que parce qu'elle peut déterminer, par un emploi trop énergique, de l'eczéma de la peau et de l'endolorissement de la plaie. Chez les individus irritables ou dans les régions sensibles, on substitue à l'eau froide de l'eau tiède ou de l'eau blanche ; dans les cas d'infiltrations prolongées, on emploie la solution d'iode dans l'iodure de potassium étendu ; dans les cas de plaies malpropres ou d'ulcères, on ajoute du chlorure de chaux, de l'acide phénique, de l'infusion de camomille ou de la teinture de myrrhe.

Appliquée sur le ventre dans le typhus abdominal, la dysenterie, la diarrhée, sur le thorax dans la pleurésie, sur les jointures dans le rhumatisme articulaire, la compresse échauffante est un moyen efficace et dont on trouve les éléments (compresse, eau, flanelle ou ouate, toile cirée) là même où manquent toutes les autres ressources. L'application en doit être faite bien exactement, le linge humide doit être bien tordu et couvert de manière que l'air extérieur ne puisse absolument pas y arriver, et que l'échauffement et le desséchement de la compresse soient bien réellement l'effet de la soustraction de chaleur à la partie enveloppée.

Frictions froides.

La friction froide, générale ou locale, est un moyen d'excitation peu énergique pouvant, jusqu'à un certain point, tenir lieu du bain.

Douche.

La douche, chaude ou froide, générale ou locale, est considérée avec raison comme un excellent adjuvant du traitement de la convalescence. En cas de paralysies ou de contractures, reliquats d'anciennes blessures, la douche locale ou la douche dirigée sur la colonne vertébrale est un excitant d'une grande valeur, mais dont l'emploi, surtout en ce qui concerne la douche dans le rachis, commande la prudence.

Eaux thermales.

A des périodes précoces ou tardives de la convalescence, les bains froids, les bains thermaux, les bains de mer jouent un rôle très-important. Quand il s'agit de fortifier le corps et le système nerveux, souvent fort déprimés par des souffrances prolongées, les bains froids et surtout les bains de mer sont indiqués. Quand il s'agit de remédier à des paralysies, des roideurs articulaires, des contractures, il y a lieu de recourir aux eaux thermales indifférentes ou peu actives. Les blessés anémiés seront envoyés en convalescence dans des stations ferrugineuses situées dans la montagne; les malades atteints de gonflements osseux et ganglionnaires s'adresseront à des sources thermales iodées, résolutives; enfin, les malades chez qui l'on voit la carie, la nécrose, l'ostéite chroniques, persister dans les os lésés, se trouveront bien de l'emploi des bains de boue et des thermes proprement dits. Dans toutes les cures thermales, le traitement peut être efficacement secondé par l'enveloppement local et les douches locales.

Pour que, dans une ambulance ou un hôpital, les bains locaux et généraux, les douches, en un mot tout le traitement hydrothérapique puisse être appliqué aussi complétement et aussi efficacement que possible, il est indispensable que l'établissement soit pourvu d'un pavillon spécial pour les bains, avec tout l'aménagement nécessaire. Mais il faut avoir grand soin, avant d'installer dans le bâtiment même un établissement balnéique complet, d'examiner si la chose peut se faire sans préjudice pour les constructions. Un des plus beaux hôpitaux du monde, à Saint-Pétersbourg, a été considérablement endommagé par l'organisation d'une division hydrothérapique.

En général, quelle que soit la valeur de l'emploi rationnel de l'eau par grandes masses, en chirurgie de guerre on doit se garder de *rendre humides les locaux réservés aux malades*, ou même de charger d'humidité l'air de ces locaux. On favoriserait par là la production de l'érysipèle des plaies et des inflammations phlegmoneuses. On doit donc, quand on recourt à l'emploi de l'eau froide dans un lazaret ou chez un malade, tenir compte des conditions hygrométriques, du climat, de la saison, de la localité, de la possibilité de produire un desséchement artificiel, du génie épidémique, des idiosyncrasies. Telle pratique, judicieuse ici, sera erronée là. En général, du reste, il ne faut jamais vouloir demander à une méthode ou à un système, quelle qu'en soit la valeur intrinsèque, une application absolue dans toutes les circonstances.

L'hygiène de la peau en chirurgie.

Quelques mots maintenant sur la valeur de l'hygiène de la peau dans la chirurgie.

Bresgen a écrit une intéressante brochure [1] sur la grande influence exercée par l'hygiène de la peau sur l'état sanitaire et l'aptitude physique des armées en temps de paix.

Mais cette influence est bien plus importante encore en temps de guerre. En général, toutes choses égales d'ailleurs, les blessures, chez des hommes dont la peau est soignée, auront une marche plus favorable. Une peau bien entretenue, saine, propre, pleine de vitalité, se prête bien mieux qu'une peau mal soignée, à la réunion immédiate, à la reproduction des tissus, et résiste mieux aussi aux maladies con-

---

1. D. A. BRESGEN. *Der Einfluss und die Bedeutung d. diæt Hautpflege f. d. Gesundheitszustand und die Leistungsfæhigkeit der Friedensarmee.* Leipzig et Cologne, 1871.

sécutives. Elle oppose plus de résistance à l'action du froid, du chaud. Dans le cours du traitement, l'hygiène de la peau joue aussi un rôle important. Un blessé est brusquement privé des mouvements du corps, de ses occupations habituelles, de l'air frais; il en résulte des troubles dans la circulation; la perspiration et la transpiration sont diminuées, le développement de calorique et les échanges de matériaux en sont amoindris. Or, l'hygiène de la peau et la propreté exquise ont précisément pour effet la conservation de ces importantes fonctions et, par suite, celle de la santé générale. Puis, indirectement, la pratique de cette hygiène a pour conséquence de débarrasser le corps des malades et de purger l'atmosphère de la salle d'une masse d'éléments nuisibles, de causes morbifiques. D'un autre côté, comme nous l'avons déjà dit plus haut, les soins de la peau, pendant le traitement des plaies, acquièrent de l'importance encore par ce fait qu'ils fournissent le moyen d'observer ces changements de couleur, de température, d'état hygrométrique, qui ont une si grande valeur pathognomonique. Il n'y a pas de désinfectant au monde qui vaille la propreté corporelle du malade. La propreté vaut mieux que n'importe quel procédé thérapeutique. Chez le blessé [1], les soins de la peau consistent en bains locaux et généraux, en frictions, en enveloppements. C'est un préjugé que de croire qu'un bain de pieds

---

1. Dans tous mes services, en paix comme en guerre, je fais baigner une ou deux fois par mois tous les malades de chirurgie ; je leur fais baigner les pieds fréquemment ; et tous les jours je fais laver la face et les mains des grands blessés.

ou un grand bain puissent prédisposer aux refroidissements. Quand la température de l'eau est basse ou modérée, on arrive, au contraire, par l'usage répété des bains, à endurcir le corps et à favoriser la production et la sensation de chaleur.

Le soin de la peau ne devrait pas être mis en pratique seulement comme moyen curatif. Il devrait faire partie intégrante de l'hygiène des peuples et des individus. La culture de la peau, pratiquée comme elle l'était par les anciens, est un exemple digne d'être imité par les nations modernes : bain prolongé chaque jour et friction du corps avec onctions huileuses, puis repos suivi d'exercice ; telle était la coutume ancienne, qui répond entièrement aux lois de l'hygiène. Chez les Anglais et les Français, le bain et le bain de pieds sont une partie de la toilette; chez les Russes, le bain de vapeur est une coutume nationale ; dans les populations asiatiques, la religion a fait une loi des ablutions et des bains. La culture de la peau constitue une portion de la civilisation; elle doit entrer dans les mœurs partout et doit être encouragée par des institutions publiques.

Les armées, ces grandes écoles d'éducation des nations, doivent, à cet égard, devenir des modèles.

Récapitulation des applications de l'hydrothérapie à la chirurgie de guerre.

Lotions froides. — Glace. — Irrigation. — Immersion. — Compresse échauffante. — Bain général. — Enveloppement général. — Friction froide. — Douche. — Eaux thermales. — L'hygiène de la peau dans la chirurgie de guerre.

VII.

MALADIES CONSÉCUTIVES DES PLAIES.

La dispersion des blessés érigée en système, la ventilation, la désinfection, une bonne alimentation, des soins entendus et les perfectionnements apportés au traitement chirurgical, aux appareils et instruments, aux moyens de transport et à l'installation des établissements hospitaliers, sont autant de facteurs qui ont contribué à produire les bons résultats obtenus pendant les dernières guerres, sur le terrain de la thérapeutique des plaies (dans la guerre franco-allemande on ne perdit, du côté des Allemands, que 7 pour 100 blessés), et ont eu spécialement pour conséquence de diminuer l'éclosion des maladies consécutives des plaies. Toutefoi , ce concours d'influences favorables n'a pas suffi et ne suffira jamais à extirper complétement ces maladies. L'inévitable entassement de nombreux blessés sur un espace limité détermine nécessairement, fatalement, des influences délétères qui, se surajoutant les unes aux autres, se cumulant, exercent une action pernicieuse sur le processus curatif des plaies, en donnant lieu à certains phénomènes morbides qui se manifestent dans les plaies. Ces phénomènes morbides, modifiés par l'idiosyncrasie et certaines influences climatériques et telluriques qu'il n'est au pouvoir de personne de conjurer, peuvent se manifester avec intensité, revêtir le caractère épidémique ou endémique et conduire à une terminaison mortelle, de même aussi qu'ils peuvent rester bénins et même disparaître presque subitement. Ces faits, à la vérité, ne sont pas absolument consolants; cependant l'expérience a démontré que l'installation générale des malades et plus particulièrement des soins circonspects et une main chirurgicale douce et adroite suffisent à réduire le nombre des cas isolés de maladies consécutives, tandis que des mesures générales et particulières permettent de préserver ces cas isolés de l'influence cumulatrice et généralisatrice de l'épidémicité.

Car, étant donné, d'après les recherches de Pasteur, Kolb, Klebs, Hallier et d'autres, que ce sont des spores, des germes déposés par l'atmosphère qui sont le véhicule de l'infection des plaies, l'expérience clinique de son côté démontre que, bien qu'en tout temps ces germes soient suspendus dans l'atmosphère et déposés par elle, ce n'est qu'exceptionnellement qu'ils peuvent déterminer une infection des plaies. Ceci est tellement vrai que, dans la méthode de Burow (traitement des plaies à l'air libre), les plaies sont exposées sans protection aucune à ces dépôts de l'atmosphère. Or, on peut affirmer que c'est au moins sans préjudice pour les plaies. On est donc nécessairement conduit à admettre l'existence de certains agents qui développent les germes dans les plaies mêmes et y déterminent des modifications pernicieuses. Ces agents sont-ils de nature chimique, physique, mécanique? C'est une question à laquelle nous ne pouvons pas répondre exactement; mais du moins l'expérience et l'expé-

rimentation nous ont-elles appris à les écarter par-
tiellement ou à en paralyser l'action.

Érysipèle des plaies.

L'érysipèle des plaies qui, dans des salles de
malades encombrées, vieilles, en service depuis longtemps, apparaît comme une complication précoce
des plaies, ne doit pas être confondu avec l'érysipèle
commun. Il n'y a rien là qui ressemble à l'éruption
érysipélateuse idiopathique. La concomitance d'une
division traumatique ou d'une inflammation des
tissus est constante[1]. Quant à sa nature, cet érysipèle consiste en une inflammation des vaisseaux
lymphatiques de la peau ; je l'ai souvent distincte-
ment vu prendre naissance dans une lymphangite
des gros vaisseaux, de même que les vaisseaux et
ganglions lymphatiques participent toujours plus ou
moins à l'évolution de la maladie, selon l'intensité
de celle-ci.

La physionomie habituelle de l'érysipèle est la
suivante : premier jour, malaise général et violent
frisson; deuxième jour, le pourtour de la plaie prend
une couleur abricot et devient œdémateux en même
temps que la sécrétion s'altère et tarit; troisième
jour, la rougeur s'étend, irrégulièrement en apparence, mais, quand on y regarde de près, on constate qu'elle suit certaines voies tracées à l'avance,
la direction des gros vaiseaux lymphatiques; par

---

1. Comparez le travail de l'auteur : *Contribution à l'étude
de l'érysipèle, in Journal de méd. mil. russe,* numéro de dé-
cembre 1871.

exemple, à la face, la rougeur envahit d'abord l'une des moitiés, puis l'autre.

Avec l'apparition de la rougeur, les symptômes généraux disparaissent habituellement; souvent ils ont eu une gravité proportionnée à l'intensité et à l'étendue de la rougeur. Vers le septième jour, l'érythème pâlit, le gonflement s'affaisse, l'épiderme se desquamme et le malade entre en convalescence, à moins que l'érysipèle, en s'étendant topographiquement, n'entretienne l'état morbide plus longtemps encore, jusqu'à quarante jours parfois. Quand l'érysipèle prend ce caractère, et il le prend quelquefois au point de faire le tour du corps, on l'appelle érysipèle ambulant; cette forme aussi ne diffère de l'autre que par son intensité et non pas par un caractère spécifique; car c'est la propriété pathognomonique de l'érysipèle de s'étendre comme une tache d'huile.

Étiologie. — L'érysipèle résulte, comme toutes les maladies, d'une *cause locale* et d'une *cause géné- rale.* L'une est insuffisante à le produire sans l'autre.

La cause locale est une irritation chimique ou mécanique de la plaie, irritation produite soit par des manœuvres brutales ou maladroites (dilacéra- tions pendant les explorations, piqûres d'esquilles, frottement des vêtements), soit par la rétention du pus, soit par le transport direct des ferments pris sur d'autres plaies. Les causes générales, celles en dehors desquelles l'irritation locale ne peut donner lieu qu'à des phénomènes insignifiants, résident, selon nous, soit dans des altérations de la crase du sang et de la nutrition générale, soit dans une hu- midité excessive de l'atmosphère ou un abaissement considérable de la température. Donc le printemps, l'automne, les locaux humides, sont des conditions favorables au développement de l'érysipèle.

L'érysipèle devient épidémique partout où les conditions générales de son développement coïncident avec l'existence des prédispositions locales : par exemple, quand les blessés sont l'objet de soins insuffisants, d'un traitement chirurgical trop rude, de mesures de propreté incomplètes, dans des locaux humides, mal ventilés, en automne et par les temps de pluie. La transmission, selon toute apparence, se fait mécaniquement au moyen des vêtements, des mains, des éponges, des instruments, des appareils de pansement.

Ceci explique parfaitement l'immunité relative que confèrent, à l'égard de cette maladie consécutive des plaies, les baraques nouvellement construites et bien ventilées, surtout quand à ces bonnes conditions viennent se joindre un traitement chirurgical bien entendu, les soins donnés par des mains bien dressées et une propreté rigoureuse, comme ce fut le cas dans la guerre franco-allemande. Mais même là, une fois que ces baraques eurent hébergé des malades pendant un certain temps, quand survint le saison humide de l'automne, on vit naître des cas isolés ou multiples d'érysipèle (Lücke, Virchow, Fischer, Hœpner, l'auteur), sans toutefois que l'affection revêtît jamais le caractère épidémique.

L'érysipèle acquiert encore une signification spéciale comme prodrome ou complication de la pyoémie.

Pronostic. — Dans les cas légers, le pronostic est favorable. L'érysipèle de la face et surtout du cuir chevelu devient souvent mortel par méningite ; un érysipèle envahissant le corps tout entier amène la terminaison fatale par épuisement.

Traitement. — Tous les chirurgiens sont d'accord sur ce point qu'aucun traitement n'est capable de limiter ou de couper l'érysipèle ; qu'il est rationnel de mettre les parties malades à l'abri de l'influence atmosphérique (collodion, teinture d'iode, glycérine, huile camphrée, huile, ouate ; tout cela remplit cette indication) et que la maladie doit être attaquée dans ses symptômes. Le vomitif qui est prescrit dogmatiquement est utile au début quand la langue est chargée et que les symptômes gastriques prédominent; les acides sont indiqués quand la langue est sèche; les laxatifs, surtout le calomel, et l'application de glace sur la tête, quand il existe des symptômes cérébraux. J'ai vu beaucoup de cas graves prendre des allures bénignes sous l'influence de l'administration, d'ailleurs inoffensive, de quelques gouttes d'alcool camphré données d'heure en heure, pratique qui est suivie à l'hôpital militaire de Tsarskoé-Sélo.

Pendant le cours de la complication érysipélateuse, la plaie ne souffre aucun attouchement mécanique, non plus que le contact de l'eau froide, ni de l'air frais. Un embarras de la digestion, le contact prématuré de l'air, par exemple l'enlèvement intempestif de l'enveloppe de coton, peuvent souvent déterminer des récidives; l'abcédation des ganglions lymphatiques peut également les amener.

Les malades atteints d'érysipèle doivent être isolés, et il faut surseoir à toute opération dans les ambulances envahies par cette maladie.

Phlegmons.

Étiologie. — Sous l'influence de l'accumulation des blessés, c'est-à-dire sous l'influence de causes qui présentent avec celles de l'érysipèle une certaine analogie, mais non pas une identité absolue, car les deux maladies ne coexistent jamais, on voit survenir des *inflammations et des suppurations de mauvaise nature du tissu cellulaire sous-cutané,* sans que ces symptômes soient en rapport avec la gravité et la nature de la lésion primitive. Comme l'érysipèle, ces phlegmons prennent le caractère épidémique et endémique. Rares sous la tente ou dans les baraques, ils s'observent d'une manière constante dans les vieux hôpitaux et paraissent bien réellement dépendre de l'atmosphère nosocomiale. L'extension qu'ils prennent pendant les saisons de transition semble démontrer également le concours des influences thermiques dans l'étiologie de cette maladie. Quant à la cause déterminante, elle consiste souvent dans l'insuffisance de certains chirurgiens qui ne savent pas, en temps utile, au moyen d'une bonne position donnée aux parties, au moyen de pansements suffisamment renouvelés, d'incisions opportunes, d'un drainage efficace, faciliter la circulation dans les membres blessés, ni favoriser la sortie des liquides en stagnation. D'autres fois, la production des phlegmons est déterminée par les manœuvres brutales du chirurgien qui ne craint pas d'exprimer inutilement les plaies lors du pansement, et qui écrase ou pétrit des exsudats non encore parvenus à maturité. Naturellement aussi, la nature de la lésion primitive peut à *priori* amener l'éclosion de la maladie ; c'est le cas quand les tissus ont été contus et dilacérés.

Nous devons admettre que, sous de pareilles influences, les produits de sécrétion des plaies se décomposent, ce qui, non-seulement devient pour la plaie une cause d'inflammation, mais encore imprime à ce travail inflammatoire une tendance à la suppuration, tendance qui, d'ailleurs, gagne aussi, et cela tout d'abord, les infiltrations et les exsudats déjà existants.

Traitement préventif. — Quand les phlegmons sont devenus endémiques dans un hôpital, il n'y a qu'une mesure à prendre : suspendre toute opération, refuser tout entrant, isoler les phlegmoneux, et enfin fermer l'établissement. Mieux vaut une mesure radicale, mais efficace, que des demi-mesures qui ne servent qu'à combattre le mal sans le conjurer.

Traitement direct. — Le traitement direct consiste dans l'emploi topique de la chaleur, des aromatiques, de l'acide phénique (d'après la méthode de Lister) et dans les fructueux débridements pratiqués à travers la peau, le tissu cellulaire et les aponévroses (J. F. Heyfelder).

Le phlegmon est une maladie des plaies que l'on peut écarter d'une manière absolue au moyen de locaux bien ventilés, vierges et secs, et par un bon traitement chirurgical.

Diphthérite des plaies.

La diphthérite des plaies paraît indépendante des influences climatériques et même des conditions d'aération. Elle se présente comme une maladie locale sous l'action de laquelle la plaie se couvre d'un exsudat blanchâtre, de nature fibreuse, fortement adhérent, qui empêche la guérison, mais n'exerce aucune action destructive sur les parties voisines. Elle semble se produire là où la propreté laisse à désirer et où les pansements sont trop rarement renouvelés; quoi qu'il en soit, on ne lui connaît pas de véhicule microscopique dont l'existence soit démontrée avec quelque certitude.

La diphthérite des plaies est indolore, ne répand pas l'odeur caractéristique de la gangrène, et n'est pas accompagnée nécessairement, surtout au début, de troubles généraux.

Le traitement consiste dans la plus exquise propreté, dans l'arrachement et l'ablation de l'enduit diphthéritique, et dans l'imbibition de la plaie avec des acides.

Elle n'est transmissible que par un contact immédiat, et n'infecte en aucune façon l'air des salles des malades.

Pourriture d'hôpital (gangrène nosocomiale).

Étiologie. — De toutes les maladies des plaies, celle dont l'étiologie est la plus énigmatique, c'est la gangrène nosocomiale. Dans la dernière guerre, Lücke, Fischer, Virchow, l'auteur et d'autres encore, la virent survenir dans les locaux les mieux ventilés, dans des baraques, par exemple, quelque minutieuse qu'ait d'ailleurs été la propreté et malgré la meilleure alimentation et le traitement le plus rationnel. Nous devons à la vérité de dire que la maladie ne revêtit jamais dans les baraques le caractère d'endémicité qui fut observé à l'hôpital militaire de Metz, dans le vieil hospice civil de Lille, dans la halle des gymnastes de Dresde et dans d'autres locaux mal ventilés. Mais ce qui prouve qu'on ne doit pas exclusivement l'éclosion de cette maladie à l'encombrement ou au voisinage de suppurations de mauvaise nature, ce sont les cas observés sur les malades isolés chez les particuliers (Lille, Kreuznach) [1]; il n'est pas permis davantage de l'attribuer à la détérioration des constitutions ou à la mauvaise alimentation qui favorisent si pertinemment le développement de l'érysipèle et de la pyoémie. Je l'ai vue survenir chez des gens d'une constitution exemplaire et dans un état de santé parfait, placés d'ailleurs dans les meilleures conditions, vivant seuls dans une chambre, voire même dans une maison entière.

La nature de la lésion n'a pas une influence bien décisive. Plaies par instrument piquant ou tranchant, coups de feu, plaies d'opérations, toutes, depuis les plus graves jusqu'aux plus insignifiantes, sont indistinctement frappées par la gangrène nosocomiale.

Quand nous admettrions, avec Klebs, que le *microsporon septicum* fût le véritable véhicule de la maladie, le concours de causes générales n'en serait pas moins nécessaire à sa production. L'éclosion et la disparition simultanées des épidémies de gangrène nosocomiale dans des localités différentes (pendant la dernière guerre, les épidémies sévirent depuis la fin de septembre jusqu'au commencement de novembre

---

1. Voyez mes lettres médico-militaires dans le *Courrier médical de Saint-Pétersbourg* (1871-1872).

à Metz, Kreuznach, Francfort, Darmstadt, Schwetzingen), et son apparition à des époques déterminées dans certains hôpitaux où elle se produit tous les ans, indiquent suffisamment une action des influences atmosphériques.

Caractères de la maladie. — Ni l'origine, ni le mode de propagation des épidémies n'ont pu être complétement expliqués, même après les expériences de la dernière guerre, et malgré les caractères si frappants de la maladie : invasion foudroyante, destruction des tissus voisins, odeur spécifique, sécrétion des produits ichoreux de la gangrène, atteinte grave portée à l'état général, fréquence de la terminaison mortelle.

Traitement. — Il ne m'a pas été possible de me convaincre si dans des conditions générales défavorables, comme à Metz, pendant le blocus, ou à l'apogée d'une épidémie, il existe un moyen de traitement qui soit franchement efficace. La gangrène d'hôpital exige aussitôt d'énergiques cautérisations par les acides, les alcalis ou le fer rouge, une alimentation fortifiante, des corroborants en général et des stimulants (vin, musc à forte dose); le courage et l'humeur des malades doivent être soutenus. L'isolation des malades et la propreté la plus rigoureuse sont une obligation constante; la désinfection des locaux par le chlore, et des ustensiles par l'acide phénique, est également indiquée.

Les guérisons rapides obtenues au moyen des résolutifs et des altérants pourraient bien devoir être inscrites à l'actif d'autres affections analogues et plus bénignes. Toutes les gangrènes des plaies ne sont pas en effet identiques à la forme morbide si grave que constitue la gangrène nosocomiale, et l'on ne peut pas caractériser du nom de pourriture d'hôpital la simple nécrose de lambeaux ou de bords de plaie qui ne sont plus susceptibles de vitalité.

Pyoémie et septicémie.

De ces deux maladies dues toutes deux à l'intoxication du sang par des matières purulentes, la première est relativement la moins maligne : on en a constaté des cas de guérison. Toutes deux sont mortelles au plus haut degré, et le plus souvent le traitement reste sans succès. Au point de vue de leur mode de production, nous pouvons dire, d'une part, que la maladie, résultant essentiellement de la pénétration dans le sang, par les voies physiologiques, des produits de décomposition provenant de la thrombose veineuse ou de l'ostéomyélite, les deux formes de l'infection du sang peuvent se produire indépendamment de toute influence climatérique et locale. Mais comme, d'autre part, l'abondance et la mauvaise qualité de la suppuration, ainsi que l'état de faiblesse générale du malade, multiplient d'une manière générale les occasions de résorption et augmentent en particulier la nocuité des produits de sécrétion, on peut dire aussi que le mode d'installation, l'alimentation, le traitement des malades et l'ensemble de l'exploitation de l'hôpital, exercent l'influence la plus décisive sur la fréquence du mal. Dans les baraques et sous la tente, ces infections sont bien plus rares que dans des hôpitaux clos ; dans les établissements neufs, elles sont moins fréquentes que dans de vieux hospices ; parmi les blessés et opérés isolés, elles sévissent moins que quand il y a encombrement.

Pyoémie. — Désigner sous ce nom, ainsi que l'a fait Billroth, un degré intense et une forme maligne de la fièvre de suppuration, c'est annoncer qu'il existe entre les deux maladies des stades et des formes transitoires qui en rendent le diagnostic différentiel difficile. Quand, dans le cas de plaies en suppuration, on voit se produire des frissons violents se répétant au bout d'un ou plusieurs jours, même d'une semaine, et laissant après eux des troubles graves de l'état général, tels qu'ils sont observés à la suite des accès de fièvre intermittente ; quand sur ces entrefaites on voit se former des foyers purulents métastatiques, circonscrits ou diffus, on a sûrement affaire à la pyoémie. La plaie se modifie, la sécrétion devient de moins en moins liée, elle acquiert une odeur fade, douceâtre, ou même tarit presque complétement ; la peau devient sèche, jaunâtre, et cette siccité, cette coloration augmentent à chaque accès, ce qui, comme dans la fièvre intermittente, est le signe d'une altération de la masse du sang. La température, pendant l'accès, monte rapidement et à un degré très-élevé (40-42° C.).

Caractères de la maladie. — Sueurs profuses, diarrhée intercurrente, nausées, langue chargée, délire, décomposition de la face, tels sont les signes qui complètent la symptomatologie de la pyoémie et augmentent sa ressemblance avec la fièvre intermittente. C'est au milieu de violents accès fébriles, dans la somnolence, à la suite d'une déperdition rapidement progressive des forces que survient la mort, soit au bout d'un petit nombre de jours, dans les cas aigus; soit après une, deux semaines, parfois davantage, et même après des mois, dans les formes chroniques ou typhoïdes. Les abcès métastatiques se trouvent de préférence dans le réseau des lymphatiques les plus proches, dans le tissu spongieux des os voisins, dans les articulations adjacentes ou dans le poumon (infarctus rouges en voie de fonte purulente), plus rarement dans la rate, et presque jamais dans le foie; on trouve aussi, dans quelques cas, des suppurations diffuses dans tous les tissus.

Quand les frissons se succèdent rapidement et que le collapsus qui reste après le premier accès est marqué, le pronostic est mauvais. Un état particulier de l'œil, qui paraît desséché et comme recoquevillé, une forte coloration jaune de la peau, une odeur particulièrement fade de la plaie, annoncent également une terminaison fatale. Dans des formes moins aiguës et quand les symptômes sont moins accentués, la guérison est possible.

Traitement. — A l'intérieur, après le premier frisson, un vomitif, de l'ipéca (J. F. Heyfelder); pendant la rémission, de l'aconit (Textor) ou de la quinine, cette dernière à forte dose (Liebermeister), ou de la quinine associée à l'opium (Billroth); du vin généreux par petites quantités fréquemment administrées. Localement, évacuation des foyers purulents accessibles et injections astringentes ou excitantes, enfin même l'amputation du membre blessé. Soustraction de chaleur par des bains généraux et par l'enveloppement. Dans les cas chroniques, inhalations d'oxygène ($\frac{1}{2}$ pied cube à 1 pied cube en une ou deux fois par jour) et lavements alimentaires (Leube).

Septicémie. — La septicémie, cette fièvre traumatique maligne, existe à tous les degrés, depuis la fièvre traumatique primitive et simple jusqu'aux formes les plus graves. De même que la pyoémie est le résultat de la pénétration du pus dans le sang, de même la septicémie est due à une infection du sang par des principes putrides. L'altération, la décomposition du sang qui en résultent, rendent le liquide nourricier inapte à pourvoir à la nutrition des tissus, et entraînent par suite l'abolition de la fonction des organes, principalement des centres nerveux. Elle est produite plus facilement et plus souvent par la résorption des produits d'une plaie fraîche — c'est un fait d'expérience — que par une infection transmise par l'air; les doigts, les instruments ou les ustensiles, en sont souvent le véhicule. Cela revient à dire que dans beaucoup de cas on peut la prévenir par une exquise propreté, et qu'il est à peu près impossible de la constater chez des blessés ou opérés isolés. Elle peut être produite encore par la résorption des produits ichoreux de la gangrène.

Caractères de la maladie. — Les symptômes, pendant la vie, sont les suivants : fièvre continue avec élévation de la température; après l'acmé, abaissement progressif de la température jusqu'au refroidissement des extrémités; enfin diminution de l'intensité de la fièvre, du pouls, des forces, de l'innervation. La sécheresse de la peau, des muqueuses, de la langue est caractéristique. Le malade s'affaisse, non pas rapidement, mais incessamment, et arrive ainsi à la mort, qui est la terminaison habituelle de cette grave maladie. La plaie est décolorée ou présente une coloration brune de tons divers; la suppuration a mauvais caractère ou a tari, le pourtour est œdémateux.

Traitement. — Si désespéré que puisse être le cas, le traitement doit être dirigé contre la sécheresse de la peau, la suppression de la transpiration et contre le collapsus. Il consistera donc en bains chauds, en diaphorétiques, en stimulants, tels que vins généreux et musc à hautes doses. Mais comme on n'a guère plus de chances de sauver la vie en intervenant thérapeutiquement qu'en abandonnant la maladie à son cours naturel, je ne vois pas pourquoi, dans les formes chroniques ou subaiguës, on ne transfuserait pas du sang d'agneau sain dans le but de rétablir la fonction du système nerveux et la nutrition générale. Depuis les succès obtenus dans ces derniers temps, la transfusion ne peut plus être considérée comme une pratique dangereuse, ni même nuisible.

Quand chez un malade nous diagnostiquons la pyoémie ou la septicémie au début, il faut avant tout le déplacer, l'éloigner de la salle, du bâtiment et, quand les circonstances le permettent, de la localité, afin de lui faire subir un changement de milieu complet. Je ne puis, à cette occasion, m'empêcher de rappeler que, à la fin du siècle dernier déjà, cette pratique était recommandée par Alanson et Park, qui, d'une manière générale, avaient bien rationnellement ouvert la voie à la doctrine de l'infection nosocomiale et de la nécessité de donner de l'air frais aux blessés et aux opérés.

Tétanos traumatique.

De par la nature de ses symptômes, le tétanos traumatique est une affection de la moelle épinière qui reçoit, par continuité[1] ou par réflexe, la transmission ou l'impression d'une lésion des nerfs périphériques; une altération spécifique du sang peut aussi avoir pour résultat de modifier la fonction de la moelle de manière à produire les symptômes du tétanos traumatique. Ces symptômes ont de l'analogie avec ceux de la rage ou de l'empoisonnement par la strychnine, ainsi qu'avec ceux de l'irritation de la moelle par l'électricité.

Étiologie. — Le tétanos est favorisé : 1° par la nature de la plaie (plaies contuses ou par arrachement); 2° par le siége de la plaie (extrémités, orteils, doigts). Les grandes oscillations de température (Roux, Larrey) ont le pouvoir de le provoquer, ce qui fait qu'on l'observe fréquemment en Afrique, dans les régions tropicales, et plus rarement dans les climats tempérés. Larrey, Fournier-Pesquay et Baudens le virent survenir le plus fréquemment quand des blessés durent passer la nuit en plein air et subir une grande différence de température entre la chaleur du jour et le froid de la nuit. C'est là un point à considérer dans l'emploi des baraques; ces constructions consistant en une légère charpente et en de simples parois en planches, sont fortement

---

[1]. D'après Rokitansky et d'autres, c'est une névrite ou une inflammation du névrilemme, transmise depuis le siége de la lésion jusqu'à la moelle.

échauffées pendant la journée en été, tandis que par une nuit fraîche elles sont rapidement pénétrées par l'abaissement de la température. Elles se prêteraient donc médiocrement à l'usage dans les pays méridionaux, surtout sous les tropiques. L'atmosphère nosocomiale, l'encombrement n'exercent aucune influence sur sa production ; l'inaccoutumance des climats chauds semble y prédisposer [1].

Caractères de la maladie. — A la suite d'une plaie par écrasement ou par arrachement, très-rarement après une amputation ou une résection pratiquée consécutivement à une pareille plaie et ayant eu pour but de transformer celle-ci en une plaie simple, on constate, sans avoir observé aucune modification objective ni subjective de la plaie, le plus souvent aussi sans que l'état général ait été altéré, une certaine difficulté à écarter la mâchoire inférieure de la mâchoire supérieure, difficulté qui devient surtout évidente pendant l'ingestion des boissons, des aliments, pendant l'acte de la parole ou lors des tentatives de bâillement. Les efforts faits dans ce but

---

1. D'après Poggio, les Espagnols, pendant l'expédition du Maroc, sur 3,920 blessés placés dans les hôpitaux du littoral espagnol, eurent quatre cas de tétanos, tandis que sur le territoire africain on en compta un sur 56 blessés ; les Anglais, en 1782, parmi 810 blessés dans les Indes, eurent 20 tétaniques (1 sur 40) ; en 1811-1814, dans la guerre d'Espagne, ils en eurent 1 pour 791 blessés : dans la guerre de Crimée, 1 pour 336 ; les Français eurent en Crimée 1 tétanique sur 100 blessés ; les Français et les Autrichiens, après Solférino, 1 sur 1,100 ; à Crémone, 1 sur 290 ; à Milan et à Brescia, 1 sur 1,315 ; après la bataille de Saint-Jean-d'Acre, la plupart des blessés exposés à l'humidité de la mer furent atteints de tétanos. (*Trattamento de las heridas per armas de fuogo segun la practica de las medicos milit. espanoles.* Madrid, 1872.)

sont douloureux, et, pour peu que le mal augmente, les tempes, les joues, la nuque deviennent le siége de douleurs particulières, intolérables et qui inquiètent et alarment le malade. Moitié par terreur, moitié par suite de la contracture de certains groupes de muscles de la face et du cou, l'expression des traits devient fixe et anxieuse. Au trismus viennent s'ajouter les contractures tétaniques proprement dites, dont le type le plus habituel est l'opisthotonos ; parfois aussi vient s'y joindre un mouvement fébrile caractérisé par une très-grande élévation de la température. Mais nombre de cas, surtout dans les formes chroniques, peuvent avoir une marche complétement apyrétique. La mort survient au bout d'un à quatre jours, plus rarement au bout d'une à deux semaines ; après un plus grand nombre de semaines, la guérison peut survenir.

Pronostic. — Le tétanos traumatique est une maladie grave. Les cas aigus ont presque tous une terminaison fatale ; cependant la maladie est curable.

Traitement. — Repos absolu, obscurité, silence ; le malade doit être abordé, saisi avec précautions ; il ne faut pas que le plancher soit facile à ébranler, que la maison reçoive des secousses, des trépidations; il sera utile de répandre de la paille dans la rue. L'alimentation demande aussi à être donnée avec prudence; les boissons et les aliments liquides seront ingérés au moyen d'une paille ou d'une sonde œsophagienne afin d'éviter les efforts de mastication et de déglutition.

Inhalation de chloroforme jusqu'à narcotisation

(J. F. Heyfelder), hydrate de chloral jusqu'à 1 et 1 ½ drachme; plusieurs fois dans la journée, injections hypodermiques de morphine; tels sont les moyens les plus efficaces. La nicotine (Curling) et le curare n'ont pas donné ce qu'on en espérait.

Délire nerveux et delirium tremens.

Toute lésion importante, même quand elle n'est pas le résultat d'une commotion mécanique (mais à *fortiori* quand ceci est le cas), imprime à l'organisme une secousse dont l'action sur le système nerveux constitue la stupeur; la stupeur dure plus ou moins longtemps; puis on lui voit succéder une réaction, une excitation qui se traduit parfois par une série de symptômes nerveux ressemblant, à s'y méprendre, à certaines manifestations de l'hystérie. Quand le système nerveux se trouve être dans l'état pathologique où le mettent les habitudes d'ivrognerie, la commotion provenant de la lésion donne naissance au *delirium tremens* (appelé *fièvre blanche* en Russie); quand le système nerveux est déprimé par la terreur, comme parfois quand il s'agit d'une opération ou d'un coup de feu, c'est le délire nerveux qui se produit. Une forme de transition entre l'état physiologique et le délire nerveux est cet état de prostration nerveuse avec syncopes, accès hystériformes, divagation des idées, que j'ai observé chez des blessés douillets, appartenant aux classes élevées de la société, chez des gens que le courage moral ou la profession ont conduits sur le champ de bataille, mais que des habitudes et des nerfs efféminés n'ont pas rendus aptes à résister à la commotion.

Le *délire des buveurs*, que nous avons si souvent l'occasion d'observer en Russie, survient dans les cas de suppression brusque du stimulant habituel, la boisson; chez les blessés et opérés, soumis à un régime sévère, il peut donc être produit par ce régime même. La pratique des médecins bavarois, pratique basée sur l'expérience, et consistant, quand ils ont affaire à des blessés grands buveurs de bière, à accorder à ces derniers une certaine quantité de cette boisson; celle des médecins russes qui, dans des circonstances analogues, permettent l'eau-de-vie, peuvent mettre sur la voie du traitement judicieux du *delirium tremens*. La boisson habituelle sera donc donnée, à des doses moindres, bien entendu; d'une manière générale d'ailleurs, on devra se garder de traiter par les hyposthénisants les symptômes d'une surexcitation nerveuse qui n'est qu'apparente; par conséquent, les fortes doses d'opium au moyen desquels on cherche avec raison à produire le sommeil, doivent être administrées avec prudence. Du reste, quand on réussit à endormir le buveur en délire, on peut compter, lors de son réveil, sur la guérison ou tout au moins sur une amélioration.

Le *délire nerveux traumatique*, qui a la plus grande analogie extérieure avec un accès aigu de manie silencieuse, est d'un fort mauvais pronostic et amène habituellement la mort en peu de jours. Les narcotiques, le vin, le punch, le cognac passent pour les agents thérapeutiques les plus efficaces; ce sont du moins les plus rationnels.

La *névrose traumatique hystériforme* cède nettement à l'usage de l'*assa fœtida* que, pour cette raison, je serais tenté de recommander aussi dans le délire nerveux et dans le *delirium tremens*. Absolument comme chez les femmes hystériques, une alimentation fortifiante, les tentatives pour égayer les malades, parfois aussi quelques mots énergiques, même rudes, et des procédés sévères sont de puissants adjuvants. Ces malades doivent être soustraits à l'isolement et à des soins trop délicats, surtout à des soins féminins, et doivent être soumis avec les autres à une discipline d'intérieur d'une certaine rigueur.

Récapitulation des maladies consécutives des plaies.

Érysipèle. — Phlegmons. — Pyoémie. — Septicémie. — Diphthérite. — Pourriture d'hôpital. — *Delirium tremens et nervosum*. — *Nervositas traumatica quasi-hysterica*.

VIII.

COMPLICATIONS DES PLAIES.

Insolation.

Souvent on relève sur le champ de bataille des blessés présentant, dès le début, des symptômes céré-braux qui ne sont nullement en rapport avec la gravité et le siége de la lésion. Les blessés sont couchés là sans connaissance, présentant tous les signes de la pléthore et de la congestion, ou bien ils sont atteints d'une céphalalgie intense et excités par la fièvre jusqu'au délire furieux. L'érythème provonant de l'action du soleil et localisé à la face et au cou, puis les anamnestiques déduits du temps et du lieu, donnent la clef du diagnostic différentiel entre la compression cérébrale et l'encéphalite de nature traumatique ou autre, et indiquent qu'il s'agit d'une insolation. Les hommes ont marché par la chaleur pendant des heures; au combat, ils ont été exposés aux ardeurs du soleil, puis, blessés, ils ont continué à être insolés sans abri et sans pouvoir bouger. La plaie est donc compliquée d'une insolation, c'est-à-dire par une inflammation ou, tout au moins, une congestion du cerveau avec dermatite et conjoncti-vite, parfois avec coryza et angine. L'insolation peut exister à tous les degrés qui séparent les atteintes les plus légères des symptômes précédemment dé-crits, de l'apoplexie foudroyante.

Étiologie. — Elle se produit plus facilement chez les jeunes gens que chez des hommes faits, vigou-reux; on l'observe plus fréquemment dans l'attitude au repos ou dans les efforts excessifs que par un exercice modéré; avec une coiffure lourde, bonne conductrice de la chaleur, qu'avec une coiffure lé-gère; dans le désert, sur l'eau, partout où la chaleur rayonnante est très-forte, que sur un terrain couvert de végétation.

Pronostic. — Quand l'action solaire a été exces-sive, chez les sujets peu accoutumés aux climats chauds [1], chez les individus délicats, le pronostic est

----

1. L'influence de l'inaccoutumance à la chaleur dans la pro-duction de l'insolation est démontrée par un fait observé lors de l'évacuation du territoire relativement chaud de la France par les Allemands, qui, au départ de Mézières et de Charleville, le

assez grave : l'insolation est alors pour le blessé une complication dangereuse ou tout au moins fâcheuse, car l'influence de l'insolation sur la plaie se traduit par un dessèchement de celle-ci, par une augmentation de la fièvre et de l'inflammation, par la production d'érysipèles.

Des cas légers permettent de porter un pronostic favorable.

Traitement. — La tête doit être mise à l'ombre et au frais; le malade sera couché d'une manière rationnelle, mis au repos, entouré de silence et de fraîcheur; on opérera une diversion sur l'intestin par des lavements vinaigrés ou des purgatifs salins et on appliquera des sangsues autour du nez; quand il y a danger de mort, on recourra à la saignée. On soustraira du calorique à la tête au moyen de vessies de glace et, à défaut de celles-ci, par l'irrigation. Quand la peau est trop enflammée pour permettre directement l'emploi énergique du froid, on fera mieux de l'envelopper d'ouate ou de l'enduire d'huile, ce qui fait tomber immédiatement la vive cuisson de la douleur cutanée.

23 juillet 1873, eurent prodigieusement à souffrir de la chaleur. La route, il est vrai, était dépourvue d'ombrage, la journée était extraordinairement chaude et on avait eu le tort de ne pas se mettre en marche de bon matin. Pour avoir négligé cette mesure de précaution, 60 hommes furent frappés d'insolation : 8 moururent immédiatement, 10 plus tard. 1 durent être laissés en arrière comme non transportables. Les Badois eurent aussi à souffrir de l'insolation dans une marche sur leur propre territoire, le 28 juillet. D'un autre côté, les Espagnols, habitants d'un pays chaud, ayant fait la guerre dans trois parties du monde, connaissent si peu l'insolation, si nous nous en rapportons à leur littérature médico-militaire, qu'ils ne possèdent pas même de dénomination pour cette maladie.

Ce qui vaudrait mieux que le traitement thérapeutique le plus judicieux, ce seraient des mesures de prophylaxie portant sur la coiffure, le vêtement et les habitudes de marche de la troupe, en d'autres termes, des mesures administratives et hygiéniques. C'est aussi, à ce point de vue, une chose fâcheuse que de mettre en campagne des jeunes gens encore incomplétement développés. Les coiffures lourdes, celles en métal ou celles de couleur noire, conviennent difficilement, au fort de l'été, dans les pays chauds; il en est de même des bonnets sans visière ni couvre-nuque. En revanche, les coiffures légères en peau de mouton blanche, comme les portent les Tartares et les Persans, les bonnets blancs que porte l'armée russe du Caucase, le couvre-nuque de toile blanche en usage en Italie, même pour la vie habituelle, celui des troupes anglaises dans l'Inde, sont excellents dans les marches par les grandes chaleurs. Quant à l'habillement, les étoffes doivent être légères; les vêtements doivent être amplement taillés; il faut que le cou soit couvert, mais non étranglé; la charge ne doit pas être excessive. Partout où l'on est libre de choisir, on prendra de préférence les chemins ombragés, en général on tirera parti de la moindre parcelle d'ombre et même on prescrira des marches de nuit.

Individuellement, le soldat pourra, dans une certaine mesure, s'endurcir la peau par des bains quotidiens, et se préserver la tête par des onctions huileuses. La transpiration du cuir chevelu est un préservatif presque certain.

Quand un soldat ressent les premières atteintes

d'une insolation, il devra, pendant la marche, se faire un parasol de branchages, s'appliquer des feuilles sur la tête, placer le mouchoir entre la coiffure et la tête, rechercher l'ombre et se réfugier dans la voiture d'ambulance. Les litières dont on s'est servi pendant les marches de l'armée russe sur Chiva, étaient couvertes d'une sorte de marquise. Par les fortes chaleurs, toutes les litières devraient être ainsi garnies. Pour les campagnes faites dans les régions tropicales ou par des chaleurs torrides, il serait bon de mettre des parasols entre les mains de la troupe sanitaire.

Scorbut.

Une des complications les plus fâcheuses qui puissent se joindre à une plaie est le scorbut, cette maladie du sang, à la suite de laquelle du sérum albumineux transsude dans le tissu cellulaire sous-cutané, dans les cavités abdominale et pleurale et dans les méninges, où les gencives et en général toutes les muqueuses se ramollissent, pâlissent, ont des tendances à saigner, et où la peau se dessèche, prend une coloration grise ou ictérique, et se couvre de taches rouges et d'une éruption de vésicules de même couleur, localisées d'abord aux extrémités inférieures, puis s'étendant plus tard à tout le corps. Sous l'influence de l'extravasation du sérum, le membre inférieur, surtout le mollet, devient douloureux et d'une dureté ligneuse, et les mouvements sont difficiles; plus tard, le gonflement remonte plus haut.

Quand il existe en même temps des plaies, celles-ci, quelle que soit la période de leur marche, quelle quo soit leur durée, changent d'aspect et de nature. Le pus devient liquide, mal lié, les granulations languissent et saignent, les cicatrices récentes se rouvrent, les cals en voie de consolidation se ramollissent ou, au moins, sont arrêtés dans leur formation.

Il n'est pas rare de voir survenir de l'héméralopie ; souvent aussi les selles deviennent liquides et teintées de sang. Le pouls devient petit et faible, l'appétit fait défaut. Le malade perd son énergie, devient tout à fait apathique, puis la somnolence s'empare de lui de plus en plus, enfin les centres nerveux se paralysent, et le malade finit par succomber par paralysie du cœur, à la suite d'exsudation dans le péricarde, ou par asphyxie à la suite d'exsudation dans la plèvre.

L'évacuation artificielle ou spontanée du liquide épanché dans l'une de ces cavités peut avoir pour conséquence de brusques épanchements sanguins qui amènent la mort subitement.

A l'autopsie, on trouve une sérosité gélatiniforme, rousse ou rouillée, remplissant le tissu cellulaire sous-cutané et les cavités, ou couvrant la surface du cerveau, tandis que la substance cérébrale, comme tous les organes internes, comme la peau, comme les muscles, est exsangue, que le cœur et les vaisseaux sont vides de sang, le foie et la rate friables.

Étiologie. — Le scorbut ne tire pas son origine directement de la plaie, mais la production du mal est favorisée par les pertes de sang, par le moral déprimé, par la suppression brusque de tout exercice, surtout chez les grands blessés, par les troubles fréquents de la digestion chez ces derniers et par l'atmosphère nosocomiale. Des causes engendrant directement le scorbut, sont : l'alimentation insuffisante et surtout le manque d'aliments frais; l'absence de la lumière et de la chaleur du soleil; le défaut d'air frais, sec, de composition normale.

Le scorbut est observé dans les prisons, à bord des vaisseaux, dans les villes enfermées[1] où la faim, l'air vicié et le manque d'exercice ont une influence simultanée; et, au-dessus de 58° latitude Nord, dans les hôpitaux, les casernes, partout où il y a encombrement d'individus; enfin, dans les ateliers, à la suite de longs jeûnes ou d'hivers prolongés[2].

Pronostic. — Les cas bénins observés chez des blessés légèrement atteints n'offrent pas un pronostic fâcheux; dans les cas graves et chez les grands blessés, il est plus mauvais; des épanchements considérables dans la plèvre ou dans le péricarde sont mortels; la diarrhée est dangereuse.

Traitement. — Au point de vue du traitement préventif, l'emploi des baraques ou des tentes, la prescription de porter les malades ou blessés au dehors, à l'air et au soleil, sont des moyens souverains. De même toutes les mesures qui sont de nature à relever la nutrition, le système nerveux et le moral. Les opérations, les incisions, les applications de sangsues doivent être proscrites.

----

1. La disette à Metz, pendant le blocus, fit naître le scorbut chez des milliers de blessés. Dans la guerre de sécession, en Amérique, il ne fut pas observé.

2. Au printemps 1870, la population entière de l'île Shishmui, dans la mer Blanche, succomba au scorbut. Au Spitzberg, cette maladie emporta 17 hommes de l'expédition suédoise au pôle nord.

Le traitement[1] proprement dit consiste en une alimentation végétale fraîche, en viande fraîche, rôtie, encore un peu saignante, ou en viande crue, en bière bien fortifiante, en vin, eau-de-vie, sucs végétaux, en acides végétaux (citrons), en substances aromatiques, en extrait de quinquina et en fer. Le perchlorure de fer, en deux ou trois doses quotidiennes de 15 à 30 gouttes, avec un peu de teinture aromatique, dans une potion gommeuse, agit efficacement et rapidement, surtout dans les cas de diarrhée scorbutique, et présente cet avantage qu'une fois l'effet obtenu, on peut en suspendre l'emploi pour ménager l'estomac, sauf à le reprendre au bout de quelques jours. En général, du reste, dans les prescriptions relatives au régime et au traitement, on ne doit jamais perdre de vue la conservation de la fonction digestive, comme étant la base fondamentale de l'hématopoïèse.

Quand la bouche est atteinte, on prescrit, comme adjuvants du traitement interne, des collutoires composés d'une décoction aromatique, de solution d'alun,

---

1. Dans les hôpitaux militaires russes, il existe, ainsi que je l'ai déjà dit dans mon travail sur les camps de Krassnoje-Selo et de Châlons (Berlin, 1866), un régime et un traitement antiscorbutique spéciaux. Le régime comprend, indépendamment de la viande, de la choucroute crue avec du raifort frais, du poireau frais et des oignons frais ; le traitement consiste en une infusion de cannelle avec teinture de cantharides ; l'eau-de-vie antiscorbutique contient une once par livre de teinture antiscorbutique ; la bière, une drachme par livre. La teinture aromatique se compose de : cochléaria aromatique, 6 onces ; cannelle, 1 once ; gingembre, 1 drachme ; raifort sauvage, 3 onces ; graine de moutarde noire, ¼ once ; alcool, 500 grammes.

de teinture de myrrhe, de chlorate de potasse. Quand la digestion est affaiblie, on recourt aux lavements de jus de viande de Leube ou, en général, à l'alimentation par la voie rectale, à l'inhalation d'oxygène, aux frictions et enveloppements à l'eau vinaigrée, tels qu'ils sont en usage dans les hôpitaux russes (des bains ne seraient pas supportés), aux mouvements actifs ou aux mouvements passifs (frictions et taxis des parties indurées et sensibles), au transport à l'air frais ou dans les lieux élevés. Une fois les scorbutiques et les héméralopes[1] évacués de la ville dans les camps, ou de l'hôpital dans les salles d'été ou sous la tente, ils guérissent presque sans traitement.

Dans les cas d'épanchement dans la plèvre ou le péricarde, on peut tenter d'évacuer le liquide au moyen de l'aspirateur de Dieulafoy. Les cas où cette pratique a été suivie de succès sont rares à Saint-Pétersbourg. Aux convalescents de scorbut convient l'usage interne des eaux de Schwalbach, de Steben, de Pyrmont, de Malotkowz. L'usage des eaux salines et fondantes, comme celles de Wiesbaden et de Staraja-Russa, est mortel.

––––––––––

1. Je considère l'héméralopie comme le résultat d'un état anémique du cerveau, survenant à la suite d'une irritation particulière des nerfs optiques par la neige. par le travail à la lumière artificielle ou à une lumière insuffisante. C'est parce que l'anémie, à la suite de privations prolongées, coïncide avec l'époque où le soleil printanier se reflète sur la neige et où la vue est fatiguée par l'éclairage artificiel continué pendant des mois entiers, que dans le Nord on a fini par considérer l'héméralopie de la fin de l'hiver comme le prodrome et le précurseur du scorbut.

Tuberculose.

Un fait sur lequel Textor le père et, avant lui, d'autres déjà avaient appelé l'attention, c'est qu'il n'est pas rare de voir, à la suite de blessures ou de résections, une convalescence prolongée donner lieu à l'éclosion de la tuberculose, et cela non-seulement chez des individus prédisposés ou porteurs du germe de la maladie, mais aussi chez des sujets indemnes jusque-là et chez lesquels elle se développe de toutes pièces à la suite de l'anémie ou de la persistance de la fièvre de suppuration. C'est là un fait dont il convient de tenir compte lors de la révision des recrues; c'est une raison de plus pour prononcer l'inaptitude au service militaire des sujets même simplement suspects de tuberculose. Pour le même motif, chez les individus suspects ou atteints de phthisie, on doit être sobre de résections et recourir plus souvent à l'amputation, dans le but de réduire autant que possible la durée de la convalescence.

Lorsque, chez les blessés ou opérés, la fièvre de suppuration dure longtemps et qu'en même temps les forces baissent, l'amaigrissement persiste, quand la toux et les sueurs viennent se joindre à ces symptômes, quand le facies prend ce type caractéristique qui ressemble davantage à l'excitation qu'à la dépression, et dans lequel les joues se chargent de rougeurs circonscrites et les yeux deviennent brillants, c'est que nous avons affaire à la tuberculose dont les lésions locales ont pu être révélées déjà par l'auscultation et la percussion bien avant que les symptômes généraux paraissent aussi tranchés.

Le *pronostic* est plus défavorable que dans la tuberculose indépendante d'un traumatisme, et la marche de la maladie conduit habituellement très-vite à une terminaison fatale.

Le *traitement* doit consister avant tout à procurer aux blessés de l'air frais et chaud : on les placera dans des baraques ou sous des tentes, en été, tout en les garantissant contre les oscillations de température trop brusques ; pour les soirées d'automne, on leur donnera des locaux chauffés, quand on ne peut les diriger sur un climat méridional. Ils doivent être bien nourris (régime lacté, lait de jument), et quant au reste, selon les règles de l'art et selon la nature des symptômes, on recourra aux moyens variés de la thérapeutique usuelle. Les convalescents atteints de cette complication pourraient être envoyés à Ems, à Salzbrunn, à Meran, à Hyères, à Pau, à Montreux.

Comme les établissements thermaux offrent souvent des places gratuites aux blessés de la guerre, ce traitement se trouve être parfaitement applicable, même aux hommes de troupe.

Pneumonie et pleurésie.

Il n'est pas de chirurgien qui n'ait eu l'occasion d'observer chez les blessés, pendant l'apogée de la fièvre inflammatoire, alors que le sang est disposé pour toutes les phlogoses, des phlegmasies du parenchyme pulmonaire ou, plus rarement, il est vrai, de la plèvre, phlegmasies tantôt circonscrites (*infarctus*), tantôt étendues, augmentant considérablement dans les deux cas la gravité du mal et les chances d'une terminaison fatale. Ces inflammations, autrefois appelées métastatiques, doivent être distinguées des infiltrations purement hypostatiques du poumon et de la plèvre. Celles-ci peuvent cependant aussi, notamment dans les cas de recrudescence fébrile ou de refroidissement, passer à l'état de suppuration active et survenir à toutes les périodes même d'une convalescence déjà avancée. Dans les phlegmasies du premier genre, la fièvre, l'élévation de température, l'état général, atteignent une gravité extrême, sans toutefois que la plaie soit le siége d'aucune modification; les pneumonies provenant de l'hypostase sont moins aiguës à leur invasion, moins intenses dans leurs symptômes, mais, pour peu que l'engouement passif soit étendu, peuvent devenir dangereuses par le fait qu'elles gagnent parfois les deux poumons. La pneumonie ou la pleurite, quelle qu'en soit l'origine, qu'elles soient dues aux causes que nous venons d'exposer ou qu'elles proviennent directement du traumatisme (compression ou contusion du thorax) constituent toujours une complication grave des plaies, quoique le pronostic n'en soit pas absolument défavorable.

Traitement. — Le traitement consiste, avant toutes choses, à se montrer avare de chaque goutte de sang; les sangsues et la saignée doivent être proscrites, sauf les cas d'indication vitale. Tartre stibié, opium à fortes doses, régime doux, air frais. Ces phlegmasies ont dans les baraques[1] une marche

---

1. J'ai vu, en de pareilles circonstances, avec le traitement que je viens d'indiquer, trois pneumonies intercurrentes avoir une terminaison heureuse.

plus favorable que dans les locaux fermés, à cause de l'oxygène constamment amené au poumon limité dans ses fonctions; or, l'apport constant d'oxygène, l'air humide, ni trop froid, ni trop chaud, constituent précisément l'indication la plus importante dans la pneumonie; la température de la salle de malades ne doit pas être élevée.

Aussitôt que la pneumonie ou la pleurésie est arrivée à la résorption et que la fièvre est tombée, le blessé doit de nouveau recevoir une alimentation fortifiante. Le régime lacté, une cure de petit-lait ou de raisin conviennent bien dans le traitement consécutif.

D'autres maladies intercurrentes provenant soit du refroidissement, soit de la prédisposition à l'inflammation chez les blessés atteints de fièvre, sont le catarrhe, l'angine, l'odontalgie, le rhumatisme, l'arthrite, toutes ces affections qu'on observe constamment lors des changements de temps, surtout dans les baraques. Aussi longtemps que l'on n'est pas arrivé aux froids de l'hiver, le catarrhe et l'angine ont une marche plus rapide et moins grave dans un milieu aéré et aussi libre que possible. Le rhumatisme, la goutte, l'odontalgie, au contraire, ne font qu'empirer dans les baraques et sous la tente, réclament le transfèrement des malades dans des locaux bien clos et chauffés, et exigent un traitement externe et interne rationnel. Chaque fois que faire se peut, on évacue les blessés atteints de cette complication sur Wiesbaden, Wilbad, Gastein, Pjatigorsk, etc.

Syphilis.

Une complication qui n'est pas rare et dont la production n'a aucun rapport avec la blessure, mais bien avec la guerre elle-même, est la syphilis. La guerre favorise l'apparition sur une grande échelle des accidents primitifs et fait que le traitement en est négligé; d'un autre côté les fatigues, les privations, l'influence du froid, les erreurs de régime favorisent, en campagne, le développement des accidents secondaires.

Nous ne prétendons pas dire que toute blessure, chez les syphilitiques, subisse des altérations spécifiques. La réunion immédiate n'est même pas impossible chez eux. Mais il arrive souvent, surtout quand il s'agit de plaies en suppuration, que la lésion soit modifiée. Dans le cours d'un traitement conduit selon toutes les règles, chez des individus en apparence bien portants, on observe un arrêt dans la marche vers la guérison; parfois aussi on voit survenir un changement de coloration de la plaie, puis on constate une altération de la sécrétion, le renversement des bords, des dépôts couenneux étendus sur toute la surface de la plaie, qui finit par prendre l'apparence d'un ulcère syphilitique[1]; souvent apparaît autour de la plaie une éruption caractéristique, la-

---

1. A Neuwied, chez un blessé français, j'observai une large place en sillon, peu profonde, siégeant sur le thorax, et qui avait pris tout à fait le caractère d'un ulcère syphilitique, tandis qu'une seconde plaie au tibia ne présenta aucune altération visible. Chez un officier russe atteint de varioloïde, pendant qu'il était en possession de syphilis secondaire, 45 pustules en suppuration se transformèrent en autant d'ulcères syphilitiques.

quelle, jointe à d'autres groupes de symptômes, angine, *corona veneris*, végétations, douleurs osseuses, adénopathie, complète le tableau de la syphilis secondaire. Quand on néglige cette complication, elle ne fait que s'étendre, tandis que la guérison des plaies et la consolidation des fractures ne font aucun progrès. Quand on a recours à un traitement hydrargyrique énergique, on voit, au début de l'action thérapeutique, les produits de sécrétion devenir plus liquides et les cicatrisations récentes se résoudre. Quand l'état général et la constitution du malade l'exigent, on interrompt le traitement antisyphilitique et l'on agit par les toniques. L'objectif du traitement doit consister à écarter avant tout la complication, sauf à guérir la blessure plus tard; tout cela peut être très-long et ne réussir qu'imparfaitement.

Le traitement par les frictions (Louvrier, Rust, Sigmund) est préférable à l'usage interne du mercure. La digestion n'en est pas altérée et ce procédé n'exclut pas une alimentation fortifiante en rapport avec l'état anémique et l'affaiblissement. Nous devons à la vérité de dire que l'irrationnelle médication, basée sur la décoction de Zittmann, donne parfois des résultats meilleurs et est mieux supportée que quelque procédé du traitement mercuriel que ce soit, ce qui fait qu'elle est indispensable. Mais la meilleure thérapeutique pour les blessés syphilitiques paraît être l'hydrothérapie rationnelle combinée à l'emploi du sublimé à doses minimes. Tout traitement antisyphilitique exige le séjour dans un milieu uniformément chauffé; la baraque et la tente sont donc contre-indiquées. On facilite et on hâte la guérison en envoyant le malade dans un climat chaud. Pour le traitement consécutif, les eaux de Pjätigorsk, d'Aix et de Wilbad-Gastein sont indiquées.

Récapitulation des complications des maladies des blessures.

Insolation. — Scorbut. — Tuberculose. — Pneumonie et pleurésie. — Syphilis.

IX.

MALADIES INTERCURRENTES.

Il existe un petit groupe de maladies qui, dans les armées en campagne, se présentent plus fréquemment à l'observation que toutes les autres affections du cadre nosologique. Les unes sont dues à l'encombrement, les autres sont le résultat de privations. Il n'y a rien qui puisse mettre les blessés à l'abri des unes ni des autres, bien qu'elles ne soient nullement en connexité de cause ni d'effet ultérieur avec la blessure, dont elles ne modifient pas d'une manière caractéristique les suites ni la nature. C'est donc avec raison que nous les appelons intercurrentes. Le médecin aura si souvent à les traiter en campagne que nous devons nécessairement en parler ici. Nous rangeons dans cette catégorie, la dysenterie, le typhus, le choléra et la variole.

Dysenterie.

Depuis que l'on connaît la guerre, on connaît la dysenterie et son cortége. Sur les 2 millions et demi de malades de la guerre de la sécession américaine, on compta plus de 700,000 diarrhéiques et dysentériques, soit plus du quart de la totalité des malades. Les embarras gastriques et la diarrhée sont inséparables, au début de la guerre et chez les jeunes soldats, avec la marche par les chaleurs, avec le bivouac, avec le bouleversement complet du genre de vie. L'usage de fruits verts, de racines et de plantes crues, contre lequel on peut difficilement garder le soldat, l'usage d'aliments non comestibles ou indigestes en temps de disette, le refroidissement considérable du corps par la pluie ou par le sommeil sur la terre humide, déterminent aussitôt l'invasion d'un certain nombre de cas de dysenterie, qui acquièrent, sous l'influence de l'encombrement, une extension épidémique.

Symptomatologie. — La maladie se présente aussitôt avec ses symptômes connus : selles fréquentes, sanguinolentes, ténesme, douleurs abdominales, abattement des forces, teinte ardoisée de la face, soif exagérée, anorexie, peau sèche, diurèse réduite.

Le *pronostic* n'est mauvais que dans le cas d'impossibilité absolue de rien changer aux conditions du genre de vie [1]. Quand il y a persistance des pri-

---

1. Sur les 725,675 malades de la guerre de sécession, il en mourut 11,560, soit 1 sur 70 : la maladie fut plus dangereuse la seconde année que la première.

vations subies et de l'alimentation irrationnelle, la dysenterie conduit à la mort, soit directement et au milieu de grandes douleurs et d'un épuisement total des forces, soit après avoir passé à l'état chronique.

A l'autopsie, on trouve les lésions limitées le plus souvent au rectum; elles sont plus rarement étendues à l'iléum ou au côlon. Dans le rectum, la muqueuse est boursouflée, couverte d'un abondant exsudat sanguino-séreux qui, à des périodes plus avancées, devient fibreux et pseudo-membraneux; plus rarement on y observe des ulcérations et ce n'est qu'exceptionnellement qu'on trouve des perforations.

Traitement. — Si jamais la prophylaxie et l'hygiène publique, se traduisant par des mesures administratives générales telles que je les entends dans mon travail : *Le ministère médical dans l'État moderne* (*Unsere Zeit*, fascicule de mai 1873), ont leur importance, c'est bien dans cette maladie. L'hygiène individuelle, sévèrement contrôlée, et une bonne administration, surtout au point de vue de l'habillement et du service des subsistances, doivent empêcher l'éclosion de la maladie; l'évacuation des sujets atteints doit en prévenir le développement épidémique et a pour but de placer les malades dans des conditions où la guérison soit possible.

Du jour où le médecin aura acquis sur l'instruction, l'habillement et l'alimentation des troupes, l'influence légitime qu'il doit exercer, il s'efforcera de réaliser les *desiderata* suivants : 1° prémunir les soldats contre les effets pernicieux des boissons froides pendant les chaleurs; 2° faire observer sévèrement pendant la marche les dispositions arrêtées dans ce but ; 3° faire arriver en temps utile les colonnes d'approvisionnement ; 4° pourvoir chaque corps détaché des denrées nécessaires, telles que : extrait de viande, café, etc. ; 5° veiller tout particulièrement à ce que le soldat ait en campagne une boisson convenable. La soif est un des tourments les plus difficiles à supporter, et de boire à chaque puits est un remède trop naturel pour qu'on ne s'y laisse pas aller malgré toutes les défenses. Dans les contrées où la bière est en usage, cette boisson a le double avantage de calmer la soif et d'être stomachique ; du vin ajouté à l'eau ou avalé avant l'ingestion de l'eau constitue également une boisson rationnelle. La boisson nationale russe, le *qwass*, vaut mieux que de l'eau et, en vertu de la menthe qu'elle contient, favorise également la digestion. L'expérience des Français en Algérie, des Anglais dans l'Inde, des Russes pendant la campagne de Chiwa, a permis d'apprécier la valeur du cognac ou de l'eau-de-vie, qui, par son addition en petite quantité à l'eau, présente l'avantage, en toute circonstance, même quand l'eau est de mauvaise qualité ou altérée, de la rendre potable et plus facile à digérer.

L'usage de la ceinture de laine, réglementairement adoptée dans la plupart des armées, doit être rendu obligatoire et général au début de l'invasion des affections intestinales.

Les dysentériques seront aussitôt évacués au loin en dehors du théâtre de la guerre. Dans les hôpitaux, on les tiendra éloignés des salles de blessés et on veillera à ce qu'ils ne se servent pas des latrines affectées à ces derniers.

Le traitement interne consiste dans l'administration de boissons et d'aliments chauds et mucilagineux d'une part, de médicaments de l'autre. Les huiles en général et aussi l'huile de ricin, pure ou en émulsion, agissent mécaniquement à titre d'isolants et de lénitifs sur l'intestin malade; une ou deux bonnes doses d'opium calment les crampes. Plus tard, le tannin et les autres astringents trouvent leur indication. Il existe une variété de dysenterie palustre observée dans les régions avoisinant le cours inférieur du Danube et dans certaines parties de l'Amérique du Nord. Cette forme est justiciable du sulfate de quinine. Les Américains préconisent le magister de bismuth à la dose de 1 à 4 scrupules. Les médecins français se trouvent bien de l'emploi de l'ipéca en lavages et de l'ipéca associé au calomel et à l'opium (pilules de Segond).

Des compresses échauffantes, des sacs de sable chaud sur le ventre et les lavements amylacés et opiacés sont de précieux adjuvants du traitement. En général, du reste, vu la localisation de la maladie, l'emploi topique des remèdes au moyen des lavements est parfaitement rationnel. Oppolzer eut de bons résultats avec les lavements froids. La plus minutieuse propreté et l'usage de latrines isolées sont d'une grande importance pour circonscrire la maladie. Dans les ambulances et dans les hôpitaux, je soumets les dysentériques à un régime spécial, consistant en décoction d'orge ou d'avoine et en d'épaisses bouillies au riz ou au sagou trois fois par jour. J'y joins du thé noir très-fort ou du sagou cuit avec du vin, comme boisson; du biscuit comme supplément. Il convient d'insister sur l'emploi des décoctions d'orge, etc.; les aliments solides doivent être absolument proscrits; aussi longtemps que les douleurs persistent, le vin rouge pur est nuisible. Le rétrécissement consécutif du rectum sera l'objet d'un traitement chirurgical.

Typhus.

Depuis que l'on fait la guerre, le typhus en est la suite; la forme pétéchiale a même reçu les dénominations caractéristiques de typhus de la guerre et de typhus famélique. Dans leur retraite de Russie en 1812, les Français répandirent une épidémie de typhus sur la Lithuanie tout entière, sur l'Allemagne du Nord, les pays rhénans et jusqu'au cœur de la France. Pendant la guerre de sécession en Amérique, le typhus entra pour moitié dans la morbidité de l'armée; dans la guerre de 1870-1871, le sixième des malades, tant du côté des Allemands que du côté des Français, furent des typhiques; les blessés et les prisonniers importèrent la maladie en Allemagne. Toutefois, grâce à la propreté générale, à la bonne hygiène et à l'alimentation convenable, la forme pétéchiale resta la grande exception; la plupart des cas consistaient simplement dans le typhus abdominal (fièvre typhoïde) et eurent une terminaison heureuse. J'appuie mon assertion sur le témoignage de Frerichs qui, après la reddition de Metz, fit, dans le but d'élucider cette question, une inspection des ambulances de cette place, où précisément se trouvait la plus grande agglomération de malades typhiques.

Influence sur les plaies. — L'influence exercée par le typhus sur la marche des plaies est parfois insignifiante; habituellement toutefois la maladie produit sur la lésion locale la même action que toute autre affection aiguë intercurrente, c'est-à-dire que la plaie se dessèche, que le processus en devient torpide. Mais ce qui rend le typhus important à considérer chez les blessés, c'est l'analogie qui existe entre certaines formes de la pyoémie et le typhus, analogie qui rend le diagnostic différentiel d'une extrême difficulté et qui a eu pour conséquence d'amener certains auteurs à admettre la possibilité de la transition de l'une des maladies à l'autre.

L'installation des blessés sous la tente ou dans des baraques favorise moins le développement du typhus que l'usage d'hôpitaux clos, et exerce une influence favorable sur la bénignité de la forme et de la marche.

Le traitement hydrothérapique, soit par l'enveloppement, soit par les bains, a donné de bons résultats et est devenu d'un usage presque général. Abaisser la température, procurer au malade le repos, le silence, la tranquillité et, autant que faire se peut, le sommeil, tel est l'objectif de la thérapeutique. On ne doit pas négliger de constamment nourrir quelque peu le patient et, lors de la convalescence, de passer, avec précaution, bien entendu, à une alimentation plus substantielle.

Choléra.

Le choléra n'a aucune relation d'origine avec la guerre, les concentrations stratégiques, l'accumulation de malades. Mais quand un cas de choléra se produit en temps de guerre, les agglomérations de troupes et les marches des armées sont les moyens les plus sûrs de développer le choléra épidémique. L'été et les climats doux favorisent cette invasion, ce qui fait que la maladie revêtit la forme épidémique pendant les campagnes de Crimée, d'Italie et de Bohême, et que pareille chose ne fut point observée dans les trois campagnes du Schleswig-Holstein et dans la guerre franco-allemande.

Comme ce sont les déjections alvines qui constituent le véhicule dans la transmission du choléra, on s'explique comment, par l'usage de latrines communes, un ou deux malades suffisent à infecter des compagnies· entières; on s'explique aussi, par la célérité des communications ferrées et fluviales, l'extension rapide du fléau. Quant à la contagion directe, elle n'existe pas (Pettenkofer).

On a admis dans la marche du choléra un stade d'incubation (trois jours à trois semaines), une période prodromale (diarrhée légère de quelques heures à quelques jours), un stade algide (d'une durée de quelques heures seulement d'habitude) et un stade de réaction qui peut devenir celui de la convalescence (le plus souven. plusieurs jours, rarement quelques semaines). Ces diverses périodes, il est vrai, se fondent l'une dans l'autre, mais leur maintien facilite l'exposition.

Le *stade algide*, qui constitue la véritable apparition du choléra, est caractérisé par les vomissements, la diarrhée, les crampes, un *facies* particulier, la cyanose, le frisson, la froideur de la peau, la diminution du choc cardiaque, la disparition du pouls, la dyspnée, et peut amener la mort par l'abolition complète de toutes les fonctions physiologiques.

La *convalescence* est signalée par le retour de la chaleur du corps, du pouls, des fonctions cutanée (diaphorèse) et rénale (diurèse), et par la cessation de la diarrhée et des vomissements. Exceptionnellement elle se prolonge et le cours de la maladie acquiert alors une certaine analogie avec la marche du typhus; le plus souvent le malade reste totalement épuisé pendant quelques heures ou quelques jours, puis il se rétablit rapidement.

Thérapeutique. — Le traitement du choléra est très-variable. En Angleterre, on adopte la méthode évacuante (ipécacuanha, calomel); en Russie, on prescrit la noix vomique et l'essence de menthe; comme boisson, on donne de la tisane de menthe et l'on s'attache à réchauffer le ventre. Dans le même pays, Froben inaugura avec succès un traitement par l'alcool, consistant à donner tous les cinq minutes de l'alcool à la dose d'une drachme jusqu'à l'apparition de la sueur. — Les frictions à l'eau froide et l'emploi de la glace à l'intérieur ont aussi pour effet d'exciter la vitalité de la peau. Les frictions pratiquées sur les membres, l'application de draps ou de sachets chauds sur le ventre procurent du bien-être au malade et sont le complément utile de toute méthode thérapeutique.

Quand le choléra règne épidémiquement, les diarrhées les plus légères doivent être considérées comme graves et soignées immédiatement. Souvent, dans ces cas, une faible dose de quinine dans un verre de cognac ou d'eau-de-vie arrête aussitôt le flux intestinal.

Quant à l'opium, de même que toutes les préparations ou *gouttes soi-disant anticholériques* et contenant de l'opium, il doit être rejeté de la thérapeutique du choléra et des diarrhées *cholériformes*.

En temps de choléra, il faut faire attention à toute selle extraordinaire et en prévenir aussitôt le retour. Le ventre doit être tenu chaud même la nuit, au lit.

Instructions pour les troupes en cas de choléra. — Aussitôt que le premier cas de choléra aura été signalé dans une troupe, les soldats devront recevoir des instructions spéciales insistant sur les points suivants : 1° ne rien changer au genre de vie habituel; 2° éviter avec le plus grand soin tout refroidissement du ventre, des pieds; 3° il ne doit se présenter aucun cas d'indigestion, d'ivresse ; 4° distributions de ceintures de laine, de chaussures chaudes, proscription du pantalon de toile (armée française); 5° tout cas de diarrhée ou de vomissement doit être immédiatement signalé[1].

Les mesures préventives et les méthodes thérapeutiques sont *généralement peu conciliables avec les exigences du service de guerre*; cependant il est

---

1. L'instruction française prescrit en outre de prévenir tout encombrement, d'aérer les salles, de veiller à la plus stricte propreté, d'isoler, de laver à grande eau, de désinfecter les latrines, de supprimer les baquets, de ne laisser séjourner aucun immondice, d'améliorer l'ordinaire, de réduire autant que possible le service, surtout la nuit et, dans le traitement d'autres maladies, d'apporter la plus grande discrétion possible dans l'emploi des moyens qui troublent les fonctions digestives.

(Note du traducteur.)

du devoir du médecin de rappeler au commandement les dangers du bivouac, des marches entreprises le matin à jeun (les Français font le café), des privations de tout genre ; la nécessité d'isoler et d'évacuer aussitôt tout malade, de créer des ambulances spéciales pour les cholériques, de détruire les matières vomies et les déjections. Médecins et officiers s'attacheront à conserver le moral de la troupe et à empêcher toute panique.

Si, pendant une guerre, une épidémie de choléra venait à se déclarer dans l'une des armées belligérantes, il serait de l'intérêt des armées et des États que, devant cette force majeure, la guerre prît fin.

Variole et varioloïde.

La variole et sa forme mitigée, la varioloïde, sont susceptibles de compliquer n'importe quelle maladie.

Mode de propagation. — Une fois que la maladie a pris, en temps de guerre, une extension épidémique, elle n'épargne ni syphilitiques, ni rhumatisants, ni blessés, ni opérés; elle gagne autour d'elle aussi longtemps qu'elle rencontre des individus aptes à contracter la contagion. La dernière épidémie qui débuta à Metz et fit ensuite le tour du monde, est particulièrement instructive à cet égard. En septembre 1870, elle prit naissance dans Metz; en octobre, elle était répandue dans la population et dans l'armée bloquées; elle suivit ensuite la marche des troupes jusqu'à Paris, et fut transportée en Belgique et en Hollande par les voyageurs et les fugitifs, et sur le Rhin par les blessés et les prisonniers; là se borna son extension jusqu'à la mi-décembre. Au commencement de janvier, le nord de la France et le centre étaient déjà infectés jusqu'à Orléans; dans le cours du printemps de 1871, elle atteignit encore l'Allemagne du Nord, Berlin principalement, la Suisse et le midi de la France; en automne 1871, nous la trouvons en Pologne, en Autriche, en Italie, en Espagne; en 1872, en Russie, en Roumanie, en Turquie, dans l'Amérique méridionale; en 1873, elle avait gagné la Sibérie et fait des progrès dans le nouveau Monde. C'est dans l'Empire allemand que la variole sévit avec la moindre intensité, grâce à la vaccination et la revaccination obligatoires. (Consulter la statistique de la variole, *in Central-blatt für das deutsche Reich*, éditée par la chancellerie impériale, I, n° 21.)

Pour les blessés, la variole constitue une maladie intercurrente grave. Les grands blessés succombent pendant la période d'incubation ou pendant la suppuration des boutons. Les plaies restent stationnaires pendant l'acmé de la maladie, mais pendant la convalescence elles guérissent très-rapidement. La consolidation des fractures est sujette à la même influence.

Traitement. — Le traitement, à vrai dire, ne peut consister que dans une pratique rigoureuse de la vaccination et dans la revaccination renouvelée tous les dix ans[1]. Hors de là, il n'y a ni préservatif, ni quarantaine qui vaille. Le contagium est fixe et

---

1. On réussit pendant la guerre d'Amérique, à force de vaccinations et de revaccinations, à circonscrire le développement de la variole, si bien que l'on n'observa que 735 cas sur 2 millions et demi de malades.

peut agir après des semaines et des mois; l'homme bien portant va le recueillir chez les malades sur ses vêtements et peut le transporter sur des tiers; il adhère aux ustensiles, à la literie, aux voitures, au matériel des voies ferrées, des bateaux et est répandu avec une rapidité proportionnelle à la marche accélérée de ces moyens de locomotion.

Le traitement de l'individu malade est le traitement des symptômes. Son objectif consiste à faire tomber la fièvre au moyen de la digitale, des acides, des laxatifs légers; à diminuer la chaleur âcre et mordicante de la peau par des onctions huileuses; à réduire la suppuration en détruisant, au moyen de la cautérisation au nitrate d'argent, le plus grand nombre possible de pustules. L'éruption sur les muqueuses doit être l'objet d'une attention particulière; on aura soin de conserver autant que possible les fonctions de la langue, en veillant à ce que l'air soit pur et pas trop chaud, en entretenant la souplesse des orifices des cavités buccale et nasale au moyen d'injections, de gargarismes émollients, d'onctions huileuses. Le véritable danger de mort dans la variole provient surtout de la perturbation ou de l'abolition presque complète de la fonction cutanée, troubles qui déterminent des accidents analogues à ceux qui résultent des brûlures étendues, c'est-à-dire l'afflux et la stagnation du sang dans les poumons.

Les varioleux doivent être placés dans des établissements complétement distincts. Il convient donc, dès l'apparition de la maladie, d'établir, dans des localités écartées, des ambulances spéciales de varioleux. Le personnel de service devra rester isolé d'avec les malades. Les vêtements et autres objets seront désinfectés par l'exposition à une température élevée.

Moyens de désinfection.

Les différents moyens de désinfection sont employés directement sur la plaie, sur les mains des médecins et infirmiers, sur la charpie, les bandes, les instruments, sur les objets de pansement ayant servi et recueillis dans le seau à pansement, sur les fosses d'aisances et sur l'atmosphère et le mobilier des salles de malades.

L'usage des désinfectants pour les seaux à pansement et les latrines est à l'abri de toute attaque. C'est obtenir un résultat d'une utilité réelle que de réussir à y supprimer la mauvaise odeur, à y suspendre la putréfaction et peut-être à y détruire les germes. Quant à la destruction des bactéries et des vibrions flottants dans l'atmosphère au moyen de chlorure de chaux ou d'acide phénique exposé dans les salles, c'est un résultat qui n'a jamais été constaté par une observation rigoureuse ; il n'est pas bien certain qu'on arrive par là à autre chose qu'à masquer une mauvaise odeur par une autre plus pénétrante. C'est dans leur application directe sur les plaies que l'emploi des désinfectants donne ses résultats les plus importants. Nous nous sommes déjà prononcé sur les indications qui commandent cette application, en établissant qu'elle doit être limitée aux plaies de mauvais aspect, à celles qui sont manifestement infectées et à celles qui sont traitées dans des locaux infectés; mais qu'elle ne doit pas

indistinctement être étendue à toutes les plaies que
l'on rencontre, surtout quand elles sont fraîches.
Les trois désinfectants dont l'usage est le plus répandu, sont : l'acide phénique, l'hypermanganate
de potasse et l'acétate alumineux. L'ozone aussi doit
être considéré comme un puissant agent de désinfection.

Acide phénique. — L'usage excessif qu'on a fait
dans ces derniers temps de l'acide phénique fournit
au moins l'occasion de constater son mode d'action;
ce qui permet d'établir le degré de concentration et
les circonstances dans lesquelles on doit s'en servir.
Quand on met en contact avec une plaie une solution
concentrée d'acide phénique, la surface de la plaie
se couvre d'une couche blanche, qui est le produit de
la combinaison de l'acide phénique avec l'albumine,
et qui empêche toute infection mécanique, mais aussi
retarde la guérison. A la surface de la peau, cette
solution détermine une vive brûlure et laisse la
partie blanche lisse et insensible. Par son affinité
pour l'albumine, l'acide phénique constitue un hémostatique énergique. Dans un cas d'empoisonnement par l'acide phénique, la cause constatée de la
mort fut, d'après Robert[1], la coagulation de la masse
tout entière du sang.

L'acide phénique, d'après cela, doit être rangé
parmi les désinfectants qui empêchent le développement de la putréfaction en s'opposant à la pénétration des germes putréfacteurs dans la substance
susceptible de putréfaction, au moyen d'une combi-

---

1. *British medical Journal.* January 1872, p. 895.

naison chimique : 1° avec l'albumine des tissus ; 2° avec l'albumine qui, d'après Blunt, entre pour la majeure proportion dans la constitution des germes. Il agit donc d'une manière analogue au tannin, au sublimé, à l'acide chromique. Porté sur des plaies fraîches, l'acide phénique les dessèche et empêche ainsi la guérison. Or, plus les plaies guérissent rapidement, plus elles échappent au danger de l'infection. L'acide phénique est donc contre-indiqué pour les plaies fraîches.

Pour le pansement des plaies de mauvaise nature, on se sert d'une solution aqueuse au $^1/_{20}$ ou au $^1/_{30}$, ou d'une émulsion huileuse au $^1/_{10}$. Dans la proportion de $^1/_{100}$ ou $^1/_{50}$ ou même $^1/_{1000}$, ainsi que quelques chirurgiens l'emploient, il perd tout action corrosive, ce qui justifierait une opinion récemment émise et contestant à l'acide phénique la propriété d'empêcher la production de champignons et la fonte gangréneuse. A ce degré de dilution, tous les caustiques et tous les désinfectants perdent leur effet.

Méthode de Lister. — Cette méthode consiste à opérer et à panser à l'abri de l'air, sous un baldaquin imprégné d'acide phénique, sous une douche en pluie de ce même acide, avec des doigts et des instruments trempés dans la solution, puis à couvrir la plaie avec des objets de pansement imbibés aussi d'acide phénique. D'après le rapport de Jüterbogk, la statistique des résultats obtenus ne répond pas aux espérances qu'on avait fondées sur cette méthode.

L'hypermanganate de potasse appartient, d'après Robert, à la catégorie des désinfectants indirects, agissant, par destruction des germes, à la manière du

chlorure de chaux, des acides sulfurique et nitrique
et de la température élevée. Le permanganate de
potasse n'exerce d'une manière appréciable aucune
action concomitante défavorable sur la plaie; il fait
disparaître l'odeur d'une manière certaine et est lui-
même à peu près inodore; enfin lui seul, quand il
s'agit de désinfecter sur toute la ligne, est applicable aux plaies fraîches.

L'argile acétique est recommandée par de Burow.
Avec 8 parties de sucre de Saturne, 5 parties d'alun
et 64 parties d'eau, il prépare une eau vulnéraire à
l'acétate d'alumine. De Burow couvre toutes les plaies
en suppuration d'un lambeau imprégné d'acétate
d'alumine que l'on recouvre d'une pièce de caoutchouc laminé, dans le but d'empêcher la trop prompte
dessiccation du lambeau. Par ce moyen, il supprime
dans les plaies en suppuration la production de vibrions et d'odeurs putrides; les plaies suppurent bien,
se couvrent de granulations et guérissent rapidement et sans accident. Par le même procédé, Günther
et A. Müller conservent les cadavres avec le plus
grand succès.

L'ozone détruit les gaz méphitiques (Oettler), tue
les petits organismes (Ebermeyer) et absorbe le
miasme palustre; c'est un épurateur de l'air et du
sang, il stimule les fonctions physiologiques et agit
comme tonique sur la nutrition, sur les muscles et
sur l'innervation. Par analogie, étant données ces
propriétés, nous sommes amené à croire que l'ozone
est un agent destructeur des germes animaux et végétaux, des miasmes et des virus, et, à ce titre, nous
ne pouvons que recommander la préparation artifi-

cielle d'ozone dans les salles de malades et l'application directe d'eau ozonisée ou de courants d'ozone sur les plaies de mauvaise nature.

Récapitulation des maladies intercurrentes.

Dysenterie. — Typhus. — Variole et varioloïde. — Choléra. — Supplément : les moyens de désinfection.

X.

INSTALLATION DES BLESSÉS ET MALADES.

Dans le cours de notre traité, nous avons, à chaque pas, été obligé d'appeler l'attention sur l'importance de l'installation des blessés. Installer immédiatement les blessés dans des établissements situés à proximité, c'est éviter les dangers du transport et du retard apporté à l'intervention médicale; par cette installation, définitive dès le début, on écarte l'influence fâcheuse des mutations successives; enfin, au moyen de locaux bien choisis et convenablement ventilés, on s'oppose à la production des maladies consécutives des plaies. On doit de plus ne pas perdre de vue, dans l'organisation des ambulances, la nécessité de sauvegarder le bien-être des malades, et de favoriser l'exécution du service médical, de l'administration et du contrôle militaire.

Partout où l'on en a le temps et les moyens, les baraques doivent être préférées à tout autre local pour l'installation des ambulances de seconde ligne du théâtre de la guerre et en général pour toutes les ambulances de réserve ou d'associations dont les événements militaires pourraient nécessiter la préparation en quelque lieu que ce soit.

La tente, et surtout la grande tente d'ambulance, est ce qui convient le mieux quand il s'agit de suivre les mouvements de l'armée et d'être prêt à entrer en activité au premier signal.

Mais quand on vient subitement à être débordé, comme cela arrive à la suite de grandes batailles ou à l'arrivage de forts convois de malades, on a recours à tous les locaux, à tous les bâtiments disponibles pour y improviser des ambulances tant bien que mal. Pour le choix et l'aménagement de ces localités, on se basera sur les enseignements de l'expérience acquise et sur les données de la science.

Baraques.

On ne saurait guère admettre que des baraques puissent être construites sans le concours d'un architecte ou d'un homme de métier. Toutefois le médecin est trop directement intéressé à cette construction pour qu'il puisse se dispenser d'en connaître au moins les règles générales.

Sur un assolement sec, un peu élevé, si c'est possible, mais jamais sur un terrain bas, on établit, sur des piliers en terre ou en bois, de 2 à 6 pieds de hauteur au-dessus du sol, une charpente en poutres ou en planches, dont les façades principales regardent l'est et l'ouest, tandis que les petits côtés sont exposés au nord et au midi, et que les latrines et les conduits de déversement se trouvent au nord. D'une longueur variant de 30 à 60 pieds, chaque baraque constitue une salle de malades unique ou se subdivise en deux salles ; dans les deux cas, elle contient les dépendances nécessaires : cabinet d'infirmier, salle de bains et de toilette, tisanerie, latrines. Le toit, d'une élévation de 20 à 30 pieds, est ouvert longitudinalement à la hauteur du faîte ; cette fente est couverte d'un petit toit d'abri ou toit cavalier, semblable à ceux qu'on voit habituellement aux tuileries, aux séchoirs, aux teintureries, etc. (fig. 34). Le cavalier sera disposé de manière que les ouvertures latérales puissent être fermées soit

Fig. 34.

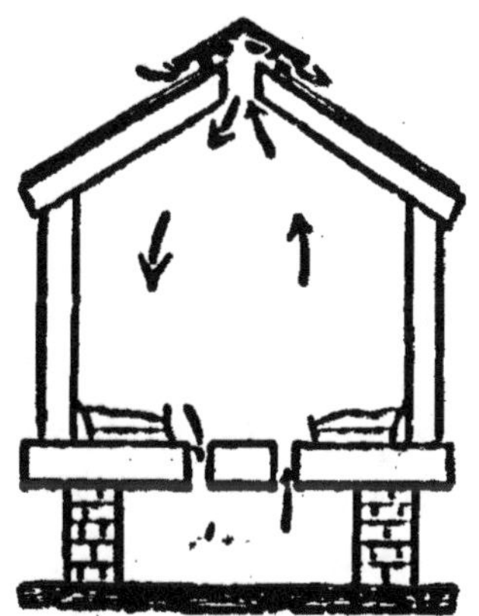

au moyen de volets en bois, soit par des persiennes ou des croisées.

Dans le plancher de la baraque sont ménagées plusieurs petites ouvertures excisées dans le parquet. Au moyen de plaques tournantes, on peut les ouvrir ou les fermer à volonté. Le toit ouvert d'une part, les ouvertures du parquet de l'autre, déterminent un courant continu et énergique, renouvelant l'air de la baraque de telle manière que, ni dans la salle en général, ni autour de tel ou tel malade, il ne puisse se former une atmosphère viciée et que les ustensiles, le mobilier et les murs ne s'infectent que tardivement. Cependant, quelque énergique qu'elle soit, l'aération ne peut jamais, à la longue, prévenir l'infection des parois et du contenu de la salle ; il faut s'attendre, dans toute salle de malades, au bout de six mois, un an de service, à constater des signes d'infection que l'on perçoit tant par l'odorat que par les symptômes particuliers observés dans la marche des maladies. On pénètre dans la baraque à travers une large porte à deux battants et par un large pont en forme de plan incliné, afin qu'il soit possible de transporter le malade au dehors avec toute sa literie sans aucune difficulté. La porte se trouve percée soit dans un des petits côtés, soit dans le milieu de la grande façade. Quant aux fenêtres, le meilleur serait de ne les pratiquer que sur l'un des côtés longitudinaux. Elles doivent monter aussi haut que possible, mais ne doivent pas se terminer, en bas, juste au-dessus du niveau des lits, ainsi qu'on l'a fait pour les pavillons de l'hôpital du camp de Châlons. Les latrines, la salle de bains, la tisanerie, le cabinet de l'infirmier, doivent être relégués à l'une des extrémités, à moins que le service des bains se fasse dans un local distinct et que la tisanerie et la chambre du personnel de service soient installées dans l'espace central. Les *latrines* doivent constituer une annexe extérieure, mais directement adjacente, située au nord ; le meilleur système est celui des fosses mobiles, journellement changées et désinfectées, comme celles en usage au camp de Châlons.

Des latrines spéciales, disposées au nord, environnées de branchages, placées à une distance rationnellement calculée, aménagées avec les égards exigés par l'hygiène et la décence, sont destinées aux convalescents et à tout le personnel en service à l'ambulance. Elles doivent exister en nombre suffisant, avec compartiments séparés selon le sexe et le rang; elles seront tenues soigneusement propres, désinfectées, et, en cas de besoin, démolies et reconstruites plus loin.

Le sous-sol, entre le plancher de la baraque et le sol, reste ouvert et peut servir à remiser les brancards et d'autre matériel. Dans les baraques spécialement aménagées pour l'hiver, on l'utilise avec succès pour le chauffage souterrain. C'est de l'air chauffé que font alors pénétrer dans les salles les ouvertures pratiquées dans le plancher pour servir à la ventilation.

Vestiaire. — Comme vestiaire pour la conservation des effets d'habillement apportés par les malades nous avions, dans notre baraquement à Neuwied, disposé avec quelques planches, sous l'une des baraques, un petit local fermé, occupant environ 1/8 du sous-sol et permettant le libre accès de l'air. Dans l'espace central compris entre les deux salles d'une baraque, on peut encore installer un petit cabinet pouvant recevoir des armoires avec les approvisionnements et les ustensiles nécessaires. Sans cet aménagement, il faudrait aller prendre le matériel au fur et à mesure des besoins dans un magasin spécial et on serait obligé d'aller aussi tout y reporter après en avoir fait usage, non sans avoir soumis les objets à un nettoyage minutieux. Ce service de va-et-vient entre les baraques et le magasin peut être confié à des hommes désignés à cet effet ou à des hommes guéris que, pour une raison ou pour une autre, on voudrait garder sous la main.

Eau, éclairage, chauffage. — Les conduites d'eau froide et d'eau chaude constituent une utile installation. Quant au gaz, il doit être proscrit des salles, à cause des dangers d'incendie et de la viciation de l'air. Mais pour les cours et les passages, rien ne saurait le remplacer. L'ambulance sous baraques établie en 1870-1871 sur le champ de manœuvres de Bruxelles était complétement éclairée au gaz. Comme moyen d'éclairage dans l'intérieur des salles de malades, nous recommandons l'éclairage électrique (Ladygin) ou la pure et simple lampe Carcel comme préférable au pétrole, si dangereux à manier et souvent si nauséabond.

Dans les baraques d'hiver, on placera des poêles; les meilleurs sont les poêles en faïence ou les poêles danois hermétiques; ils sont chauffés dans l'intérieur des salles et concourent à la ventilation de celles-ci. Les petits poêles en fonte, qu'il est si facile de se procurer rapidement, quand il s'agit d'improviser le chauffage, ont le désavantage de dessécher l'air et d'être aussi vite portés au rouge que refroidis. Convenablement chauffés à la houille, c'est à eux qu'on recourra cependant le plus avantageusement, mais ils exigent la constante surveillance d'un homme compétent.

Les baraques peuvent être mises en communication entre elles par des couloirs plus ou moins couverts ou même par des rails. Quand elles sont au nombre de 10 à 30, ou davantage, on les disposera en V romain

Fig. 35.

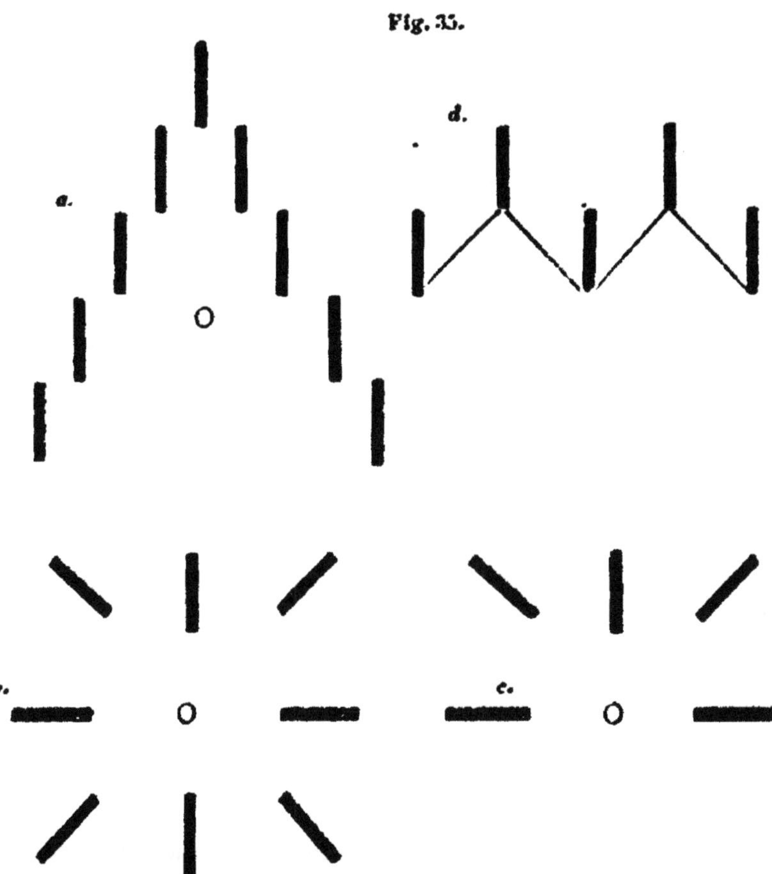

(fig. 35, *a*) ou en cercle, ou en demi-cercle (*b* et *c*), assez rapprochées pour que le service et les communications n'en soient pas entravées, assez éloignées pour qu'elles ne se privent pas mutuellement d'air ni de lumière. Les plans relatifs à ces dispositions telles qu'elles furent arrêtées en Amérique pour les grandes ambulances créées pendant la guerre de sécession, se trouvent dans les *Circulaires 6* et *9 du Surgeon general's Office*, que l'on cite si fréquemment, et dans à peu près tous les écrits traitant de la matière. Quand les baraques ne sont pas en grand nombre, un dispositif avantageux consiste à les aligner alternativement en avant et en arrière d'une ligne déterminée (fig. 35, *d*); grâce à cette disposition, elles ne s'enlèvent les unes aux autres ni l'air ni la lumière, et la communication directe reste possible. Le constructeur modifiera ces règles selon l'état des localités, la nature du sol, le nombre des baraques à élever, la situation des environs, les besoins spéciaux du service; au besoin, il en imaginera de nouvelles.

La salle d'opérations exige une baraque spéciale; quand la chose n'est pas possible et qu'on est obligé de la comprendre dans une autre baraque, celle-ci devra être une baraque d'administration et nom de malades. Une salle à manger et une salle de récréations constituent un complément fort utile quand le baraquement a une certaine importance.

La cuisine sera installée dans une baraque située au centre du baraquement. L'administration, le logement du médecin et celui du personnel auxiliaire ont aussi leurs locaux distincts. Les latrines pour les gens valides, la salle des morts, la buanderie, les écuries et remises sont reléguées dans une zone plus éloignée, à l'écart, mais cependant à portée du reste du baraquement.

Les chemins et les carrés conduisant aux baraques ou reliant celles-ci entre elles seront empierrés au moyen de gravier, de scories, de déchets de tan ou de sable ; ils seront entretenus en bon état et mis en communication directe avec les chaussées, les grandes routes ou les voies ferrées. Quand on peut embrancher sur celles-ci une voie de raccordement

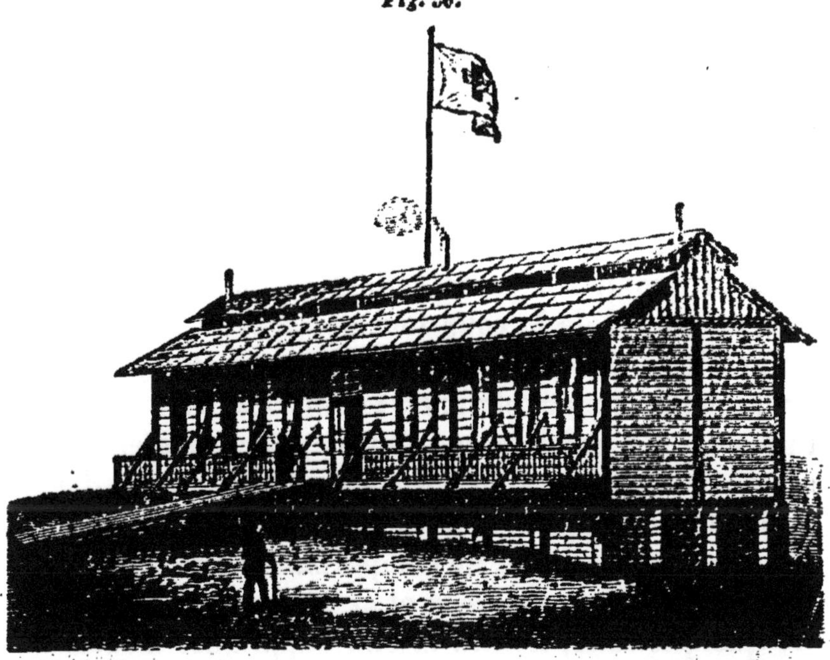

Fig. 36.

conduisant jusque dans le baraquement, on réalise une notable économie de temps, on augmente puissamment le confort et on épargne aux blessés mainte souffrance et maint danger par la suppression des manœuvres de transbordement.

Sur une ou plusieurs de ses faces, la baraque est bordée d'un balcon en bois (fig. 36), couvert par une avancée du toit et protégée par des stores ou au moyen d'une marquise contre l'action trop énergique du soleil, du vent ou de la pluie; on augmente ainsi l'espace de la baraque d'une annexe considérable; on procure à ses hôtes un lieu de séjour et de promenade par le mauvais temps; au besoin on peut y porter des malades avec leur lit. Partout où faire se pouvait, j'ai toujours tenu la main à ce que tous les malades, pour un temps aussi court que ce fût, fussent retirés de leurs salles et que celles-ci, pendant cet intervalle d'une ou plusieurs heures, restassent complétement vides.

Les manœuvres du transport au dehors des malades avec leur lit et de leur réintégration sont bien plus faciles quand il existe des portes à deux battants et quand les ponts reliant le plancher de la baraque au sol de la cour sont peu élevés.

Le toit de la baraque est couvert en carton-pierre, en asphalte ou en planches; dans les pays où les tuiles ou les ardoises sont en usage, ces matériaux seront d'un utile emploi. Nous en dirons autant des feuilles métalliques laminées. Les dimensions du baraquement entier et de chaque baraque en particulier doivent être modérées, et si l'on peut se permettre quelque luxe, il vaut mieux l'appliquer à l'aménagement intérieur qu'à la construction; on aura ainsi moins de peine et moins de dépenses inutiles quand il s'agira, au bout de quelque temps, de démolir le baraquement.

Les baraques conviennent surtout aux blessés et aux typhiques; en été, elles peuvent être également utilisées pour les fièvres éruptives, la tuberculose et les affections pulmonaires ; leur emploi est contre-indiqué pour les rhumatisants, les goutteux et, en hiver, pour les maladies des organes respiratoires.

Pour donner une idée de la rapidité de la construction, nous dirons qu'à Coblentz on mit de 2 à 6 semaines pour construire, pour le camp des prisonniers, à la Peter-Schanze, des baraques destinées à recevoir 19,000 hommes. Les cinq premières purent être mises en service au bout des premiers quinze jours.

Baraques d'hiver. — Malgré la durée relativement courte des guerres de la période contemporaine, on est obligé de conserver les baraques pour l'hiver. On peut, ainsi que cela se pratique à Neuwied, à Coblentz, à Berlin, etc., transformer pour le service d'hiver des baraques primitivement construites pour la saison d'été. Mais cette transformation coûte beaucoup de peine et de grosses dépenses sans que l'on arrive à atteindre complétement le but. Aussi vaut-il mieux, dès le principe, construire les baraques en vue de l'hivernage. Les baraques sédentaires des hôpitaux Saint-Jacques à Leipzig et Roshdestwensky à Saint-Pétersbourg peuvent servir de modèles à cet égard. Dans les baraques d'été transformées pour l'hiver, les cloisons en bois reçoivent un revêtement en briques, en bitume ou en tuiles (Neuwied), ou bien on y cloue des plaques de carton-pierre (Berlin), ou encore on établit une seconde cloison en planches, on tend des couvertures, on condamne les fenêtres d'un côté, on place des poêles ou on organise le chauffage par le sous-sol, on établit des paravents autour des portes, on étend un plafond de toile entre la salle et l'espace circonscrit par le toit. Quand on obtient l'occlusion hermétique, la salle se chauffe trop et l'air se vicie; quand on ménage une certaine ventilation, l'atmosphère reste pure, mais il règne dans les salles un froid qui gêne le service et est dangereux pour les malades. Quand, au contraire, la baraque est destinée d'emblée au service d'hiver, les murs sont construits en charpente et en briques (baraque n° 3 de Neuwied) ou consistent en une cloison de planches double (Coblentz), dont l'interstice est bourré de tourbes, de scories de houille, de mousse, de paille, etc.; extérieurement on tapisse le mur de petites planchettes clouées, ou bien on se contente de clouer les lattes sur les fissures; on passe une couche de couleur à l'huile, et dès l'élaboration du plan, on tient compte des dispositions nécessaires pour le chauffage.

En raison des dangers d'incendie, tout baraquement de quelque importance doit être pourvu d'un service de secours et de conduites d'eau desservant toutes les baraques (incendie du baraquement de Minden). Pour améliorer la composition de l'atmosphère, un peu pour l'agrément de la vue et surtout afin d'obtenir de l'ombrage (au fort de l'été, les chaleurs peuvent devenir intolérables dans les baraques en bois), on choisira autant que possible des emplacements garnis d'arbres. Ceux-ci, du reste, confèrent une certaine protection contre la propagation d'un incendie.

Le prix moyen des baraques, telles qu'on les construit pour la durée d'une guerre, se monte, pour 26 à 30 malades, de 7,500 à 8,500 francs; la transformation pour l'hivernage coûte de 1,300 à 1,700 francs par baraque (Neuwied; Virchow : *Ambulances et baraques*, 1871), de sorte que la place de chaque malade revient de 350 à 375 francs, et, après addition des dépenses pour les conduites d'eau, de gaz, les travaux de terrassement, de jardinage, etc., à 560 francs.

Une pratique à recommander pour des guerres futures consisterait à construire à l'avance des baraques en bois, très-légères, doublées en toile, démontables et susceptibles d'être envoyées par bateaux ou par voies ferrées jusqu'à l'emplacement où on les monterait. Cela paraît au moins aussi praticable que les maisons portatives américaines. La proposition et le plan détaillé de ces baraques ont été faits par un constructeur russe.

La transition entre la baraque et la tente est la tente-baraque. C'est une baraque, d'après sa construction générale, avec cette seule différence qu'une ou plusieurs de ses parois, au lieu d'être en bois, sont en toile. Ces parois en toile sont simples ou doubles, disposées de manière à pouvoir être relevées par des boucles ou roulées, et à permettre, dans ce cas, le libre accès de l'air. (Tente-baraque de Stromeyer; ambulance de la Grande-Gerbe.)

Tentes.

La tente d'ambulance est loin d'être répandue et appréciée comme elle le mérite. Pourtant, dans la dernière guerre, on y recourut, tant chez les Français que chez les Allemands ; importée d'ailleurs aussi par la Russie, l'Angleterre et la Hollande, elle fut d'un usage fort répandu ; il est juste de dire que ce fut par nécessité plutôt que par engouement. Mais c'est précisément dans les cas de nécessité subite que l'emploi de la tente est indiqué, par exemple dans l'ambulance volante, dans les hôpitaux temporaires mobiles et dans les annexes d'ambulances. Rien ne saurait mieux démontrer la transportabilité de la tente, et partant les avantages qu'elle a sur toute construction, que ce fait qu'à Neuwied, quand notre ambulance vint à être encombrée, nous fûmes en mesure de faire dresser, occuper et mettre en service des tentes russes avec tous leurs accessoires, huit jours après que nous en eûmes adressé télégraphiquement la demande à Saint-Pétersbourg. Une de ces tentes me fut expédiée en France, par la voie belge, et reçut des blessés français dès la fin de février, alors que le 1er février elle avait encore été occupée à Neuwied, sans qu'on eût prévu la nécessité de l'envoyer. D'ailleurs, par chemin de fer, par bateau, par voiture ou par bête de bât, on transporte une tente aussi vite qu'un particulier peut voyager ; ainsi, dans tous les cas, aussi vite qu'une armée peut marcher.

Quatre pieux enfoncés en terre jusqu'à hauteur d'homme, quatre lattes ou perches convergeant deux à deux pour dessiner le toit, des pièces de toile ou de couvertures tendues sur le tout, et voilà une tente improvisée qui offre aux blessés un abri contre les intempéries de l'air. Quelques arbres reliés entre eux par une toile tendue constituent également un abri en forme de tente et qui a même sur la tente l'avantage d'une plus grande stabilité, tandis que par l'irrégularité de la forme et l'inexactitude de l'occlusion cet abri est inférieur à la tente. De pareilles tentes peuvent être improvisées à peu près partout et toujours. Historiquement, du reste, ces abris constituent le prototype de la tente telle qu'elle est en usage actuellement pour le service de guerre et le service hospitalier. Les tentes varient à l'infini comme forme et comme dimensions; quel que soit le type auquel elles appartiennent, elles sont également précieuses quand il s'agit d'abriter promptement les blessés. Cependant, quand on a le choix, on préférera les tentes de forme rectangulaire ou octogonale, moyennement spacieuses (10 à 20 lits), aux modèles circulaires ou ovales, attendu que c'est perdre de l'espace que de placer des lits le long de parois courbes.

La tente de malades octogonale du modèle anglais possède une charpente en fer et a la forme d'un rectangle à angles coupés. Elle est destinée à recevoir 12 lits, mais avec ce nombre de malades elle serait encombrée; quand on y place huit couchettes, il reste l'espace nécessaire pour disposer une cantine d'ustensiles, une table, un porte-manteau et un fauteuil ou une chaise percée. Réglementairement, les lits doivent converger vers le centre; mais quand on en réduit le nombre de manière à pouvoir placer sur chacun des deux côtés longs du rectangle deux lits disposés parallèlement à l'axe de la tente, on gagne au centre un espace fort précieux pour le médecin, qui se trouve plus à l'aise pour l'exécution de son service.

La tente d'ambulance prussienne est une simple tente

en toile de forme rectangulaire, destinée à recevoir 12 à 16 lits, avec un compartiment séparé pour la garde-robe et le matériel, et un autre pour l'infirmier, quand ce dernier ne couche pas avec le reste du personnel sous une tente spéciale. La charpente est en bois; la toile se tend au moyen de piquets; une ouverture ménagée dans le faîte et couverte favorise la ventilation.

La *tente d'isolement prussienne* est carrée, petite, destinée à recevoir un seul lit et a pour charpente quatre pieux en fer, pour squelette du toit un cintre en fer également; la toile est tendue au moyen de piquets.

La *tente de malades du modèle américain* est carrée, mesure $4^m,27$ de côté, $3^m,27$ de hauteur, et est réglementairement destinée à 8 hommes. La toile consiste en un tissu de coton imperméable, mais dont la couleur blanche a le désavantage de réverbérer la lumière. Le toit consiste en deux doubles directement appliqués l'un sur l'autre; la charpente est en bois. Les cordes ne sont pas fixées contre des piquets, mais attachées par l'un des côtés sur une planche percée de trous.

Les Américains se servent encore de *la tente en parapluie*, qui a 11 pieds de haut, $13\frac{1}{2}$ de diamètre, est pourvue d'une fenêtre et reçoit 2 lits. Cette tente est solide, peu volumineuse et facilement transportable.

La *tente-abri française* est une petite tente, basse, de forme prismatique triangulaire; ce n'est pour ainsi dire qu'un toit en toile tendu par-dessus l'homme couché; elle ne sert jamais d'une manière durable, mais peut être utilisée momentanément pour couvrir les malades et blessés.

La *grande tente doublée, modèle russe*[1], à 20 ou 40 lits, consiste en une toile extérieure en toile à voile et en une doublure en drap; elle est de forme rectangulaire.

Fig. 37.

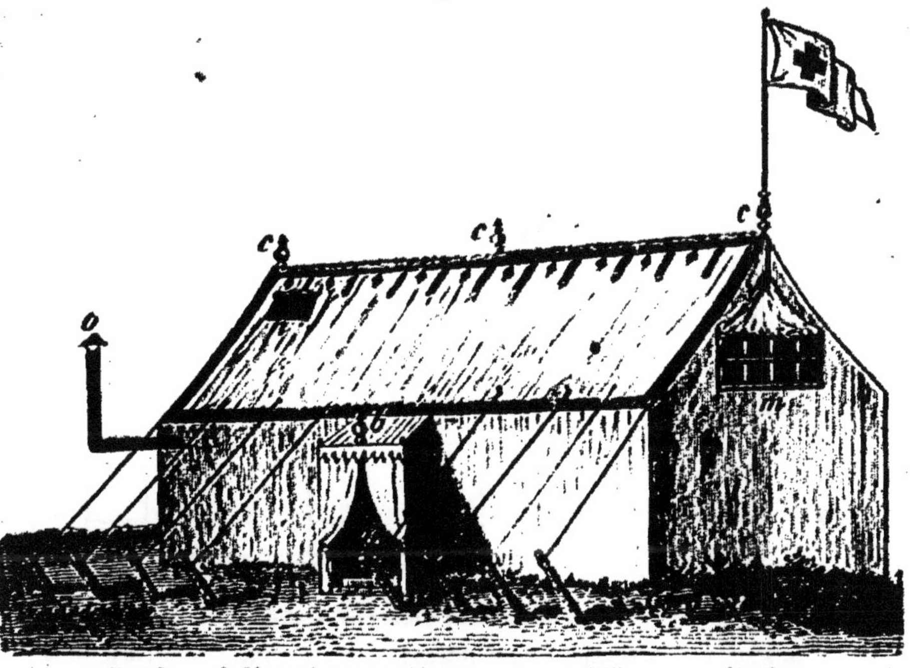

a. Entrée. — b. Marquise avec rideaux. — c. c. c. Piliers. — m. Fenêtre.
n. Clapet à ventilation. — o. Tuyaux des fourneaux.

Trois piliers en bois supportent le tout. Les cordes qui retiennent le toit sont attachées à des piquets solides, enfoncés tout autour de la tente, un peu

1. J'ai donné une description détaillée de cette tente dans le *Bulletin de l'Académie de médecine*, tome V, page 3, n° 3, 1871, et dans ma brochure : *les Camps de Krassnoje-Selo et de Châlons*. Berlin, 1866.

obliquement, de manière à pencher vers l'extérieur, et munis, à cet effet, de forts anneaux en fer. Les parois latérales sont boutonnées contre le bord du toit et peuvent, par conséquent, quand il s'agit de donner de l'air, être roulées vers le haut ou totalement enlevées. Quand les parois latérales sont en place, la tente est chaude, obscure, la ventilation fait défaut, et il faut tout le grand espace de la tente pour qu'on y puisse respirer.

La *tente d'hiver de Heyfelder* (fig. 37 et 38). Par

Fig. 6.

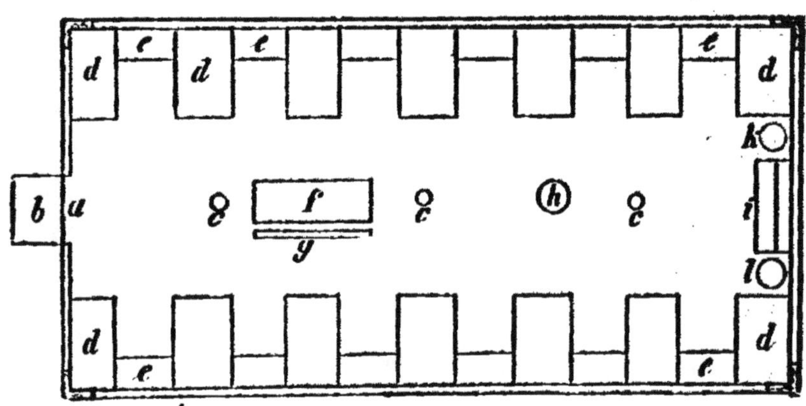

Plan du pavillon d'hiver de Heyfelder.

a. Entrée. — *b.* Marquise avec rideaux. — *c. c. c.* Piliers. — *d. d. d.* Lits. — *e. e. e.* Tables de nuit. — *f.* Table. — *g* Banc. — *h.* Poêle. — *i.* Armoire — *k.* Chaise percée. — *l.* Fauteuil.

sa configuration extérieure et sa composition, cette tente est identique à la précédente; seulement, afin de pouvoir diminuer le nombre des piquets disposés tout autour de la tente et pour donner à celle-ci une forme plus gracieuse et une solidité plus grande, j'eus soin, tant à Neuwied qu'à Lille, de faire construire une charpente à la fois légère et solide, de faire établir un parquet bien joint et légèrement exhaussé, de garnir l'ouverture d'entrée d'une marquise avec portières extérieures et intérieures, de pratiquer dans le pignon et dans le toit des châssis en fer-blanc destinés à recevoir des carreaux de vitre, d'adapter une soupape de ventilation, de suspendre à l'intérieur des lampes à pétrole, d'y placer de 1 à 3 poêles en fonte ou foyers, et de faire communiquer les tentes entre elles au moyen de couloirs en toile. Les fentes existant entre le toit et les parois latérales furent recouvertes au moyen de couvertures de laine, et des nattes furent étendues sur le plancher; les fenêtres, ainsi que les persiennes à ventilation du toit, furent alternativement tenues ouvertes et closes.

Je transformai d'une manière analogue pour le service d'hiver les simples tentes en toile du modèle anglais. Seulement deux de ces tentes furent placées ensemble sous un large toit destiné à les abriter.

Nos tentes ainsi transformées furent en service depuis novembre 1870 jusqu'en avril 1871. Elles servirent à nos malades comme logement habituel, comme salle de récréation, comme salle à manger, etc. Elles furent plus chaudes que les baraques, et les malades les préféraient à celles-ci.

Tous ces modèles de tentes ont leur utilité en campagne. Mais cette utilité varie avec les matériaux dont elles sont constituées, avec la structure et aussi avec l'emplacement choisi et l'aménagement du terrain. Les charpentes en fer tiennent peu de place et sont surtout convenables pour les petites tentes. Seulement elles ont l'inconvénient de se plier, de se fausser, de ne pas supporter le poids d'un toit tant soit peu lourd, et d'être bien plus difficiles à remplacer et à réparer qu'une charpente en bois. Aussi la charpente en bois convient-elle bien mieux à de grandes tentes; elle peut d'ailleurs être perfectionnée, consolidée au besoin, et combinée avec des agencements en fer tels que les crampons, des anneaux, des crochets, ou même des portions de charpente en fer. La toile ou le coton américain que l'on emploie pour les tentes ne doit pas être de couleur trop claire, ni surtout uniformément blanche, à cause du reflet au dehors comme au dedans. Des tissus écrus, rayés, de couleur ou badigeonnés extérieurement en vert ou en brun foncé (comme les tentes vertes de la famille impériale en Russie), ou revêtus d'une doublure foncée (tente d'ambulance russe, doublée en drap; tente d'officier à toit doublé en toile cirée), atténuent la clarté de la lumière. Le badigeonnage à la couleur à l'huile, et la doublure en drap, ainsi que le revêtement du toit en toile cirée, ont en outre l'avantage de mettre à l'abri de la pénétration de la pluie. Ce but est également atteint au moyen de certaines préparations chimiques dont il suffit d'imprégner la tente pour la rendre imperméable (la préparation de Schwabe[1], par exemple). Mais comme l'un des avantages de l'emploi de la tente réside précisément dans la perméabilité, qui permet le re-

1. Cfr. : *le Camp de Krassnoje-Selo et celui de Châlons,* Berlin, 1866, par le docteur O. Heyfelder.

nouvellement de l'air, ces moyens ne sauraient guère convenir que pour le toit de la tente.

Mode de fixation. — Quand la tente est fixée par des piquets, il est nécessaire de la consolider au moyen d'un talus élevé tout autour de la base et établi soit avec la terre rejetée lors du creusement des gouttières, soit avec du gazon ou des planches. Mais que la tente soit attachée au moyen de piquets ou fixée à l'aide de cordes partant du toit et s'attachant à des pieux fichés dans le sol, elle est d'un accès également difficile. Avec une solide charpente, les piquets peuvent être réduits à quatre, fichés dans le sol aux quatre angles de la tente; ils disparaissent complétement par l'emploi d'une pratique fort bonne, qui consiste à attacher la corde au moyen d'anneaux vissés dans des arbres des bâtiments voisins. Le sol devra être quelque peu exhaussé et aussi sec que possible. Il doit être rigoureusement interdit de le creuser à l'intérieur de la tente. Tout autour de la tente on établira une fosse destinée à servir à l'écoulement des eaux pluviales. Nous avons déjà vu que la terre rejetée lors de cette opération sert à établir un talus de renfort. J'ai vu dresser des tentes sur du gazon qui n'avait subi aucune préparation, sans qu'il en soit résulté d'inconvénients. Mais il vaut toujours mieux drainer le terrain, le fouler et le couvrir de gravier ou de sable. Comme les baraques, les tentes gagnent non-seulement en stabilité, mais aussi en agrément, en salubrité et en durée, quand on peut les disposer sous des arbres. La chaleur et la lumière sont insupportables dans une tente exposée sans protection au soleil. De plus, en plein air et sans protection, les tentes courent le risque d'être enlevées par un ouragan. C'est ce qui advint à l'ambulance sous tentes du mont Saint-Roch, à Bingen, en 1870.

Il est absolument indispensable que le sol ne soit souillé d'aucune façon dans l'intérieur et tout autour de la tente; on doit particulièrement le préserver contre l'imprégnation par les produits de déjection (Larrey, Goffre). Il est donc essentiel de préparer la nuit un nombre suffisant de baquets pour les malades valides, et de vases pour les malades couchés, et d'exercer la plus active surveillance et le contrôle le plus sévère à cet égard. Au camp de Châlons, les soldats français tenaient le sol et le pourtour de leurs tentes dans un état de propreté exemplaire. Partout où les tentes d'ambulance sont mises en service pour une certaine durée, on doit favoriser à l'entour la culture et l'entretien de verdure et de fleurs; quand une tente a été établie plus de deux mois sur le même emplacement, les raisons sanitaires en réclament le déplacement (Roth), ainsi que l'ont fait les Prussiens pour le camp de Lokstäd.

Les malades sont couchés sous la tente, dans le sens des rayons (Français) ou dans celui de la circonférence; à défaut de lits, on se contente provisoirement d'une couche de paille, ou de châssis de planches placés sur des bancs de gazon ou des blocs de bois, etc. Indépendamment de la ventilation qui s'établit par le faîte (Prussiens), par des lucarnes (Anglais), à travers le tissu même de la toile, il convient de tenir la porte ouverte aussi souvent que possible et de détacher temporairement une paroi tout entière, attendu que sous la tente l'air s'altère et se vicie facilement, surtout quand la toile est imprégnée d'humidité.

Chauffage. — En hiver, le chauffage des tentes se fait au moyen de poêles en fonte ou en faïence dont les tuyaux, émergeant de la tente à travers une ouverture bordée de tôle, s'étendent aussi loin que possible au dehors; l'ouverture du tuyau est coiffée d'un petit chapiteau en tôle. C'est le système que j'ai employé. Les Américains se servent du dispositif que voici : la tente est traversée dans le sens de son grand axe par un canal souterrain, dont l'une des extrémités est extérieure à la tente. Devant cette extrémité on entretient un feu de charbon, tandis qu'à l'autre extrémité se trouve une cheminée élevée. La chaleur est ainsi conduite à travers tout le parquet de la tente. Les Américains déclarent que ce chauffage est suffisant; quant à nous, nous voulons bien concéder que cela vaut mieux que rien, mais nous doutons que ce procédé puisse convenir autrement que dans des climats très-doux et par des hivers courts.

Locaux de nécessité.

En temps de guerre, les établissements dont on dispose ne suffisent pas toujours aux besoins du moment et du lieu, et l'on se voit dans la nécessité de recourir aux expédients les plus variés. Le règlement sur le service de santé de l'armée française (*Journal militaire officiel*, 1871, page 626) dit sur ce point : « Lorsque l'administration n'est pas en mesure de construire des baraques dans de bonnes conditions d'emplacement et de dimensions, on peut utiliser les constructions agricoles et les habitations particulières en réservant les petites chambres, soit pour les officiers, soit pour les hommes gravement atteints. » On prend ce qu'on trouve et l'on se tire d'affaire comme on peut. Mais tous les locaux, tous les bâtiments, toutes les maisons ne peuvent être également utilisés et, en admettant qu'on puisse les utiliser, tous ne présentent pas les mêmes avantages. L'expérience acquise dans la dernière guerre a permis d'apprécier la valeur des diverses constructions comme locaux d'ambulances et de déterminer quelles sont celles qui s'y prêtent le mieux, celles qui s'y prêtent moins bien et celles qui ne s'y prêtent pas du tout.

Hôpitaux civils. — Comme premier expédient, on recourt ordinairement aux hospices civils, où, à côté des installations nécessaires au service de santé, on rencontre un personnel tout exercé. Mais malgré ces avantages, les hospices civils conviennent peu à l'hospitalisation des blessés de la guerre, attendu que l'on y voit aussitôt éclater des maladies chirurgicales. Nous trouvons la preuve de ce que nous avançons dans ce qui se passa, particulièrement pendant la dernière guerre, dans les hospices civils de Saint-Quentin, Bonn, Cologne et Lille. À l'hôpital Saint-Sauveur de Lille, qui subsiste depuis plusieurs siècles déjà, aussitôt que l'on y eut placé des blessés, on vit éclater une épidémie de pourriture d'hôpital si intense, qu'il fallut immédiatement évacuer l'établissement et disperser les blessés chez les particuliers. La cause paraît résider dans une imprégnation de l'air, des ustensiles, des murs, de tout le sol, par des effluves nosocomiaux. Les *hôpitaux militaires* présentent les mêmes inconvénients et les mêmes dangers. Exemples tirés de la dernière guerre : Lille, Metz, Coblence, Versailles, Strasbourg[1].

Casernes. — On est bien naturellement conduit à affecter au service de santé les casernes devenues vacantes par l'entrée en campagne des troupes. Mais l'expérience s'est prononcée contre cette pratique. Pour les arguments nous renvoyons aux résultats obtenus par le service hospitalier dans la caserne des uhlans à Berlin, en 1866, et dans les casernes de Wiesbaden, Metz, Bieberich, Mannheim, Trèves, Bouillon (Belgique), en 1870 et 1871. Le danger consiste d'abord dans la saturation des locaux par les produits organiques de déjection, puis dans l'absence de toute installation spéciale pour les malades, dans l'absence totale de latrines pour les grands malades, et dans l'éloignement des latrines destinées aux malades valides, lesquelles sont situées souvent dans un bâtiment tout à fait distinct. Quand on n'a pas le temps de procéder à un nettoyage à fond, d'organiser la ventilation et les installations spéciales nécessaires au service de santé, on ne doit jamais placer des blessés dans une caserne qui a déjà servi ; on aurait plus d'avantages à y loger de petits malades. Les résultats obtenus en 1870 et 1871 dans

---

1. Edholm (*Reseanteckningar af en Militärläkare*, 1870) parle de la fréquence de la pyoémie et de la grande mortalité à l'hôpital militaire de Strasbourg. (Voir aussi : Heyfelder, *Rapport sur mon activité en France et sur le Rhin en 1870-1871.* Saint-Pétersbourg, 1870-1871.)

la caserne des uhlans de Berlin (Virchow, Goldhammer), sont une preuve de ce que peuvent, malgré tout, à cet égard, les soins de propreté, la ventilation, la circulation d'eau, les réparations et un traitement rationnel.

Églises. — Plus rarement de nos jours qu'autrefois, il arrive qu'on soit conduit à utiliser les églises pour les blessés. Dépourvues de moyens de chauffage et dallées en pierre, elles sont peu agréables et même dangereuses; elles peuvent donner lieu à des maladies par refroidissement et, chose plus grave, au tétanos. Toutefois, des églises, telles qu'on les rencontre fréquemment en Russie, mais exceptionnellement partout ailleurs, des églises qui sont exhaussées au-dessus du niveau du sol, qui ont des planchers en bois, qui sont sèches et peuvent être chauffées, conviennent parfaitement en raison de leur notable cubage d'air et en raison de ce qu'elles ne constituent pas des habitations habituelles et, par suite, confèrent une grande immunité. A Saint-Wendel, on fit acte d'improvisation heureuse en plaçant des blessés dans l'église, et le traitement chirurgical donna les meilleurs résultats.

Maisons d'école. — Pourvus de pièces spacieuses, installés pour un grand nombre de personnes, habités temporairement seulement, les écoles, séminaires, institutions, pensionnats, sont partout volontiers transformés en ambulances. Les écoles ne constituant pas, à proprement parler, des habitations, sont plus hygiéniques (exemples de 1870-1871 : Unkel sur le Rhin, Grand-Essigny dans l'Aisne, Mouzon dans les Ardennes); les séminaires et les pensionnats sont plus commodes à cause du grand confort de leur installation; mais ils donnent d'autant plus facilement lieu aux accidents des plaies qu'ils ont servi pendant un plus long temps à l'habitation et au couchage. Quand ils sont de construction récente et conformes aux lois de l'hygiène, ou quand on a eu le temps de les désinfecter ou de les remettre à neuf, cet inconvénient est moindre. En 1870-1871, on y installa fréquemment des ambulances de nécessité et on y obtint les meilleurs résultats (exemples : Neuwied, Nancy, Château-Thierry, Saint-Quentin).

Couvents.—En tant que constructions importantes installées pour abriter un grand nombre de personnes, placées dans une situation belle et salubre, entourées de nombreuses dépendances et de vastes jardins, constituant un tout fermé ou tout au moins facile à fermer, les couvents peuvent convenir à un service hospitalier. Mais les vieux monastères tortueux, comme ceux qui reçurent des blessés à Andernach, Marktbreitbach, Kœnigswinter, doivent être absolument rejetés. Placer les malades dans des cellules étroites, sombres, mal ventilées, serait agir en contradiction formelle avec les principes de la science. D'ailleurs, la sévérité de la discipline monastique, le sombre recueillement et le silence solennel qui règnent forcément dans certains couvents, exercent une influence pernicieuse sur le moral des blessés et des convalescents. Ces influences fâcheuses, j'eus l'occasion de les observer chez les convalescents placés dans le couvent, d'ailleurs magnifique, de Laach. Puis, souvent aussi, on rencontre là cet esprit de domination propre au monde clérical et certaines préventions qui, au grand détriment du malade, mettent des obstacles à la liberté d'action du médecin.

Châteaux. — Les châteaux, surtout ceux qui ne sont pas habités d'une manière permanente, conviennent tout particulièrement pour servir d'ambulances de nécessité, en raison de la largeur des escaliers et couloirs, de la hauteur des pièces, de la bonne organisation des cuisines, qui sont spacieuses; en raison de l'existence de remises, de caves, de dépendances, de latrines bien disposées, d'installations balnéaires, des moyens préventifs contre l'incendie, enfin en raison de leur exposition habituellement bonne et hygiénique, de la richesse de végétation qui les entoure et d'une situation relativement isolée. Exemples : les châteaux d'Engers, Dierdorf, Schwetzingen, Uccle, La Sasse (Belgique), Ruitz, Versailles, etc.

A côté des châteaux et palais, nous rangeons tous les édifices publics contenant des salles spacieuses et qui ne sont pas habituellement habités, en supposant toutefois qu'il y existe des latrines en quantité suffisante et qu'on y trouve ou que tout au moins on puisse y installer une ventilation efficace. C'est ainsi qu'on employa avec succès, en 1870-1871, le musée à Cambrai, le tribunal civil à Sedan, le palais de justice à Épernay.

Auberges, hôtels, salles de bal. — Les auberges, hôtels et salles de bal offrent de même des locaux et une installation qui conviennent pour les ambulances improvisées. Pendant la dernière guerre, les salles de bal furent mises à contribution avec une certaine prédilection et avec succès. Exemples : Bordeaux, Paris, Lille, Neuwied, Andernach, Kreuznach, Saint-Wendel, Saint-Gilles, Ehrenbreitstein, etc., etc.

Établissements thermaux. — On pourrait croire, à *priori*, que les établissements thermaux se prêtassent à merveille à recevoir des blessés. Mais l'expérience n'a pas réalisé cette attente. Ems, par exemple, qui pourtant présentait tous les avantages possibles, vit au *Panorama* et à la *Maison-de-Pierre* se produire un nombre relativement considérable de cas de pyoémie. A Kreuznach, le traitement chirurgical eut des résultats défavorables, et même les officiers placés dans les établissements balnéaires et dans les garnis n'échappèrent pas aux accidents des plaies. Wiesbaden, — les baraques exceptées, — ne peut pas se flatter de résultats remarquablement bons. La raison de ces mécomptes doit être cherchée dans deux causes de natures diverses : 1° les locaux avaient été préalablement et depuis longtemps occupés par des malades ; 2° l'esprit de lucre des propriétaires avait fait réduire l'espace des chambres, au point qu'elles n'avaient pas le cubage d'air réglementaire et la ventilation n'était pas organisée.

Maisons particulières. — En principe, les habitations privées ne doivent pas être choisies pour l'installation durable des blessés de la guerre. Ce qu'on y gagne par la décentralisation, on le perd par les difficultés apportées au service médical, par l'absence de tout contrôle hygiénique et militaire, par l'isolement excessif des blessés : *solamen misero est socios habuisse malorum.* D'autre part, le défaut d'espace, l'absence des installations sanitaires, la vétusté, la situation rendent parfois les maisons particulières nuisibles; les soins bien intentionnés, mais mal entendus des habitants peuvent les rendre absolument pernicieuses. Tout ce que j'ai vu des résultats du traitement des blessés chez les particuliers à Coblentz, Wiesbaden, Kreuznach, Ems et Lille, est peu encourageant. Nulle part, tant s'en faut, les blessés n'offraient l'apparence de santé et de prospérité que présentaient les hommes confiés à mes soins dans les baraques et sous les tentes de Neuwied et de Lille. Aussi, le gouvernement prussien — il est vrai que c'était surtout pour des raisons administratives — prononça-t-il, pendant le cours de la guerre, l'interdiction de mettre des blessés en traitement chez les particuliers. Mais tout cela ne veut pas dire qu'à la campagne, dans un jardin, sur un emplacement libre, une maison particulière construite selon les règles de l'hygiène, proprement tenue, habitée par des personnes en petit nombre, ne puisse recevoir avantageusement, dans des pièces vastes et aérées, un nombre restreint de blessés et les tenir à l'abri de tous les dangers de l'encombrement, notamment des épidémies et infections qui en sont la conséquence. Pirogoff appelle particulièrement l'attention sur ce point. Après de grandes batailles, il arrive souvent qu'il n'y a pas dans les environs une seule maison qui ne contienne des blessés.

Les locaux des sociétés de gymnastique constituent la transition entre les salles closes et les locaux ouverts; par leur mode de construction, ils se rapprochent des baraques. En y plaçant des poêles, on peut les utiliser en hiver. Mais il faut s'assurer que ces locaux sont suffisamment accessibles au soleil et à l'air. Dans ce cas, on y obtient d'assez bons résultats.

Granges. — En faisant la dépense de quelques rideaux de toile, on transforme une grange en une ambulance très-passable et parfaitement hygiénique, en raison du double avantage de l'aération et de l'absence d'humidité. En tout temps, avant qu'on connût les ressources dont on dispose aujourd'hui pour améliorer l'installation des malades et blessés, les granges servaient à cet effet.

Arsenaux. — Les arsenaux, manéges, cirques, peuvent, comme les locaux dont nous venons de parler, être employés comme ambulances de nécessité, et cela d'autant plus avantageusement que le sol est plus sec et l'air plus souvent renouvelé.

Wagons. — Aligner de longues séries de wagons sur un espace libre distrait de la voie ferrée, au centre d'une ville (Metz), et les utiliser comme hôpital, c'est là une idée qu'il était réservé au génie inventif des Français et à la détresse d'une place assiégée de mettre en pratique. C'est d'ailleurs une fort bonne installation pour les blessés légers.

Fabriques. — Certains établissements industriels, hangars, marchés, halles, corderies, magasins de fabriques, conviennent mieux que tout autre local pour une ambulance improvisée. Avec leurs salles élevées, leur ventilation active, leurs abords faciles, leur toit, leurs parois en vitrage, leur charpente en fer, ces locaux semblent faits tout exprès pour recevoir des malades et des blessés (Carlsruhe, Metz,

Nancy, Bruxelles, Saint-Quentin [1]). Naturellement il faut rejeter les bâtiments des industries insalubres, comme les usines de produits chimiques, les miroiteries, où l'on manie le mercure, les fabriques d'allumettes phosphorées, etc. Si l'immunité des manufactures de tabac à l'égard du choléra (D' Marchal, à Strasbourg) venait à se confirmer, il y aurait indication à les employer le cas échéant.

Navires. — Parfaits comme moyens de transport, les navires soulèvent quelques objections quand on veut les utiliser comme ambulances. Les locaux pontés ne possèdent ni le cubage d'air, ni la ventilation nécessaires; sur le pont, les malades ne peuvent pas séjourner en permanence. Quand les flots sont agités par la tempête, les mouvements du navire sont pénibles et nuisibles pour les fracturés et les opérés. Ce sont les circonstances de lieu qui commandent ou empêchent la transformation des navires en ambulances. Quatre vaisseaux-hôpitaux servirent aux Espagnols, pendant la guerre du Maroc (1854), à évacuer les blessés sur les ports de la péninsule. Un hôpital flottant de 300 lits, stationné dans le port de Ceuta, eut une grande utilité comme annexe des hôpitaux installés dans la ville.

De tout ce qui précède, on peut déduire, en ce qui concerne le choix des locaux à affecter au service hospitalier, les données générales suivantes :

La première condition du choix consiste à deman-

1. *Observations médico-chirurgicales pendant la guerre franco-allemande.* Heyfelder, 1870-1871; Saint-Pétersbourg. 1873.

der aux locaux un abri contre le soleil, le vent, la pluie et l'humidité du sol; en second lieu, il faut, d'une part, l'espace nécessaire pour placer les lits et le matériel, et pour l'exécution du service; d'autre part, le libre accès de l'air et de la lumière; on doit considérer ensuite la situation, les environs, la proximité de l'eau et de quelque verdure, la facilité des abords, la possibilité d'isoler les malades et de les changer de pièces (locaux de rechange); enfin, selon le climat et la saison, il faut tenir compte des dispositifs pour se préserver contre le froid (fermeture hermétique, chauffage).

Il sera avantageux de choisir la proximité (mais non le centre) d'une grande ville, à cause des ressources plus grandes en moyens matériels et intellectuels, à cause du voisinage et du facile accès des grandes voies de communication. Avec l'extension donnée de nos jours aux chemins de fer et aux lignes télégraphiques, il est indiqué de raccorder l'ambulance avec les uns et les autres; d'ailleurs l'existence de la voie ferrée donne plus d'extension à l'idée de proximité d'une grande ville.

D'une manière générale, les locaux inhabités doivent être préférés aux bâtiments habités, les habitations temporaires aux habitations permanentes, les maisons habitées par des individus bien portants aux maisons logeant des malades.

Il est aussi important de combattre l'encombrement par une certaine décentralisation, que la dissémination excessive par une certaine concentration.

Les hangars, salles de gymnastique, granges, fabriques, ateliers, locaux vitrés, sont préférables pour les blessés et les typhiques, pour la saison chaude et les climats méridionaux; les bâtiments bien clos, avec de grandes salles, valent mieux pour les autres malades, pour l'hiver et pour les pays septentrionaux..

Récapitulation de l'installation des malades.

BARAQUES, TENTES, AMBULANCES DE NÉCESSITÉ.

Convenables.

Marchés. — Ateliers de construction. — Fabriques. — Granges. — Châteaux. — Édifices publics.

Conditionnellement convenables.

Églises. — Pensionnats. — Écoles. — Hôtels. — Établissements thermaux.

A rejeter.

Cellules de couvents. — Maisons particulières. — Hôpitaux militaires. — Hôpitaux civils. — Casernes. — Navires.

XI.

AMÉNAGEMENT DES AMBULANCES.

L'aménagement des ambulances varie ordinairement avec les exigences du climat et les habitudes des populations. En guerre, d'ailleurs, il faut s'accommoder de ce qu'on a. Malgré cela, il subsiste des règles générales auxquelles on a le devoir de se conformer le mieux possible. Ces règles sont relatives soit à l'hygiène des établissements, soit à l'organisation du service; avec les modifications raisonnables et nécessaires, elles sont applicables partout où il s'agit de recevoir des malades ou des blessés, soit d'une manière improvisée, soit dans une installation préparée d'avance.

Mesures contre l'incendie. — Partout où une ambulance est organisée soit dans des habitations privées, soit dans des bâtiments spéciaux, on doit tenir compte des dangers d'incendie et prendre les mesures nécessaires pour arrêter le feu. Dans les établissements importants, il y a lieu d'organiser un service et des gardes d'incendie (baraques du Tempelhoferfeld à Berlin); quand les bâtiments sont très-élevés, on préparera des échelles de sauvetage et des cordages; quand les constructions sont facilement inflammables, comme les baraques, par exemple, on attachera des haches de sapeur-pompier à chaque toit (Haurowitz, baraques américaines); enfin, dans tout établissement, quelque restreint qu'il soit, doit se trouver au moins une pompe à incendie. Dans les combles de tout hôpital sédentaire il faudrait qu'il y eût un grand réservoir d'eau, et cette disposition devrait se retrouver en petit dans toutes les ambulances improvisées.

Une conduite d'eau suffisante, non-seulement pour alimenter l'établissement en eau potable, mais aussi pour servir aux travaux de propreté et aux besoins du service d'incendie, ne doit, autant que possible, faire défaut nulle part. Dans les baraquements de Coblentz et à l'hôpital sous baraques de Bruxelles, cette installation était organisée de la manière la plus complète. Le médecin en chef d'un pareil établissement, surtout quand il s'agit d'une ambulance improvisée, fera bien de se réserver personnellement le soin de veiller à cette partie du service; il arrêtera les dispositions générales à prendre en cas d'incendie et fera exercer son personnel à la manœuvre de la pompe à incendie, de la chaîne, de l'application des échelles et de l'usage des cordes de sauvetage.

Tous ceux qui connaissent les terribles et éternels dangers de l'incendie dans les pays où ne se trouvent guère que des constructions en bois, ceux qui réfléchissent qu'il s'agit ici de malades incapables de s'aider eux-mêmes, souvent même de faire le moindre mouvement, ne trouveront certainement pas qu'aucune de ces mesures de prévoyance soit exagérée. Par les chaleurs prolongées, on aura soin d'arroser par intervalles toutes les constructions en bois et leurs environs, ce qui a des avantages multiples, car non-seulement on diminue la sécheresse et, par suite, les dangers d'incendie, mais encore on maintient la pompe en état et les gens de service au courant de la manœuvre, sans parler des bienfaits de l'humidité de l'air et de la production d'ozone.

Chambre des morts. — Partout où l'on a reçu des malades et des blessés, il faut prévoir la possibilité de décès, et il importe de veiller, tant pour des raisons d'hygiène que pour des raisons d'humanité, à ce que les morts ne séjournent pas avec les vivants. Dans toute ambulance, dans toute localité ayant reçu des blessés de la guerre, il faut donc installer une chambre des morts. Celle-ci doit être fraîche, située à l'écart, facilement abordable et susceptible d'être fermée; elle doit être assez spacieuse pour que les cadavres puissent y être exposés d'une manière décente et que des autopsies puissent y être pratiquées. Le meilleur serait de la placer à proximité de la chapelle où l'on rend les derniers honneurs aux défunts.

Amphithéâtre. — Dans un établissement de quelque importance, un amphithéâtre spécial d'anatomie doit être annexé à la chambre des morts pour la pratique des autopsies, pour les recherches d'anatomie pathologique et pour les exercices opératoires. Ces locaux doivent être pourvus de moyens de nettoyage et de désinfection tout spéciaux ; la décence et le respect doivent y régner. Ce serait la plus honteuse dégradation de la science que de blesser en présence de la mort les sentiments naturels et la pudeur. Le spectacle, le soupçon seulement de traitements indignes infligés aux cadavres, exercent l'influence la plus fâcheuse sur les blessés et sur les malades de l'hôpital.

Latrines. — L'établissement et l'entretien des latrines ont leur importance dans toute habitation humaine ; dans un hôpital et dans des bâtiments affectés au service hospitalier, cette importance redouble. Partout où il y a accumulation d'hommes bien portants ou malades, l'établissement en nombre suffisant de latrines hygiéniques constitue l'une des plus grandes difficultés, et l'organisation imparfaite de cette installation devient une cause de viciation pour l'air, viciation qui peut exercer l'influence la plus désastreuse sur l'état sanitaire de la population en général et sur la guérison des plaies en particulier. A cet égard, deux systèmes opposés sont en présence : l'enlèvement et la canalisation, susceptibles tous deux d'être combinés avec la désinfection; un troisième système, l'enfouissement des matières, n'a qu'une application très-restreinte, mais une importance relativement grande.

Tous ces systèmes exigent la surveillance la plus sévère et de grands soins de propreté.

Le *système de la canalisation* se rencontre parfois tout organisé dans des bâtiments ou dans des localités entières. Quand il est combiné avec une installation de water-closets, la propreté locale des latrines est assurée. Mais l'établissement de la canalisation ne peut être pratiqué que là où le terrain a une certaine consistance et une certaine pente, là où les eaux potables ne peuvent être mélangées d'aucune façon avec les matières drainées, et là où l'installation est effectuée de telle manière que ni le bâtiment, ni le sol ne peuvent être imprégnés par les matières.

Le *système de l'enlèvement* se recommande particulièrement pour les constructions hospitalières et les baraquements; c'est le système qui peut le mieux se combiner avec la désinfection et avec une autre disposition importante, à savoir la séparation des matières solides et des matières liquides; à cette catégorie se rattachent : le système français des fosses mobiles, le système Müller-Schür[1] et le système Goux. Les matériaux liquides, conduits à travers un lit de tourbe, de sable, de charbon, y abandonnent leurs éléments organiques et odorants et arrivent aux conduits de drainage sous la forme

---

1. Heyfelder : *les Camps de Krassnoje-Selo et de Châlons* Saint-Pétersbourg, 1868.

d'une eau pure et inoffensive, tandis que les matériaux solides, retenus par le charbon, la chaux, la terre, le sable, et désinfectés au moyen d'acide phénique ou de sulfate ferreux, sont utilisés immédiatement comme engrais, ce qui est préférable, ou bien sont employés par l'industrie pour la préparation du guano artificiel.

Notre troisième système, la *fosse improvisée*, est en usage dans les lazarets improvisés et dans les camps. Un fossé de 3 pieds de profondeur au moins[1] et d'une longueur de 10 à 20 pieds, selon les besoins, est creusé, dans la direction opposée à celle d'où vient le vent, à une certaine distance de tout lieu habité. Sur l'un des bords, le fossé est taillé à pic et le sol balayé ; c'est là qu'on se place pour satisfaire ses besoins ; sur le côté opposé se trouve la terre rejetée pour le creusement de la fosse ; tous les matins cette terre sert à enfouir les matières, puis au bout d'un, de deux ou trois jours, elle est foulée solidement. Préalablement, on aura eu soin de projeter sur les matières des cendres, du charbon, des résidus de tourbe, du sable, de la chaux, etc. Un feu de tourbe ou de charbon entretenu au-dessus de la fosse serait un puissant moyen de désinfection. Une pareille fosse ne peut servir plus de huit ou quinze jours sans infecter l'atmosphère (camps de Wilna et de la Chartreuse, à Coblentz). Une clôture en planches, élevée pour des motifs de décence, isole les latrines d'avec le voisinage (camps de Villeneuve-l'Étang et de la Chartreuse). A côté des

____

1. A Cuba, les Espagnols durent réglementairement les creuser à une profondeur de 7 à 8 mètres.

latrines, on disposera des urinoirs (baquets). En général, du reste, on veillera autant que possible à ce qu'on ne vienne pas verser des liquides dans la fosse.

Ventilation. — Dans les baraques et les tentes, le renouvellement constant de l'atmosphère se fait au moyen de la ventilation par le faîte ou par les lucarnes[1]; dans les grands hôpitaux, la ventilation se fait au moyen de systèmes mécaniques, soit par aspiration (système Regnault), soit par l'air chauffé (système Grouvelle), soit enfin par refoulement mécanique de l'air à l'aide d'une machine à vapeur. Dans tous les hôpitaux improvisés ou autres, les portes et fenêtres ouvertes, les cheminées allumées[2], les fourneaux se chauffant à l'intérieur, concourent puissamment à la purification de l'air dans l'intérieur de la maison. Tous ces systèmes de ventilation sont secondés et peuvent en partie être remplacés par les petits moyens suivants dont l'application est possible partout, même dans des bâtiments qui sont affectés à d'autres destinations : 1° un ventilateur en fer-blanc encastré dans la cheminée ou dans une fenêtre ; 2° une disposition permettant d'abaisser comme un pont-levis la partie supérieure des fenêtres,

1. Le directeur d'hôpital Lund, de Hambourg, a appliqué aux baraques le procédé de ventilation par les lucarnes, procédé que nous avons employé pour nos tentes, et a érigé ce procédé à la hauteur d'un système à substituer à la ventilation faîtière.

2. Dans les hôpitaux et dans les ambulances, en Russie, les latrines sont pourvues d'une cheminée constamment allumée. De même, dans la plupart des salles de malades, les poêles sont flanqués de cheminées et les fenêtres pourvues d'un carreau en fer-blanc percé de trous.

et installée de manière qu'il ne puisse dépendre de la volonté du malade d'abaisser ces impostes, mais de manière aussi que le courant d'air froid ne soit pas directement dirigé sur les lits; 3° un carreau en fer-blanc percé de trous ou une pièce de canevas ou de gaze substitués à un carreau de vitre; ce dernier dispositif divise le flot d'air en une infinité de petits courants et empêche la pluie, la poussière de pénétrer en même temps que l'air, comme cela arrive quand on ouvre simplement une croisée; ce carreau criblé peut rester à demeure même la nuit, même en hiver; 4° des bouches à air, ou incisions de 10 à 20 pouces de longueur sur 8 à 15 de largeur, pratiquées dans le panneau inférieur de la porte.

Cuisines. — Aussitôt qu'une ambulance est installée, il s'agit de s'occuper d'une prompte et bonne préparation des aliments. Lors du choix du local, déjà on aura dû tenir compte de la nécessité d'une cuisine spacieuse. Dans les ambulances sous baraques, on installe généralement la cuisine dans une baraque spéciale placée dans une situation centrale. Comme modèle d'une cuisine facile à improviser en été, nous pouvons présenter les cuisines de régiment ou de bataillon du camp de Krassnoje-Selo. C'est un hangar élevé, dont le toit en planches repose sur des piliers en bois; au-devant d'une paroi également en planches, les marmites sont murées dans un fourneau en briques[1]. Au besoin, du reste, on peut faire la cuisine à feu découvert, sur n'importe

____

1. Ces cuisines sont l'objet d'une description plus détaillée dans mon travail : *les Camps de Krassnoje-Selo et de Châlons.* Saint-Pétersbourg, 1868.

quel emplacement. Pour les ambulances volantes et les hôpitaux improvisés, on recommande instamment et avec raison l'emploi des cuisines militaires roulantes, d'après le système Besmogarytschin. Cet appareil de coction, long de 5 pieds, haut de $3\frac{1}{4}$ pieds, arrimé sur une voiture, peut en deux heures faire la cuisine pour 200 personnes. La cuisson se fait par la vapeur et l'on obtient de plus une quantité d'eau chaude, avantage qu'on ne saurait assez apprécier pour le service de santé en campagne; enfin il suffit de fermer les marmites en y vissant les couvercles pour avoir la faculté de les emporter sans que la cuisson en soit interrompue. Une voiture analogue fut envoyée d'Amérique à l'Exposition universelle de Paris; indépendamment de la grande marmite, elle contenait encore trois réservoirs munis de robinets et dans lesquels on pouvait faire bouillir du café, du thé, de l'eau, etc. A l'Exposition de Vienne, en 1873, les voitures-cuisines de Locati, de Coutard et de Mundy, furent jugées dignes de récompenses.

Des appareils très-dignes d'attention et qui ont subi avec succès l'épreuve de la pratique, sont les cuisines automatiques norwégiennes (Swansen et Thaler). Elles consistent en des vases pouvant être hermétiquement fermés et placés dans des récipients qui contiennent en outre un rembourrage de mauvais conducteurs de la chaleur, c'est-à-dire de poils d'animaux. Les vases remplis des aliments ou liquides à préparer sont placés jusqu'à ébullition sur une lampe à alcool ou sur un feu de charbon, puis solidement fermés et placés dans les récipients, où la cuisson se continue tout doucement. Lorsque, au bout d'un temps donné, on les en retire et qu'on les ouvre, on trouve la viande, la soupe et les légumes qu'ils contenaient, cuits à point. Il devient ainsi possible de préparer de la nourriture pendant la marche, pendant le transport en voiture, en chemin de fer ou dans la première chambre venue. J'ai vu ces cuisines en service dans le bataillon des gardes du corps de Norwége, en garnison à Stockholm; le bataillon s'en sert depuis des années pendant les marches et au camp, et on en fait le plus grand éloge. Elles trouvent place sur une voiture de bagages ordinaire et voyagent ainsi.

Dans la guerre d'Amérique, on utilisa également des voitures à café. Elles se composent d'un avant-train chargé de l'approvisionnement de café, sucre, thé et lait condensé, et d'un compartiment contenant trois bouillottes, une marmite et une caisse à charbon.

Lits. — Les meilleurs lits sont les lits en fer; ils doivent réunir les qualités suivantes : être solides sur leurs pieds afin de n'éprouver ni secousses, ni oscillations sous l'influence des mouvements du malade ou de son entourage ; avoir des arêtes et des surfaces lisses afin que ni les malades, ni les infirmiers ne puissent s'y blesser ou y rester accrochés ; être assez grands pour contenir un homme adulte, et en même temps assez ramassés sur eux-mêmes pour ne pas occuper une trop grande place ; avoir une certaine hauteur, déterminée pour la commodité des pansements et du service général ; se replier sur eux-mêmes pour le transport et, au besoin, pour être démontés le jour.

Indépendamment du lit en fer, que tout le monde

connaît et qui se monte et se démonte au moyen de vis, nous citerons : 1° le *lit d'hôpital russe, ancien modèle*, dont les montants des deux extrémités se replient sur la partie horizontale, ce qui rend ce lit éminemment transportable; des cordages entrelacés relient les deux pièces latérales; 2° le *lit militaire norwégien*, analogue au précédent, mais moins volumineux ; les cordages entrelacés sont

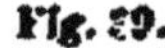

Fig. 89.

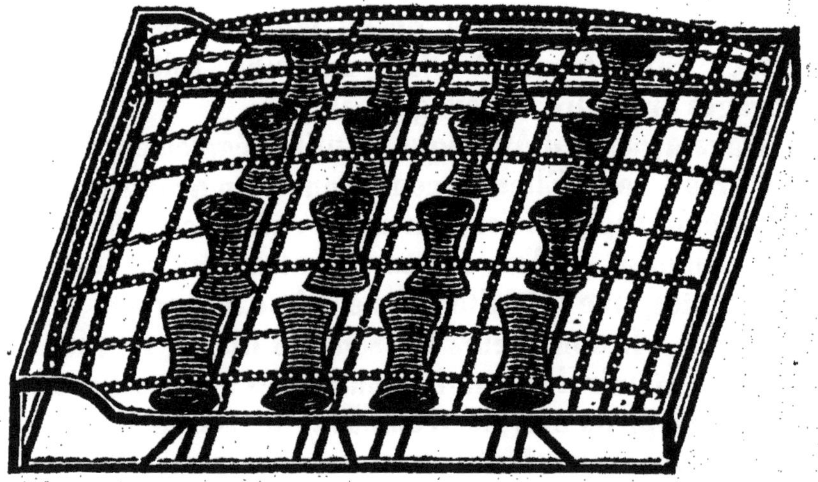

Lit pour malade avec sommier doublement élastique de Speier.

remplacés par des lanières; pendant le jour, les lits sont pliés et empilés les uns sur les autres ; à l'aide de hampes et d'une capote en caoutchouc on les rend propres au transport des blessés; 3° le *lit de camp* proprement dit, composé de barres de fer tubulées (comme des canons de fusil), vissées les unes sur les autres et recouvertes de toile, est tout à fait démontable et tient dans un étui en cuir; 4° le lit pour malades de Speier, à Berlin, avec sommier doublement élastique ; 5° le lit de camp du capitaine hollandais Herkenrath (*fig.* 40) présente cet avantage que le blessé apporté du champ de bataille peut y être placé sans qu'il soit nécessaire de l'enlever de dessus son brancard (*De militare spectator,* 3e série, tome II, n° 12); 6° la *table-couchette,* lit en fer susceptible de se replier et d'être utilisé, sous cette forme, comme une table; en service dans les prisons cellulaires belges, ce lit se présente sous un volume très-minime[1] ; 7° le *lit-hamac* de Maurice[2], composé d'une toile tendue sur un châssis en bois, est

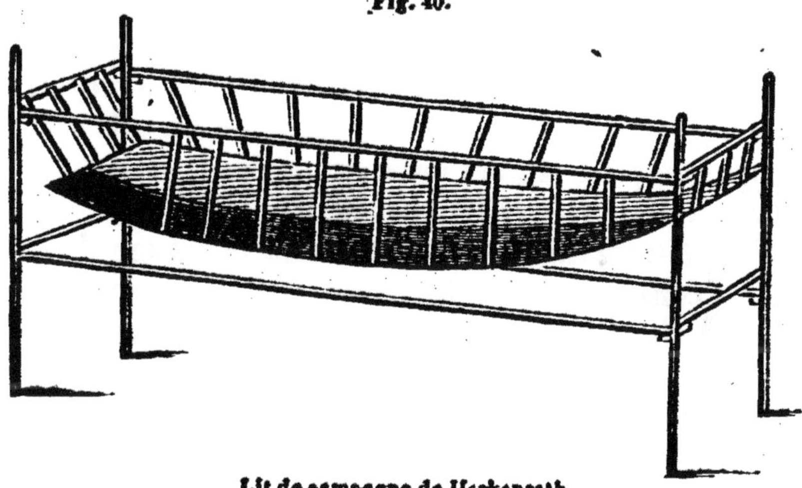

Fig. 40.

Lit de campagne de Herkenrath.

relevé pendant le jour et abaissé pour la nuit, de sorte que l'extrémité répondant à la tête vienne à reposer sur un banc fixé contre le mur et que l'autre extrémité s'appuie sur une table mobile; 8° le *lit d*

---

1. Décrit par moi dans le *Messager médical russe,* 1872, n° 4.
2. Cfr. Morache. *Hygiène militaire.* Paris, 1873.

eau, très-difficilement transportable à cause de son poids énorme, mais vanté à juste titre comme moyen préventif du décubitus. Malheureusement, au moindre accident qui atteint le matelas, l'eau fuit et l'on assiste à une véritable inondation ; 9° le *lit à air* participe à tous les avantages et à la plupart des inconvénients du précédent. Ni l'un, ni l'autre, en raison de leur mobilité, ne peuvent, comme on le conçoit bien, servir à coucher des fracturés ; 10° le *lit à fractures,* destiné aux fractures du membre infé-rieur, est un lit ordinaire en bois ou en fer, dans lequel le montant du côté des pieds peut être retiré pendant la durée du pansement, ce qui donne au chirurgien le libre accès du membre fracturé ; le pansement terminé, la planche est de nouveau glissée, au moyen de deux rainures, à sa place primitive, où elle sert d'appui au pied et peut aussi être utilisée pour l'ins-tallation d'un appareil à suspension.

Remplissage du lit. — La base du couchage dans un lit consiste en de la paille, des paillasses, des matelas de crin, des sommiers élastiques reposant sur un gril de lanières, de cordes entrelacées, de lattes en bois ou de lames métalliques élastiques, sur un tissu métallique, ou sur de la toile ou de la toile cirée tendue, etc.

On improvise une couchette au moyen de couches de paille, du sac et d'autres effets d'habillement ou d'équipement étendus sur le sol, au moyen de lattes ou de perches réunies par des cordages entre-lacés, comme on fait pour le lit de camp improvisé de Remich (*fig.* 41).

Ce qui vaut mieux que ce couchage improvisé,

ce sont les brancards et les civières disponibles. On peut parfaitement y laisser les blessés pendant un ou plusieurs jours, surtout quand il est possible

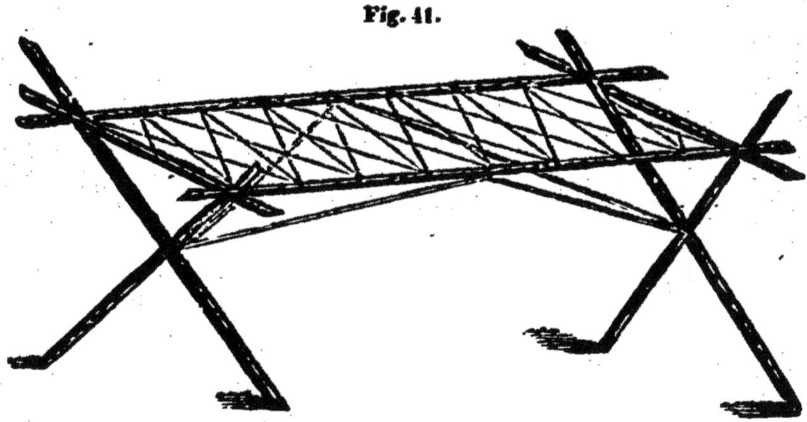

Fig. 41.

Lit de campagne de Remich.

d'en retirer le bout des hampes, ce qui les rend plus facilement accessibles.

Placement des lits. — Les lits doivent toujours être placés la tête au mur, les pieds vers le centre de la tente, de la chambre ou de la baraque, afin qu'ils soient abordables par trois côtés. Une bonne pratique consiste à ménager entre les lits alignés des intervalles alternativement plus larges et plus étroits ; on utilisera les premiers à y placer les tables de nuit, les seconds donnent simultanément au médecin l'accès des deux lits voisins. On gagne aussi par là des espaces libres assez grands, très-utiles pour les mouvements des malades autour de leur lit et pour l'exécution du service. Dans le même ordre d'idées, il est bon de placer dans chaque salle un certain nombre de lits démontables, comme les tables-couchettes, les lits-hamacs, etc.; en les repliant le jour, on augmenterait l'espace libre.

Mobilier. — Indépendamment des lits, des tables de nuit, des tabourets et des bancs, la salle de malades doit contenir une armoire, une chaise percée (placée dans la salle, mieux dans une pièce adjacente), une table de toilette et une table à pansements. Sur des planches ou des rayons disposés contre le mur à une certaine hauteur, on peut placer une grande quantité d'effets appartenant aux blessés ou nécessaires pour le service; des porte-manteaux ou râteliers fixés au voisinage du lit permettent au malade d'accrocher sa serviette, sa capote et ses autres habits d'hôpital; les objets d'uniforme et le linge appartenant aux malades seront conservés dans un dépôt particulier.

Dans la salle de malades on ne doit conserver que le strict nécessaire, les objets qui servent à chaque heure de la journée et qui ne créent pas de danger d'infection, comme le verre, la faïence, les effets en métal. Tout objet qui a servi doit être scrupuleusement nettoyé avant d'être replacé dans la salle. La garde-robe, les objets de toilette, urinoirs, baignoires, doivent être placés de préférence dans une dépendance de la salle. Les verres, les bassins en métal, les terrines à pansement, les appareils à pansement (*fig.* 20), les trousses à pansement, peuvent être placés dans la salle même.

Locaux de rechange. — Un lit de rechange dans la salle, une salle, une tente ou une baraque de rechange dans l'ambulance, constituent une précaution utile, même nécessaire. Nous en dirons autant des locaux destinés à isoler certains cas contagieux ou certaines particularités individuelles, sociales ou nosocomiales. Une même salle ne doit pas indéfiniment servir à une même catégorie de malades. Il convient d'établir tous les mois un changement de local entre les malades graves et les malades légers, entre les services de médecine et les services de chirurgie. Au bout de trois mois de service, chaque salle doit être évacuée, nettoyée à fond et aérée. L'installation de services d'été est d'une grande importance pour les établissements permanents; celle de services de convalescents et de colonies de malades, pour toutes les ambulances. L'organisation de services d'été sous la tente ou dans des baraques est réglementaire dans les hôpitaux militaires russes. Dans un but de décentralisation et afin de procurer aux malades un changement d'air, les ambulances de Neuwied avaient établi des divisions de convalescents dans de nombreuses localités des environs. Quant aux colonies de convalescents et aux stations climatériques pour les maladies internes, leur installation est encore à l'heure qu'il est un *pium desiderium*, mais qui ne pourra pas manquer d'arriver à la réalisation.

Observatoire météorologique.—A l'exemple des hôpitaux militaires français, il serait à désirer que tout hôpital de quelque importance, ainsi que tout groupe d'ambulances, fût pourvu d'un observatoire météorologique donnant l'indication des degrés barométrique, thermométrique, hygrométrique, ozonométrique, de la direction et de l'intensité des vents, de la tension électrique de l'atmosphère. Une fois ces mensurations entrées dans les coutumes du service hospitalier, il sera facile de les obtenir, au moins en partie, dans des établissements moins parfaits.

Logement des médecins. — Les médecins, le personnel auxiliaire et les employés de l'ordre administratif doivent demeurer aussi près des malades que possible. Il y a donc lieu d'affecter à ces logements des chambres, des baraques ou des tentes particulières. Dans un logement isolé à l'intérieur de l'enceinte de l'hôpital, ces personnes seront à la fois à l'abri de l'infection et à portée pour donner les secours instantanés. En campagne, il est établi en principe qu'il n'est jamais permis au personnel destiné à secourir les malades et blessés de prélever pour lui les locaux les meilleurs ou de se réserver les parties les plus confortables de l'installation; mais partout où des établissements hospitaliers sont organisés d'une manière durable, les pavillons destinés au logement du personnel doivent être choisis et aménagés avec soin.

Le but essentiel d'un hôpital étant le traitement des malades, la personnalité la plus importante est le médecin. C'est à lui, par conséquent, que revient la préséance en ce qui concerne la proximité, la salubrité et le confortable du logement. D'ailleurs, la dignité de la profession médicale suffirait seule à justifier ces égards. Malheureusement, presque nulle part on ne tient compte de ces considérations. C'est certes un contre-sens administratif et un crime de lèse-logique que d'en arriver, ainsi que cela se pratique dans certains États, à tout faire, dans l'organisation des hôpitaux militaires, pour favoriser et engraisser le personnel administratif aux dépens des malades, aux dépens du médecin, relégué dans une situation de paria, au grand préjudice de la chose publique et au détriment de l'influence que doit exercer le médecin sur l'hygiène et la salubrité de l'établissement. Tout cela ne sera changé et réformé que le jour où la position sociale et le rôle politique du médecin seront modifiés dans le sens que je propose dans ma brochure : *Sur la possibilité et la nécessité d'un ministère de médecine dans l'État moderne.* Leipzig et Neuwied, 1871.

Le personnel des ambulances.

Médecin en chef. — A la tête de tout établissement médical doit se trouver un médecin. Qu'on l'appelle médecin en chef, ou médecin-directeur, ou directeur tout court, un fait est constant : c'est qu'un médecin seul a la compétence entière du service et des mesures à prendre. Sous ses ordres, avec voix consultative et pouvoir exécutif, se trouve l'employé, économe ou administrateur ; sous ses ordres encore, en nombre suffisant, mais non excessif, sont les commis et les scribes.

Pour toutes les affaires militaires, le médecin en chef doit se conformer à toutes les prescriptions et aux formalités en vigueur dans l'armée. Sur le théâtre même des opérations, comme en seconde et en troisième ligne, il doit toujours se rappeler qu'il est le subordonné du commandement. Ce n'est qu'en observant sévèrement ces principes qu'il sera en mesure de défendre son autonomie au point de vue médical et au point de vue de l'hygiène.

Médecins subalternes. — Les collaborateurs les plus directs du médecin en chef sont d'autres médecins, puis des infirmiers volontaires ou soldés. Selon l'importance de l'établissement et le degré d'initiative donné aux médecins, ces derniers servent comme chefs de service ou médecins traitants, ou comme aides-médecins. Le talent du directeur consiste à répartir le détail du service dans une mesure judicieuse, de manière à donner à chacun sa part de satisfaction, de mérite et de charges, tout en s'en réservant une partie pour lui, sans préjudice de la direction supérieure qu'il doit imprimer à l'ensemble.

Prosecteur. — Pour peu que le lazaret ait d'importance, il est à désirer qu'un médecin y soit attaché avec les attributions exclusives de prosecteur ; on assurera par ce moyen la bonne administration des richesses anatomo-pathologiques et l'on élèvera une barrière entre les travaux sur le cadavre et le service près des blessés.

Étudiants en médecine — Il est parfaitement naturel d'employer des étudiants en médecine dans les ambulances en temps de guerre. Mais cet emploi exige : 1° qu'on tienne compte de l'adresse individuelle et du degré d'expérience de chacun ; 2° qu'on s'occupe sans relâche de leur instruction par des cours de bandages, des cours et des exercices opératoires ; 3° qu'on proportionne leur service et leur responsabilité à leurs aptitudes réelles. Les victimes de la guerre ne doivent jamais être, d'une manière spéciale, des *sujets* d'instruction ni d'enseignement. La pratique, tout extérieure et subalterne du service de santé, est suffisamment instructive par elle-même. On aurait d'ailleurs peine à citer, en chirurgie, cette science, cet art éminemment basés sur l'adresse manuelle, une seule pratique, une seule manœuvre qu'on soit en droit de taxer d'insignifiante. Cette pensée est si vraie, qu'elle a dicté en quelque sorte la progression des études chez les chirurgiens anglais, qui débutent par les opérations les plus subalternes avant de passer successivement à des genres d'études de plus en plus relevés.

Infirmiers. Assistance volontaire. — En ce qui concerne les infirmiers, il n'est et ne sera plus possible désormais, avec les proportions des guerres modernes et avec les exigences actuelles du service de santé, de se passer du concours de l'assistance volontaire. Mais il est à désirer que l'admission d'infirmiers volontaires soit subordonnée à des aptitudes réelles et à une instruction préalable. Plus ces volontaires sont au courant du service hospitalier et des soins à donner aux malades, plus ils entreront vite dans la voie hors laquelle ils cesseraient d'être les auxiliaires utiles du médecin, moins on perdra de temps à les dresser, à les surveiller et même à lutter contre eux. En général, du reste, autant il convient de laisser à l'assistance volontaire toute liberté et toute initiative pour se produire, autant, une fois que de la création elle passe à l'action, elle doit constituer un élément subordonné à la direction médicale et aux prescriptions militaires.

Dans les ambulances, le médecin donne aux infirmiers et infirmières une tâche limitée comme étendue et comme compétence; cette tâche leur sera conservée ou sera même augmentée quand ils sont fidèles au devoir ; elle leur sera retirée quand ils manquent d'aptitude ou d'obéissance au devoir. Dans l'intérêt du service, il importe de ne pas montrer de longanimité excessive vis-à-vis des personnes incapables ; ce n'est pas leur nuire dans leur profession que de les exclure du service de santé volontaire.

Les *amateurs* ne seront pas tolérés dans le service de santé. Avant tout, on dicte strictement et réglementairement pour chacun la répartition du temps, l'emploi de la journée, la nature des fonctions et des attributions du service. C'est le meilleur moyen d'éviter le gaspillage du temps et les conflits.

Un règlement trop sévère d'ordre intérieur ou d'emploi du temps s'adoucit toujours dans la pratique ; des fautes commises dans une première répartition peuvent toujours être corrigées ; mais quand dès le début la direction est relâchée ou anarchique, on arrivera difficilement à mettre quelque ordre et quelque précision dans le service.

Aide des femmes. — La participation des femmes au service de santé mérite d'être prise en considération. Il y a bien des pratiques qu'elles exécutent avec infiniment plus d'adresse que des infirmiers mâles. Mais leur sexe et leur tempérament leur interdisent certaines fonctions et l'accès de certains locaux. Il appartient à une bonne direction de l'ambulance de les dispenser de celles-là et de les tenir éloignées de ceux-ci. Les femmes ne doivent pas paraître sur le théâtre de la guerre, tout au plus peut-on y admettre celles qui portent le costume d'un ordre. Mais dans les ambulances situées en arrière de la zone des opérations, leur concours est indispensable et l'on doit en faire grand cas. Le médecin en chef saura mieux que tout autre leur donner les occupations qui leur conviennent, telles que la surveillance du linge, de la préparation et de la distribution des aliments, du service de propreté; les soins et l'assistance à donner aux malades. Le pansement et le service d'aides dans les opérations sont moins dans leur rôle. Autant tout excès d'activité, de loquacité et d'obséquiosité douceureuse fait horreur au médecin, trop souvent témoin des conséquences fâcheuses qui en résultent, autant il peut difficilement se passer de l'heureuse influence produite dans les salles de malades et blessés par les allures placides, par les sentiments affectueux et par le bon goût de la femme.

De tout temps les Ordres de femmes se sont distingués dans la pratique du service de santé en temps de guerre. Ils ont pour eux, plus qu'aucun autre personnel de secours, l'organisation, le nombre, la pratique mieux entendue et plus rationnelle du service sanitaire. Leur étroite organisation prête, il est vrai, au danger de les voir faire de l'opposition au médecin en chef ou poursuivre certains buts particuliers. Mais il faut savoir faire plier ou rompre, obéir ou partir. Quand les Ordres ont placé des délégués à côté du médecin en chef de l'ambulance, le médecin doit user de l'autorité de ces délégués pour le bien du service médical ou administratif. Mais, dans aucune ambulance, aucune volonté ne doit régner à côté, ni au-dessus de celle du médecin en chef.

Personnel soldé. — Si les aides-médecins, les dames, les sœurs, les frères, les infirmiers volontaires pourvoient au service de santé proprement dit, il faut toujours, pour certains services et certaines occupations d'ordre inférieur, entretenir ou employer temporairement un personnel auxiliaire soldé ; ce seront des hommes pour les travaux de force, des femmes pour les travaux de propreté. En guerre, chacun doit être prêt à tout faire au besoin. Cela ne veut pas dire cependant qu'il soit rationnel d'épuiser par des besognes subalternes ou fatigantes, et d'enlever à des fonctions plus importantes des personnes capables d'être employées à une tâche plus relevée et plus en rapport avec l'instruction qu'elles possèdent.

Statistique médicale. — Les établissements relevant ou non de l'État, hôpitaux improvisés, hospices permanents, ambulances temporaires, doivent établir une statistique médicale organisée, autant que possible, d'après un modèle uniforme pour tous les pays et assez simple pour qu'en peu de temps tout le monde puisse être mis au courant de son fonctionnement. Les billets de salle, folios d'observation, billets d'entrée et de sortie, la comptabilité et les états et nomenclatures devraient être dressés partout sur le même modèle, et les imprimés nécessaires devraient être distribués en même temps que le matériel d'exploitation aux établissements de l'administration et de l'assistance volontaire. C'est là un objectif qui mérite de fixer l'attention des congrès internationaux de statistique.

Organisation du service. — Dans les hôpitaux qui ne relèvent pas directement de l'administration militaire, il y a lieu d'organiser le service d'une manière analogue à celle en vigueur dans les établissements de l'État, en tenant compte toutefois des circonstances spéciales à ce genre d'institutions. C'est ainsi qu'il importe d'afficher contre les portes le tableau de l'emploi du temps et le roulement du service, avec le nom des personnes qui ont la garde; de faire connaître par voie de circulaire à tout le personnel les dispositions nouvellement arrêtées; de réunir dans des conférences périodiques les membres les plus compétents du personnel de l'ambulance, afin de discuter et de délibérer en commun, d'arrêter les régimes, de régler les dépenses et les recettes, et d'établir une comptabilité avec pièces justificatives.

XII.

RÉGIMES.

Régime des ambulances et régime de campagne.

Régime des ambulances. — Dans les hôpitaux improvisés en campagne et dans les hôpitaux d'associations, le médecin établit le régime, en prenant comme base le régime réglementaire des hôpitaux militaires et en le modifiant selon le climat, les usages locaux et la saison. Ce régime sera en général supérieur, au moins dans les ambulances privées ou dans les ambulances d'associations, en finesse, en variété et aussi en prix, au régime hos-

pitalier commun. Cependant, malgré toute la générosité des donataires, il est prudent de ne pas
pousser les choses trop loin dès le début ; on risquerait de voir arriver ce qui est advenu dans la dernière guerre, à savoir que les approvisionnements et
les fonds sont épuisés bien avant le terme auquel ils
ont été affectés. En thèse générale, tout régime
comprendra trois portions ou degrés différents :
1° la portion entière avec viande (375 à 500
grammes), légumes, ration entière de pain (2 à
2 ¼ livres de pain bis, là où il est en usage) ; 2° la
demi-portion ou régime moyen, avec une moindre
quantité de viande et avec une moindre quantité
de pain blanc ; 3° la portion des malades au régime :
trois soupes par jour et une petite quantité de pain
blanc. Ce dernier régime peut être modifié et remplacé par le régime lacté pour les malades atteints
d'affections pulmonaires et pour les convalescents, par
le régime des soupes mucilagineuses à l'orge, au riz,
à l'avoine pour les dysentériques et les typhiques. Les
aliments spéciaux sont prescrits spécialement par le
médecin. Les boissons en usage dans le pays peuvent faire partie intégrante du régime, comme le
café en France, comme le quass dans la portion
entière des hôpitaux russes, ou peuvent y être
jointes à titre de supplément, selon les prescriptions
du médecin.

Des imprimés permettant d'inscrire dans autant
de colonnes qu'il y a de régimes, le nombre des
malades mis à chacun de ces régimes, servent au
médecin, qui les signe, de moyen de contrôle, au
cuisinier d'indication pour les quantités à préparer,

à l'économe de pièce justificative de sortie. Ces relevés permettent d'économiser du temps et d'embrasser d'un coup d'œil l'ensemble du service de l'alimentation; pour cette raison ils méritent d'être mis en vigueur dès l'établissement de l'ambulance.

Modifications du régime selon les nationalités. — Bien que la prescription de portions déterminées doive constituer la règle et ait l'avantage de faciliter le service, elle n'exclut nullement les modifications motivées par les individualités et les nationalités. Quand le médecin donne des soins à des malades étrangers, il doit tenir compte des habitudes nationales et des traditions alimentaires du pays auquel ils appartiennent; pour cela, ces habitudes et ces traditions, il doit les connaître ou les étudier. Les Français croient être mal nourris quand dans leurs repas ils sont privés de leur beau pain blanc; les Russes, quand ils n'ont pas leur pain noir. Pour les uns, c'est le thé, pour d'autres, c'est le café; pour d'autres encore, les Espagnols, par exemple, c'est le chocolat, qui constitue la boisson stimulante préférée. Au soldat en voie de guérison, il faut de la bière quand il est Bavarois, du vin blanc quand il est Rhénan, du rouge quand il est Français, du porter et du vin de Porto quand il est Anglais, du cognac et de l'eau-de-vie quand il est Russe ou Suédois. Quand on ne donne pas le tonique qui convient, le malade est mécontent, le stimulant manque son effet, parfois même il n'est pas du tout supporté. L'Allemand s'imagine n'avoir pas dîné quand il n'a pas eu sa soupe, l'Anglais quand il n'a pas son roast-beef, le Russe quand on ne lui donne pas son schtschi (soupe aux choux). Il est donc bon d'étudier le régime des hôpitaux et des armées des différents pays[1].

Indépendamment de la nationalité, il faut tenir compte de la constitution, des habitudes, de la position sociale et de l'âge des individus. Pour ce qui est de l'âge, on ne rencontre pas de grandes différences parmi les militaires. En revanche, il importe de savoir quels sont les pays, les classes, les individus qui mangent peu ou beaucoup, qui ont l'habitude d'ingérer des aliments légers ou des choses lourdes, qui sont accoutumés à des mets compliqués ou à une alimentation simple. L'esprit d'indépendance des donateurs a été, pendant la dernière guerre, la cause de plus d'une faute ; beaucoup d'indigestions ont été occasionnées par des friandises inconnues au malade, sans compter que par là on a

---

1. Voyez pour l'armée espagnole, Ullersperger, *passim* ; pour l'armée russe, O. Heyfelder, *passim* ; pour l'armée française, Goffre et Larrey, *passim* ; pour l'armée belge, Roth, *passim*.

Dans les hôpitaux militaires russes, l'échelle des régimes est la suivante :

Régime avec viande	Portion entière nº 1, Portion entière nº 2, Portion moyenne.
Régime maigre	Portion entière, Portion moyenne, Portion légère.
Régimes légers	Nº 1, potage au riz, Nº 2, décoction d'orge, Nº 3, compote, Nº 4, soupe au poisson, Nº 5, lait cuit, Nº 6, gelée de fruits.
Régime antiphlogistique..	Gras. Maigre.

accoutumé beaucoup de gens à des aliments et à des boissons dont plus tard leur position ne leur permettait plus l'usage.

Régime des blessés. — En général, voici quel serait le régime des blessés : 1° aussitôt après le traumatisme, l'opération, la perte de sang, donner du vin, de l'eau-de-vie, du bouillon, et quand le malade en désire, un peu de viande, un œuf; 2° pendant la période inflammatoire, régime sévère et boissons rafraîchissantes; 3° quand l'inflammation et la fièvre sont tombées, on passera aussitôt à un régime réconfortant, qui, selon le cas et la constitution, sera émollient ou excitant. L'expérience démontre que la viande augmente la fièvre dans les pyrexies, que les excès de régime provoquent des indigestions qui retardent la convalescence plus qu'une alimentation temporairement maintenue à des proportions tant soit peu insuffisantes; que la variété de l'alimentation excite l'appétit; enfin que l'appétence est la règle la plus judicieuse du régime. Cette dernière règle souffre cependant quelques exceptions : ainsi chez les malades sans connaissance et privés du sentiment de la faim et de la soif, surtout chez les typhiques, on doit néanmoins donner quelques aliments, par exemple, deux ou trois fois par jour quelques cuillerées de lait, de décoction de riz ou d'orge, et toutes les demi-heures quelques gorgées de boisson rafraîchissante ; d'un autre côté, chez les individus longtemps affamés, par exemple après un siége, on doit, malgré l'avidité des malades, ne donner que de faibles doses d'aliments préparés sous les formes les plus inoffensives.

Régime de campagne. — Il est parfaitement rationnel que le médecin soit consulté pour le régime alimentaire à prescrire aux troupes en campagne. Ce régime doit, d'une part, s'accorder avec le mode d'alimentation en vigueur dans l'armée sur le pied de paix, et, d'autre part, se régler d'après les habitudes du pays qui est le théâtre de la guerre; enfin il doit être adapté à la constitution médicale du moment.

Plus le climat, le sol, le genre de vie du pays s'éloignent des conditions analogues du territoire de la mère patrie, plus il sera important de donner aux soldats des prescriptions bien précises sur ce qu'ils peuvent boire et manger, sur le mode de préparation des aliments, sur l'heure des repas. C'est ainsi que les Anglais dans l'Inde, les Russes à Chiwa, les Espagnols à Cuba, eurent à observer dans l'alimentation des règles toutes spéciales.

Un mode d'alimentation dont l'importance est extrême, dans une guerre ayant pour théâtre des contrées éloignées ou peu civilisées ou quand il s'agit d'alimenter les masses, est celui qui a pour base les conserves, les matières alimentaires fabriquées artificiellement ou extraites par les procédés chimiques, comme le lait suisse concentré, l'extrait de viande de Liebig, les conserves de caséine du professeur Danilowski, l'extrait de café de Martens (de Saint-Pétersbourg), les légumes comprimés, la saucisse aux pois, le biscuit, le *knekebro* suédois, etc. Ces aliments conservés peuvent toujours, pour un temps, remplacer les vivres frais ou servir au moins de complément quand les approvisionnements frais s'épuisent ; mais ils ne peuvent, pour une durée plus longue, constituer l'alimentation exclusive. Ils répugnent au bout de peu de jours et il est à craindre que, par un usage prolongé, ils ne viennent à engendrer le scorbut. Dans l'expédition de Chiwa, où les troupes eurent de plus à souffrir de l'état des puits, du sol et de l'atmosphère, les conserves de caséine de Danilowski, parfaites d'ailleurs, ne tardèrent pas à ne plus être goûtées, en raison de leur richesse excessive en sel (Dr Grimm), absolument comme les saucisses aux pois dans la guerre franco-allemande.

Quand il faut tenir compte de maladies épidémiques ou endémiques, un ordre du jour, basé sur les propositions du médecin, devra proscrire tels aliments, recommander l'usage de tels autres, et prescrire toutes les autres mesures nécessaires relatives au régime. Malheureusement la faim et le manque de raison conduisent toujours à violer la règle.

Nous avons eu souvent déjà l'occasion d'appeler l'attention sur l'importance qu'il y a d'avoir pendant la marche une boisson à la fois désaltérante et inoffensive ; sur la haute valeur hygiénique de la mesure qui consiste à ne pas mettre la troupe en route le matin à jeun et à préférer un déjeuner composé de café ou de thé chaud à un verre d'eau-de-vie ou à toute autre boisson froide ; enfin sur l'extrême nécessité de prémunir les hommes contre l'ingestion de liquides froids ou de fruits verts.

On commence d'ailleurs dans toutes les armées à accorder à cette grave question d'hygiène militaire

une partie de l'attention qu'elle comporte, et à donner une importance presque suffisante au jugement
et à l'intervention du médecin.

Récapitulation des régimes à prescrire en campagne par le médecin.

Régime de malades.

1° Portion entière ; — 2° Demi-portion ; — 3° Portion des malades au régime : régime lacté, soupes.

Régime de campagne.

Régime réglementaire. — Régime modifié selon la nationalité.
— Régime modifié selon le climat. — Régime modifié selon le
génie épidémique. — Boissons excitantes, toniques, rafraîchissantes.

XIII.

INHUMATIONS.

En campagne, parmi les questions qui sont de la
compétence du médecin, une des plus importantes
est celle des *inhumations*. L'intervention médicale
dans les inhumations doit s'exercer dans des conditions et à des époques diverses.

1° *Commissions médicales lors des inhumations en
masse.* — Une commission sanitaire spéciale pourvue de médicaments, de cordiaux, d'objets d'habillement, doit assister à l'inhumation des hommes
tombés sur le champ de bataille, inspecter et examiner les cadavres et constater la mort. Il n'est pas
absolument rare de voir des individus en état de

mort apparente ou épuisés par l'hémorrhagie, être reconnus, au dernier moment, comme étant encore en vie et être sauvés par une intervention énergique du médecin. Il y a tout lieu de croire qu'en des circonstances semblables des hommes encore vivants ont pu être couchés et ensevelis dans la fosse commune. Ce sont là des faits terribles qu'on peut prévenir en faisant parcourir les champs de bataille par une commission médicale.

2° *Choix du lieu d'inhumation.* — Partout où l'on a le choix de l'emplacement à consacrer aux inhumations, par exemple dans un camp, dans une garnison, dans une place forte, dans un grand hôpital, le médecin doit être consulté. La règle à suivre est celle-ci : le cimetière doit être situé en aval et non en amont d'un lieu habité, quand il est riverain d'un cours d'eau quelconque ; il ne doit être établi ni dans le fond d'une gorge, ni sur le rocher, mais dans une couche de terreau d'une certaine étendue, d'une certaine profondeur et située sous le vent des localités voisines. Il est à désirer, quand la chose est possible, qu'un taillis, un rideau d'arbres, une colline, un fleuve se trouvent entre le cimetière et le lieu habité.

3° *Mode d'ensevelissement.* — La fosse individuelle doit mesurer 4 à 5 pieds de profondeur, la fosse commune, bien plus ; la couche de terre qui recouvre la tombe doit avoir au moins 2 à 3 pieds d'épaisseur. Dans les fosses communes, chaque fois que faire se peut, les cadavres doivent être saupoudrés de chaux, de charbon, de tan, avant qu'on les recouvre de terre ; la terre doit être solidement foulée et, autant que possible, couverte de gazon, de manière à éviter, d'une part, que la pluie ou les animaux ne déterrent les cadavres, et à favoriser, d'autre part, une rapide poussée de végétation au-dessus du lieu d'inhumation. (Cfr. *Roth* u. *Lex, Handbuch der Gesundheitspflege*, vol. II, fasc. 1, p. 143.)

Crémation[1]. — Plus hygiénique, plus expéditive, plus sûre que tous les moyens d'inhumation, serait *l'incinération des cadavres*, tant dans la vie commune que, plus particulièrement, en campagne. Au moyen du pétrole, la crémation serait d'une pratique facile et n'exigerait pas de grandes dépenses de combustible. Mais la tradition et les idées généralement reçues s'opposent, quant à présent, à la pratique de cette méthode. On est conduit cependant à se demander, du moins pour les grands centres ou pour les champs de bataille, si l'utilité et la nécessité de la crémation ne sont pas démontrées par la force des choses, et si l'incinération des cadavres ne doit pas y être mise en pratique malgré tout. L'objection qui m'a été faite, que ce serait priver la terre d'un engrais très-riche, n'aurait pas grande valeur en comparaison de l'utilité qui en résulterait au point de vue de l'hygiène. D'ailleurs cette objection est absolument spécieuse, attendu que les cendres du corps humain restituent à la terre, sous une forme

[1]. Depuis que ces lignes ont été écrites, la question de la crémation, du terrain des propositions théoriques, a passé sur le domaine de l'expérimentation pratique et a même déjà été agitée dans les masses. Déjà, en Italie, en Suisse et en Allemagne, on a pratiqué des crémations de cadavres, et on a fait des démarches et émis des vœux favorables. D'ici à la nouvelle guerre, peut-être la méthode aura-t-elle reçu une sanction définitive.

réduite, les éléments chimiques les plus essentiels à sa reconstitution.

4° Enfin les médecins doivent encore être consultés quand il s'agit de rendre inoffensifs, pour les habitants, les champs de bataille et les grandes nécropoles [1]. Les inhumations pratiquées autour de Sedan et de Metz ont vivement excité l'inquiétude des populations avoisinantes, et en réalité ont influé, dans un rayon très-étendu, sur la viciation de l'atmosphère et la production de maladies, au point de provoquer des mesures correctives ultérieures, et la constitution de commissions internationales. Il importe dès lors de savoir par quels moyens on peut rendre des agglomérations de tombes, des champs de bataille enfin, inoffensifs pour ceux qui en habitent les environs immédiats ou peu éloignés.

a) Le moyen le meilleur et le plus sûr consiste à ensemencer aussitôt la nécropole ou le champ de bataille. Aussitôt que les jeunes pousses percent, les mauvaises odeurs sont absorbées et la terre gagne en consistance ; les plantations d'arbres et de broussailles ont le même effet, mais sont plus difficiles à mettre en pratique.

b) Comme il peut arriver que la saison s'oppose aux ensemencements et aux plantations, il y a lieu, quand les inhumations en masse ont été pratiquées défectueusement ou superficiellement, de procéder

1. Je renvoie sur ce point au rapport que j'ai adressé de Lille, à ce sujet, à la division médicale du ministère de l'intérieur et qui a été reproduit *in extenso* dans le *Messager médical russe*, 1871, et par extraits dans le *Journal de Saint-Pétersbourg*.

à une nouvelle inhumation, faite alors à fond. Mais cette pratique est répugnante et dangereuse. Elle doit autant que possible être effectuée, non par des soldats, mais par la population du pays et sous une direction médicale. Avant tout, ceux qui y sont employés doivent être pourvus de cordiaux et de moyens de désinfection. Puis aussitôt que la couche de terre est enlevée et que les cadavres sont mis à découvert, on doit les asperger d'acide phénique, de sulfate ferreux, de chaux et d'autres désinfectants et absorbants; on les retirera ensuite, avec toutes les précautions individuelles et en faisant usage de tous les préventifs possibles, pour les répartir dans des fosses préparées à l'avance; là on les recouvre enfin d'une épaisse couche de terre et de plaques de gazon. La terre qui a été remuée dans ces opérations sera foulée et passée au rouleau, ou assujettie au moyen de tas de pierres ou de larges dalles.

Ici encore, comme procédé le plus court et le plus sûr, je proposerais de recouvrir les cadavres mis à nu d'une mince couche de combustible, déchets de bois, charbon de bois, sciure, d'arroser le tout de pétrole et d'y mettre le feu; les cendres, les ossements, les cadavres qui auraient pu échapper à l'incinération seront recouverts de terre ultérieurement foulée et traitée ainsi que nous l'avons établi plus haut.

Si la mission de la commission sanitaire est pénible et non exempte de dangers, elle est aussi de la plus extrême importance et doit être honorée comme telle,

Récapitulation du rôle du médecin dans l'inhumation.

1. Inspection du champ de bataille par une commission médicale ; présence de celle-ci aux inhumations. Secours en cas de mort apparente. — 2. Choix de l'emplacement. — 3. Modes d'inhumation ; crémation. — 4. Désinfection du champ de bataille par l'ensemencement, par les plantations, par les désinfectants, par l'incinération, par une réinhumation.

II. PARTIE SPÉCIALE.

—

MÉDECINE OPÉRATOIRE.

I.

OPÉRATIONS PRATIQUÉES SUR LES VAISSEAUX.

1° ARTÈRES.

a) *Ligature des artères dans la plaie.*

Indications. — La ligature des artères dans la plaie est indiquée dans les cas suivants :

1° Hémorrhagies artérielles primitives survenant après un traumatisme ou pendant une opération ;

2° Hémorrhagies secondaires ; on doit toujours tenter la ligature du bout périphérique avant de procéder à la ligature dans la continuité ;

3° Chaque fois que dans une plaie d'opération ou de traumatisme on découvre le calibre d'une artère sectionnée, bien que momentanément il ne s'en échappe pas de sang, il faut lier soigneusement.

Procédés. — La ligature des artères à l'extrémité périphérique est une des opérations dont le succès dépend le plus du jour qui l'éclaire. Il faut donc élargir, débrider les plaies étroites, simplifier les plaies festonnées, enlever les caillots. Pendant que la compression est exercée sur le tronc, on saisit avec une pince à coulisse l'extrémité de l'artère sectionnée, on la retire de sa gaîne et des autres parties molles, on ferme la pince, on la laisse librement appendue au bout de l'artère, et on s'assure si l'hémorrhagie se trouve par là complétement arrêtée. Dans ce cas, on passe un fil autour de l'extrémité artérielle, on serre le fil avec une force modérée, on l'assujettit au moyen d'un simple nœud ou, quand il s'agit d'un gros tronc, au moyen du nœud double du chirurgien. On vérifie, par une traction exercée sur le fil, la solidité de la ligature, et enfin on coupe, à un demi-centimètre du nœud, l'un des fils ou tous deux, selon que l'on a affaire à un petit rameau ou à une grosse artère. Le fil doit être de grosseur moyenne, assez fort pour résister à une forte traction faite par les deux mains, soigneusement ciré et d'une longueur de 10 à 20 centimètres. La ligature peut être confiée à un aide; quand l'aide n'est pas exercé, on lui donne la pince à tenir et on applique le fil soi-même. En remplacement de la pince, on peut se servir, pour attirer l'artère, du crochet d'Assolin; pour l'isolement du vaisseau, on se sert de petits crochets doubles à faible inflexion ou du bistouri, avec lequel on met à nu, par dissection, le vaisseau rétracté ou enfoui sous les bourgeons. Au lieu de consacrer une peine infinie à des recherches sans fin, on fera bien de recourir tout d'abord à cette pratique. Quand l'hémorrhagie n'est pas arrêtée, ce peut être la lésion d'un second vaisseau situé plus haut ou d'une collatérale voisine qui en est la cause. Dans les deux cas, on fait une seconde ligature plus haut. Peut-être aussi le nœud n'a-t-il pas entièrement oblitéré le vaisseau, soit que le fil ait été choisi trop gros pour l'artère, soit que le nœud n'ait pas été suffisamment serré, soit enfin que le fil ait coupé le vaisseau. Dans tous ces cas, la ligature est à refaire.

Ligature en bloc. — Quand l'hémorrhagie artérielle

se fait encore par d'autres sources ou quand on ne réussit pas à isoler les vaisseaux qui donnent du sang, on comprend tout le paquet vasculaire dans une ligature en bloc, en passant le fil avec une aiguille fortement courbée et un peu tranchante sur les bords. Il faut, dans cette opération, éviter de léser de nouveaux vaisseaux ou de comprendre des filets nerveux dans la ligature.

Quand toutes ces méthodes ne conduisent à rien, on procède à la ligature ou à l'occlusion du tronc artériel qui alimente l'hémorrhagie.

b) Ligature des troncs artériels.

Indications. — Dans les cas de blessures de guerre, la ligature de l'artère dans la continuité est indiquée :

1° Sur place, quand le vaisseau a été lésé par piqûre ou par estafilade ;

2° Au tronc adducteur du sang, dans les hémorrhagies primitives, quand on ne parvient pas à trouver, dans la plaie, la source du sang et quand l'hémorrhagie ne peut être arrêtée par aucun autre moyen ;

3° Encore au tronc adducteur dans les hémorrhagies secondaires répétées qui ne proviennent pas d'un état pathologique du sang.

Opération. — Le malade est assis ou couché de manière que la région sur laquelle on veut pratiquer la ligature soit appuyée sur un plan résistant, placée à la hauteur la plus commode pour le chirurgien et fortement éclairée (le soir, la lumière électrique rendrait d'excellents services). On distribue les rôles aux deux ou trois aides qui doivent assister. L'anesthésie par le chloroforme est utile, mais non indispensable; elle est parfois dangereuse.

On commence par s'assurer de la direction et de la situation des artères en se guidant surtout sur la sensation que procurent la forme cylindrique du vaisseau, son élasticité et le pouls. Ces sensations font naturellement défaut lorsque le vaisseau est largement ouvert ou que l'on comprime au-dessus pour empêcher l'hémorrhagie. Dans ce cas, on ne peut se guider que sur les points de repère anatomiques, qui sont en général des rebords musculaires. On examine ensuite la disposition des veines qui peuvent se trouver en avant du vaisseau, et le développement du panicule graisseux qui exige, en cas d'épaisseur trop grande, des incisions cutanées plus longues. Les muscles de la région doivent être mis dans le relâchement par la position qu'on donne à la partie; il ne faut pas que la main qui retient le membre dans cette position suspende la circulation artérielle ou la circulation de retour. En revanche, la compression digitale exercée sur le tronc permet, selon le cas, d'arrêter ou de rétablir momentanément l'issue du sang.

Incision. — L'incision cutanée se fait, soit sur la peau tendue à plat, soit dans la peau relevée en pli, sur une longueur de 4 à 6 centimètres. Le tissu cellulaire sous-cutané et les aponévroses superficielles sont divisés à grands traits, les ventres des muscles sont réclinés au moyen des doigts ou des crochets mousses, et l'on pénètre jusqu'à la gaîne fibreuse qui sert d'enveloppe commune à l'artère, à la veine et au nerf. Cette gaîne se trouve dans les interstices musculaires et est reconnaissable à l'œil par sa couleur blanchâtre. On la divise, par une incision à plat, d'avec l'aponévrose du muscle satellite, et on élargit cette ouverture vers le haut et vers le bas jusque dans les angles de l'incision. On aura eu soin d'éviter de léser les rameaux veineux en les réclinant; lorsqu'on ne peut faire autrement, on les coupera après les avoir préalablement liés. Le nerf sera séparé de l'artère et récliné également. C'est alors que la gaîne artérielle propre, à travers laquelle on voit, par transparence, la couleur bleue du vaisseau, est saisie obliquement avec la pince, soulevée, incisée avec précautions à l'aide du ventre du bistouri, puis fendue sur 2, 3 et même 4 centimètres de longueur.

Après cette section, l'artère paraît sous l'aspect d'un vaisseau bleu foncé, soulevé par les pulsations quand le sang passe ; d'un tuyau blanc et aplati quand elle est ouverte longitudinalement ou quand la compression est établie ; dans les cas d'anévrysme diffus, on trouve la gaîne bourrée de caillots qu'il faut préalablement détacher et enlever. Au moyen de la sonde cannelée introduite entre la gaîne et l'artère, on isole celle-ci de celle-là jusqu'à ce que l'on ait réussi à passer, sans violence, une aiguille à anévrysme autour du vaisseau, ou jusqu'à ce que le vaisseau isolé puisse être soulevé sur la sonde. Le fil, chargé sur une aiguille à anévrysme ou, à défaut de cet instrument, sur une sonde aiguillée en argent préalablement recourbée, au besoin même sur une aiguille quelconque, à condition, dans ce dernier cas, que la partie mousse et aiguillée soit dirigée en avant, est conduit, en partant du côté de la veine autour de l'artère. Pour s'assurer que celle-ci seule est saisie, on promène le fil vers le haut et vers le bas dans la gaîne ouverte, puis on serre et on lie en faisant le nœud chirurgical. Dans le cas où le vaisseau serait lésé, on ferait bien de faire deux ligatures, l'une au-dessus, l'autre au-dessous de la plaie artérielle, puis de couper le vaisseau entre les deux ligatures.

L'un des deux bouts du fil à ligature est coupé tout près du nœud, l'autre est amené hors de la plaie et fixé contre la peau. Au moyen d'une suture ou de bandelettes de diachylon, on cherche habituellement à favoriser la réunion immédiate, et on place le membre de manière à mettre les muscles au repos. Les fils tombent au bout d'une à deux semaines, exceptionnellement au bout de quatre.

Les fils de soie cirés peuvent, en cas de besoin, être remplacés par du fil à coudre, de la ficelle fine, des cordes à violon, du fil métallique, des filaments de chanvre. A défaut de tout lien, on peut jeter sur l'artère une pince à coulisse de petit calibre, ou une forte serre-fine et l'y laisser une demi-journée, au besoin un ou deux jours, ce qui suffit pour déterminer une coagulation durable.

Il y a quelques opérations qu'on peut considérer comme des variantes de celle de la ligature ; telles sont : l'aplatissement (Scarpa) et l'occlusion artérielle selon Neudörfer. Ces deux méthodes consistent à serrer les parois de l'artère contre elles-mêmes et à déterminer ainsi la coagulation. A cet effet, Scarpa se servait d'un petit rouleau de toile de 6 lignes de longueur sur 3 de largeur et 2 d'épaisseur, il l'enduisait de cérat, le fixait sur l'artère au moyen d'un bout de fil et le détachait au bout de cinq ou six jours, selon les besoins. Le procédé analogue de l'occlusion artérielle a été décrit page 21.

LIGATURE DES PRINCIPALES ARTÈRES.

Artères du cou et du tronc. — Artère linguale.

Dans les cas de plaies de la langue et de la région mylo-hyoïdienne, l'artère linguale peut être liée d'après le procédé Pirogoff. Incision oblique au-dessus de la grande corne de l'os hyoïde, dans l'aire du triangle digastrique, intéressant la gaîne de la glande sous-maxillaire ; la glande est réclinée et le feuillet postérieur de l'aponévrose mylo-hyoïdienne est mis à nu. Ce feuillet est incisé, le nerf grand hypoglosse est récliné en haut ; par là on met à nu les fibres du muscle hyo-glosse, qu'on divise avec la sonde ou la pince, et on tombe sur l'artère linguale. Pirogoff fit l'opération deux fois, dont une avec succès.

Artère carotide primitive.

La carotide primitive peut être liée :

1° Dans sa partie supérieure, au-dessus du bord interne du muscle sterno-mastoïdien, au point où il se croise avec le muscle omo-hyoïdien ;

2° Dans sa partie inférieure, entre les deux chefs sternaux du sterno-mastoïdien.

Dans les deux cas, le malade sera couché sur le dos, la tête renversée en arrière, un coussin sous la nuque.

1° *Partie supérieure.* Inciser la peau dans la direction d'une ligne allant de l'apophyse mastoïde vers l'articulation sterno-claviculaire, sur toute la longueur de l'intervalle entre le bord supérieur du cartilage thyroïde et le bord inférieur du cartilage cricoïde.

Le bord interne du sterno-mastoïdien sert de guide. Il faut éviter, à l'angle supérieur de la plaie, la veine jugulaire interne et particulièrement le rameau qui la relie à la veine sous-cutanée de la région antérieure du cou; à l'angle inférieur, la branche descendante du nerf grand hypoglosse et la veine thyroïdienne; lors de l'introduction du stylet aiguillé, le nerf vague et la veine jugulaire. (A. Cooper.)

2° *Partie inférieure.* Inciser la peau dans la direction d'une ligne partant de la hauteur du cartilage cricoïde et convergeant très-obliquement vers la ligne médiane jusqu'à un quart de pouce de la clavicule, de manière à diviser le triangle compris entre le chef sternal et le chef claviculaire du sterno-mastoïdien. L'artère est liée au point où elle est croisée par le muscle omo-hyoïdien (Zang). Exécution facile, succès très-problématique surtout dans les blessures de guerre et particulièrement celles par coup de feu. Aussi Le Fort (*Gaz. hebd. de Paris,* 1867) et Barnes (*passim,* vol. I, page 409) se prononcent décidément contre l'opération. Dans la guerre d'Amérique (*loco citato,* page 315), 84 ligatures de la carotide primitive donnent une mortalité de 76 pour 100.

Artère sous-clavière.

1° *Au-dessus de la clavicule:*
Position couchée ou assise, épaule inclinée en bas,

de manière à faire saillir l'artère au-dessus de la clavicule où elle est facilement sentie chez les sujets maigres.

Incision parallèle à la clavicule, un demi-pouce au-dessus du bord supérieur de cet os, à partir de l'extrémité sternale, et sur une longueur de 3 pouces ; le chef claviculaire du sterno-mastoïdien est divisé sur la sonde cannelée ; les points de repère sont le bord interne du muscle scalène antérieur, le bord supérieur de la première côte et le plexus cervical ; l'artère se trouve placée entre ces trois points de repère. (Hodgeson.)

Cette ligature fut pratiquée vingt et une fois, pendant la guerre d'Amérique, avec une mortalité de 76 pour 100 (*Loc. cit.*, pages 538-546.)

2° *Au-dessous de la clavicule :*

Position comme ci-dessus, mais l'épaule relevée. Incision parallèle à la clavicule, un demi-pouce au-dessous de son bord inférieur, commençant à 2 pouces de l'articulation sterno-claviculaire, longue de 2 pouces et demi. On coupe le muscle grand pectoral. Au fond du triangle circonscrit par la clavicule et le bord interne du muscle petit pectoral, on trouve successivement, en commençant par le haut et en dedans, la veine sous-clavière, le plexus cervical et l'artère sous-clavière.

Éviter l'artère et la veine acromio-thoraciques.

Opération difficile, rarement pratiquée. Succès possible. Dans la guerre d'Amérique, quatre ligatures de la sous-clavière au-dessous de la clavicule ont fourni quatre décès. (*Loc. cit.*, page. 547).

Artère mammaire interne.

Il n'est pas rare de voir cette branche importante de la sous-clavière être lésée par des instruments tranchants, exceptionnellement même par des coups de feu de la poitrine. La ligature en est facile dans les trois premiers espaces intercostaux, plus difficile dans le quatrième, presque impraticable dans le sixième. D'après Goyrand et Pirogoff, on la pratique de la manière suivante : incision de 3 pouces de longueur, se dirigeant de haut en bas et de dehors en dedans, de manière que le centre de l'incision se trouve à 3 ou 4 lignes du bord du sternum. On divise les fibres des muscles grand pectoral et intercostal, au besoin aussi le cartilage costal, et on trouve l'artère mammaire flanquée de deux veines sur le muscle triangulaire du sternum. Pirogoff conseille la résection du cartilage costal pour faciliter l'accès de l'artère. Ludson mit ce conseil en pratique. L'opération fut faite deux fois, sans succès, dans la guerre d'Amérique.

Artère intercostale.

L'artère intercostale peut être liée :

1° D'après l'ancienne méthode de Gérard, qui comprend la côte, la veine et le nerf dans la ligature ;

2° D'après la méthode de Bell, qui lie l'artère seule après l'avoir recherchée dans l'espace intercostal. A cet effet, on se place derrière le malade, on élargit la blessure, on divise les muscles, on engage immédiatement contre le bord de la côte un crochet mousse qu'il suffit ensuite de retirer pour amener l'artère isolée.

L'opération fut pratiquée huit fois (une fois d'après le procédé de Gérard) dans la guerre d'Amérique et donna deux succès.

Artère axillaire.

Position : le malade est couché sur le dos, à plat, le bras dans l'élévation, l'avant-bras replié et placé sous la tête ou étendu dans le sens de l'axe du corps. Incision de 3 pouces de longueur commençant à la convexité de la tête humérale et s'étendant le long du bord interne du biceps, en n'intéressant que la peau et l'aponévrose. On récline en dehors et au bas la veine axillaire, on découvre le plexus brachial, on cherche l'artère entre les nerfs médian et cutané interne, on la retire au dehors, on l'isole et on la lie. Cette opération est pratiquée assez souvent avec succès ; elle est plus sûre que la suivante.

ARTÈRES DES MEMBRES SUPÉRIEURS.

Artère humérale.

L'artère humérale peut se lier dans toute sa longueur, depuis le creux axillaire jusqu'au pli du coude. Position couchée ou assise, le bras dans l'abduction. Incision de 2 à 3 pouces pratiquée le long du bord interne du biceps. L'artère se trouve derrière le nerf médian, entre les deux veines humérales.

Il importe de tenir compte de deux anomalies qui parfois donnent lieu à des hémorrhagies secondaires : bifurcation de l'artère dans sa partie supérieure, anastomose entre l'humérale et l'une des artères de l'avant-bras.

Opération facile, pratiquée souvent et réussissant habituellement.

Artères de l'avant-bras.

On lie les artères de l'avant-bras dans leur quart inférieur ; quand la ligature à cette hauteur ne répond pas aux indications, il faut lier l'humérale dans le pli du coude. On met l'avant-bras dans l'abduction et la supination.

Artère radiale. Elle est mise à nu par une incision de 1 à 2 pouces de long, entre les tendons du muscle long supinateur et fléchisseur commun ; on peut encore la lier dans la tabatière anatomique circonscrite par les tendons des deux extenseurs du pouce.

Artère cubitale. Elle est située un peu plus profondément, ce qui oblige à inciser le feuillet profond de l'aponévrose de l'avant-bras pour y arriver. L'incision est faite dans la dépression qui sépare les tendons des muscles cubital et fléchisseur sublime.

Opérations fréquemment pratiquées, inoffensives, faciles, surtout la radiale, mais ne mettant pas toujours à l'abri des hémorrhagies secondaires, à cause des anastomoses palmaires.

ARTÈRES DU MEMBRE INFÉRIEUR.

Artère iliaque externe.

Position : le malade est couché à plat sur le dos. Incision oblique, parallèle au ligament de Poupart, distante d'un demi-pouce du bord supérieur de ce ligament, droite ou légèrement courbe, d'une longueur de 1 pouce à 1 pouce et demi, s'étendant jusque vers le tubercule du pubis et intéressant la peau et l'aponévrose superficielle. Il importe d'éviter, à l'angle interne de la boutonnière, l'artère épigastrique superficielle ; il faudrait la lier de suite si l'on venait à la léser. On a mis à nu l'extension aponévrotique brillante et argentée du muscle oblique externe ; cette aponévrose est divisée à son tour immédiatement contre le ligament de Poupart, et l'on découvre le muscle oblique interne. Ce muscle est soulevé avec précautions au moyen de deux pinces, puis incisé parallèlement à la plaie, et l'extension aponévrotique du muscle transverse de l'abdomen est disséquée d'avec ses adhérences avec le bord du ligament. Alors paraît le feuillet mince et jaune du *fascia transversalis*, qui n'est séparé du péritoine que par une étroite couche de tissu graisseux. C'est avec les plus grandes précautions que l'on soulève l'aponévrose de dessus le péritoine, afin d'arriver à déchirer le *fascia transversalis* et à le séparer d'avec la séreuse, ce qui se fait sur la sonde cannelée, au moyen du doigt. Les doigts de la main gauche fixant le bord inférieur de la plaie, ceux de la main droite, un peu fléchis, tiennent le péritoine écarté du *fascia transversalis* jusqu'au bord interne du psoas. Un aide, avec les doigts recourbés, fixe le péritoine derrière le bord supérieur de la plaie pendant que l'opérateur ouvre la gaîne de l'artère située en dehors de la veine. La ligature sera faite à un tiers ou un demi-pouce de l'entre-croisement avec la veine circonflexe iliaque, au-dessus de la naissance des artères épigastrique et circonflexe. (A. Cooper.)

La ligature de l'artère iliaque externe, faite souvent avec succès, est une opération difficile, mais elle offre plus de sécurité que celle de la crurale dans le triangle de Scarpa.

Artère crurale.

Cette artère peut être liée dans le triangle de Scarpa ou à la partie moyenne de la cuisse. Dans les deux cas, la position à donner au malade est la même : c'est le décubitus dorsal, avec extension du membre et légère rotation en dehors.

1° *Ligature dans le triangle de Scarpa.* Incision : la direction en est marquée par une perpendiculaire élevée sur le milieu de la ligne qui rejoint la symphyse du pubis à l'épine iliaque antéro-supérieure. L'incision, longue de 2 à 3 pouces, répond à l'axe longitudinal de la cuisse, conduit du ligament de Poupart au bord interne du muscle couturier et intéresse la peau et le tissu cellulaire sous-cutané jusqu'à l'aponévrose d'enveloppe de la cuisse. Celle-ci étant divisée à son tour, on trouve dans leur gaîne propre les vaisseaux fémoraux situés, la veine en dedans, le nerf en dehors, l'artère au milieu. Le fil est passé au-dessous de la naissance des branches épigastrique profonde et circonflexe iliaque, au-dessus de celle de l'artère fémorale profonde, à environ un demi-pouce du ligament de Poupart.

2° *Ligature à la partie moyenne.* L'incision est pratiquée le long du bord interne du couturier, dans la direction d'une ligne oblique allant de l'épine iliaque antérieure et supérieure au condyle interne du fémur, et répond au tiers moyen de cette ligne : elle a une longueur de 2 1/2 à 3 1/2 pouces et traverse la peau, le tissu cellulaire sous-cutané et le feuillet superficiel de l'aponévrose crurale. A travers cette incision on reconnaît, à leur direction, les fibres du couturier, qui est le satellite du vaisseau. On dissèque le bord interne du muscle, on le récline en dehors et on rencontre, sous le feuillet profond de l'aponévrose d'enveloppe du muscle, les vaisseaux et nerfs fémoraux situés, l'artère au-dessus de la veine, les nerfs crural et saphène en dehors.

Il importe d'éviter la veine saphène interne dans l'incision de la peau.

Chez les sujets gras et fortement musclés, l'opération n'est pas toujours d'une exécution très-facile. Les succès sont fréquents.

Ligature des artères de la jambe.

On pratique de préférence la ligature de ces artères à la partie inférieure de la jambe ; là elles sont plus facilement accessibles, les muscles étant devenus tendineux. Or, en chirurgie de guerre, plus les lésions sont périphériques, moins on a l'occasion de pratiquer la ligature, car il faut supposer des lésions concomitantes graves.

Artère tibiale antérieure.

Position : la jambe étendue, la pointe du pied fortement tournée en dedans. Opération : la tibiale antérieure sera cherchée à 1 1/2 pouce en dehors de la crête du tibia, dans la ligne blanche qui répond à l'interstice des muscles jambier antérieur et long extenseur de l'orteil. L'incision cutanée, longue de 2 à 3 pouces, doit comprendre aussi la forte aponévrose de la jambe. On pénètre dans l'interstice musculaire avec le doigt et on trouve l'artère tibiale antérieure entre les deux veines du même nom, accompagnée du nerf péronier appliqué sur la membrane interosseuse. La profondeur du siége de l'artère rend difficile le passage du fil et la formation du nœud.

Artère pédieuse.

Position : la jambe sera fléchie sur la cuisse, le pied sera posé à plat dans l'extension. Point de repère : la dépression située au niveau de l'articulation tibio-tarsienne et correspondant à l'interstice des tendons du long extenseur et de l'extenseur commun. Incision : depuis le centre de cette dépression, on fait une incision de deux pouces de longueur dans la direction du second orteil; l'aponévrose est fendue, l'artère est isolée de la veine du même nom et du rameau profond du nerf péronier, puis on la lie.

Exécution facile, indications rares.

Artère tibiale postérieure.

Position : la jambe est médiocrement fléchie sur la cuisse et fortement tournée en dehors. Point de repère : la dépression située en arrière de la malléole interne. Incision : à égale distance de la malléole interne et du tendon d'Achille, on incise, sur une ligne droite ou légèrement courbe, de 1 1/2 pouce de long, d'abord la peau, puis le tissu cellulaire, ce qui met à nu l'artère, le nerf tibial et de petites veines. Quand on opère un peu plus haut, l'incision sera prolongée en haut et on aura à sectionner le ligament lanciné, ou aponévrose du mollet.

Exécution facile, indication rare.

2° VEINES.

Ligature des veines.

La ligature des veines est rarement pratiquée. Le procédé opératoire est, d'une manière générale, le même que pour les artères. Mais, vu la situation plus superficielle des veines, l'exécution en est plus facile. Le plus souvent ces ligatures sont effectuées bien plus dans le but de supprimer, pendant une opération, les hémorrhagies veineuses qui peuvent obscurcir le champ opératoire, qu'à cause des dangers résultant, pour la conservation de l'existence, de l'ouverture d'une veine. L'indication résultant de ces dangers est exceptionnelle et ne subsiste que chez les individus déjà exsangues.

Les veines coupées s'affaissent généralement et se rétractent dans le tissu cellulaire, qui est d'une grande laxité, ce qui supprime le danger d'hémorrhagie ; cependant si les plaies longitudinales ne restent pas béantes et ne saignent pas, il n'en est pas toujours de même des plaies transversales, à cause de l'élasticité des parois et de la contraction musculaire. De plus, l'affaissement des veines trouve, en certains points, des obstacles provenant des attaches étroites contractées par le vaisseau avec les tissus voisins, notamment les aponévroses et les os qu'il traverse. C'est le cas pour la veine sous-clavière dans la région claviculaire, pour la veine saphène au point où elle débouche dans la veine crurale, pour les veines du bassin. Le danger est grand surtout pour les plaies par instrument tranchant ou piquant, ou par éclat d'obus, des veines jugulaire interne, axillaire, sous-clavière et crurale, en raison du volume, du siége de ces vaisseaux et de leur tendance à rester béants. Ce sont donc ces veines-là qui fournissent le plus souvent matière à ligatures. Deux ligatures de la veine jugulaire interne pratiquées pendant la guerre d'Amérique eurent pour résultat, une fois la mort, une autre fois la guérison. Des coups de feu ordinaires de la région donnent rarement lieu à des hémorrhagies et ne sont pas dangereux.

Introduction de sang dans les veines. Transfusion.

Depuis 1873, grâce aux efforts simultanés d'Albini, de Naples[1]; de Roussel, de Genève[2]; de Hasse, de Nordhausen[3]; de Heyfelder, à Saint-Pétersbourg[4], et de nombre de médecins français et allemands, la transfusion directe de sang humain ou animal introduit en substance dans le réseau circulatoire, est une opération réintégrée dans ses droits de cité en

1. *Giuseppe Albini, Relazione sulla trasfusione diretta di sangue d'agnello, etc. Rescconto d. R. Acad. sc. fisiche e mat. Dicemb. 1872. — Nuova cannula per la trasfusione dir. di sangue, etc. di Dr G. Albini; Napoli, 30 nov. 1873.*

2. *Gazette des hôpitaux de Paris, sept. 1865.*

3. *La Transfusion du sang d'agneau à l'homme.*

4. *Deutsche Zeitschrift für Chirurgie. Vol. IV, fasc. 5 et 6.*

chirurgie. De nombreuses expériences, de nombreuses opérations pratiquées sur le vivant, ont démontré que le sang d'agneau n'est pas incompatible avec l'économie du corps humain, et que le sang de tous les animaux dont les globules sont plus petits que ceux du sang de l'homme, peut y être introduit sans trouble mécanique et que l'opération en elle-même est relativement facile et inoffensive.

Indications. — L'anémie consécutive aux hémorrhagies, à l'inanition, aux maladies chroniques; selon certains auteurs aussi, la pyoémie, la tuberculose et d'autres maladies internes chroniques. Pour nous, cette pratique a surtout de la valeur, dans les cas de blessures de guerre, à la suite de pertes de sang abondantes, ou à la suite d'un long séjour dans les hôpitaux, tant comme procédé de révivification qu'à titre de mesure préparatoire pour de grandes opérations. Si, en 1870 et 1871, j'eusse connu la valeur curative et la facilité d'exécution de la transfusion directe de sang d'agneau, j'aurais infusé du sang nouveau à la plupart des malades affamés et affaissés qui m'étaient venus de Metz, ce qui m'aurait permis de procéder à de grandes opérations.

Époques de l'opération. — A la station de pansement, le plus tôt possible ; dans les établissements hospitaliers, à titre de pratique ultérieure.

Opération. — Nous distinguons essentiellement la transfusion de sang humain, qui est de beaucoup préférable, et la transfusion de sang animal, à laquelle nous donnons le second rang. Jusqu'à présent on a transfusé principalement du sang veineux humain avec l'appareil de Roussel et du sang artériel d'animaux avec les apareils de Denis, Hasso et Heyfelder. Comme l'appareil est subordonné à la méthode, nous décrirons celui-là en traitant de celle-ci.

Transfusion veineuse. — La transfusion de sang veineux, pratiquée habituellement avec du sang humain se fait, en l'absence d'aucune *vis a tergo* susceptible de faire jaillir le jet sanguin avec une force suffisante, au moyen d'un appareil comprenant une pompe. Le meilleur appareil connu jusqu'à ce jour est celui de Roussel.

Le *transfuseur hermétique de Roussel* consiste en un système de tubes, d'une longueur de 50 centimètres, en caoutchouc ou gutta-percha, et dans lequel n'entre aucun ajutage d'autre composition. Le tube porte à l'une de ses extrémités une ventouse qui est armée d'une lancette destinée à ouvrir la veine du sujet qui fournit le sang ; à l'autre extrémité, il est muni d'une canule courbée servant à l'introduction du sang dans la veine du sujet qui doit le recevoir. A la partie moyenne du tube, se trouve une ampoule fusiforme, la pompe, qui, sous l'influence de la compression exercée par la main de l'opérateur, remplit l'office de l'organe propulseur, le cœur, et qui, dans le relâchement, aspire le sang de la veine. La pompe, chaque fois qu'elle est entièrement vidée, transfuse 10 grammes de sang. Il y a donc possibilité de doser les quantités de sang introduites et de régler l'allure de la transfusion. Afin d'éviter que le sang aspiré par le tube en caoutchouc soit refoulé de nouveau dans la veine d'où il provient, lors de la pression exercée sur la pompe élastique, il se trouve à l'intérieur du tube des soupapes construites sur le modèle des valvules veineuses. Près de la ventouse s'embranche un tube communiquant avec un ballon en caoutchouc destiné à faire le vide dans la ventouse, puis un second tube terminé par un embout permettant d'aspirer de l'eau chaude dans l'intérieur de l'appareil. L'anastomose de ce second tube dans le tube principal est pourvue d'un robinet. Le manche de la lancette est engagé dans la ventouse, comme un bouchon dans le goulot d'un flacon bouché à l'émeri. Il suffit d'appuyer plus ou moins le doigt sur le sommet du manche pour enfoncer la lame plus ou moins profondément dans la veine.

Procédé opératoire. — Premier temps: L'appareil est rempli d'eau chaude alcalinisée, le bras du sujet qui doit fournir le sang est entouré d'un bandage comme pour la saignée et l'on essaie l'application de la ventouse sur la veine choisie (médiane ou basilique), puis la lancette est fixée de manière à avoir la profondeur voulue et à prendre une direction oblique par rapport à l'axe de la veine.

Deuxième temps : Pendant ces préparatifs, un second opérateur a mis à nu la veine destinée à recevoir le sang; il se tient prêt à l'ouvrir avec de petits ciseaux fins.

Troisième temps : Le premier opérateur place définitivement la ventouse sur la veine du sujet qui doit fournir le sang et qui est placé à proximité, il ouvre la veine sous l'eau et fait manœuvrer la pompe; l'eau est alors chassée de l'appareil par le sang qui afflue.

Quatrième temps : Aussitôt que le premier jet de sang pur viendra jaillir de la canule terminale, le second opérateur aura ouvert la veine qui doit recevoir le sang et y engagera la canule, puis le premier opérateur fera manœuvrer la pompe, non pas en la comprimant à pleine main, mais en exerçant des pressions modérées avec trois doigts. Le sang est ainsi refoulé dans la veine destinataire, qui se gonfle à chaque pression imprimée à la pompe, et s'affaisse chaque fois que l'ampoule est relâchée.

La pompe doit se vider par une pression très-faible, et se remplir d'elle-même aussitôt qu'on relâche la pression. Quand la première de ces conditions n'est pas réalisée, c'est-à-dire si l'ampoule gonflée résiste à la pression modérée, cela tient à ce que le sang s'y est coagulé ou à ce qu'un obstacle mécanique s'oppose à l'issue du sang par la canule ou à sa progression dans la veine à injecter. Dans tous ces cas, il faut bien se garder de vouloir vaincre la résistance par l'emploi de la force ; il n'y a qu'une chose à faire : démonter l'appareil, le visiter et rechercher la cause de la résistance. Dans le second cas, c'est-à-dire lorsque, la pression étant interrompue, le sang n'afflue pas assez abondamment dans la pompe, c'est que la veine donatrice n'est pas suffisamment ouverte (dans ce cas on essaiera de faire fonctionner une seconde fois la lame), ou bien c'est que l'individu aura pris peur et se trouvera au début d'une syncope, ou enfin c'est que la ventouse se sera déplacée. Dans ce cas, on enlève l'appareil et on l'applique à nouveau.

Cinquième temps : l'opération terminée, l'un des opérateurs retire la canule de la veine et appuie son doigt sur l'ouverture jusqu'au pansement. L'appareil est vidé sous l'eau chaude puis visité afin que l'on puisse s'assurer qu'il n'y reste aucun caillot. Le sujet qui a fourni le sang est pansé comme après la saignée.

Transfusion artérielle. — La transfusion de sang artériel se fait de préférence avec du sang d'agneau, exceptionnellement avec du sang humain (Küster). Elle n'exige pas une instrumentation si compliquée, attendu que ce sont les contractions cardiaques qui se chargent de la propulsion du sang à travers l'appareil et la veine jusqu'au cœur destinataire.

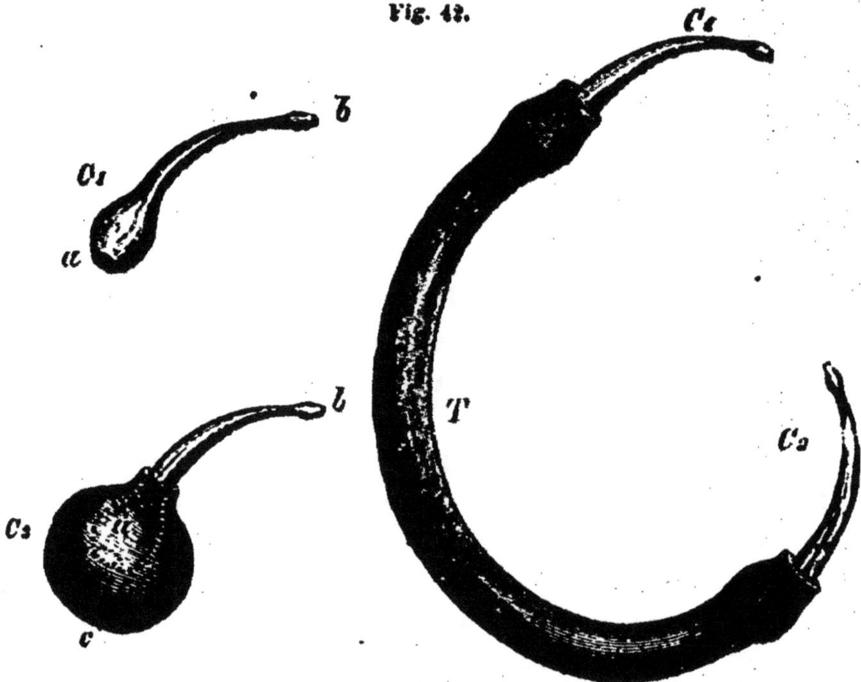

Fig. 42.

Appareil de Heyfelder[1]. — Cet appareil est un perfectionnement des appareils de Denis et de Hasse. Il consiste (*fig.* 42) en un tube en caoutchouc, T, de

1. L'appareil est construit chez M. Gerber, fabricant d'instruments de chirurgie à Saint-Pétersbourg.

34 centimètres de longueur, de 2 millimètres d'épaisseur de parois et de 4 millimètres de calibre, et en deux canules semi-circulaires en verre, C_1 et C_2, dont l'extrémité supérieure, a, s'arrondit en boule, tandis que l'extrémité inférieure, b, se termine en pointe. Toutefois l'extrémité de la pointe n'est pas aiguë, mais présente un petit renflement olivaire, destiné à faciliter l'application d'un lien. Pour l'occlusion du tube en caoutchouc, j'emploie de fortes serres-fines; pour celle de la canule à introduire dans la veine, je me sers d'un petit ballon en caoutchouc qui constitue, avec le petit ballon en verre, une pompe aspirante facile à remplir.

Procédé opératoire de la méthode de Heyfelder..— Préparatifs : Ce procédé exige des préparatifs assez longs et minutieux, qu'il est cependant possible d'abréger quand deux opérateurs s'y emploient simultanément. Il n'est pas difficile d'avoir du bétail en campagne. Les agneaux et les veaux conviennent le mieux; cependant on peut utiliser aussi les bœufs et moutons adultes. Un jeune animal de deux à trois mois peut servir à trois et même quatre transfusions pratiquées coup sur coup. Mais on .ne peut plus utiliser un animal une fois convalescent, attendu que le sang n'est plus normal. L'animal qui doit fournir le sang artériel est attaché sur une planchette ovale, percée de six trous destinés à donner passage aux liens qui fixent le sujet au niveau de la tête, des épaules et du bassin. On peut remplacer cette planchette, sans grand inconvénient, par la première planche venue, par une table, un banc. On a eu soin d'envelopper préalablement la tête de l'animal avec un bout de bande ou d'écharpe, de manière à couvrir les yeux, à laisser la bouche à découvert, et à amortir la pression du lien céphalique. Ces préparatifs ainsi que les manœuvres du premier temps de l'opération devront se faire dans un local éloigné du malade, que la vue de tous ces préparatifs impressionnerait trop vivement.

Premier temps : L'artère carotide ou l'artère crurale de l'animal est mise à nu sur une longueur de 1 à 2 pouces ; deux fils sont passés sous l'artère, tout préparés pour la ligature, et deux fortes serres-fines servent à réappliquer la peau sur la région préparée, dans le but de prévenir toute coagulation.

Deuxième temps : Quand l'opérateur a terminé le premier temps (ou pendant qu'un aide l'exécute), il découvre, sur une longueur de 1 pouce, une veine du malade, habituellement une des veines du pli du coude ou bien la veine saphène. Quand les veines sont petites, ou le sujet exsangue, il n'est pas toujours facile de trouver le vaisseau ; dans tous les cas, il faut agir avec précautions et une certaine adresse, afin de ne pas le léser. Quand on a blessé une branche collatérale et que le saignement ne s'arrête pas de suite, il faut en faire la ligature. Chez les personnes impressionnables ou pusillanimes, j'ai recours, pour ce temps de l'opération, à l'anesthésie par le chloroforme, en ayant soin de laisser le patient revenir à lui avant de pratiquer la transfusion. L'anesthésie locale est à rejeter parce qu'elle rend la peau rigide et la préparation de la veine difficile. Pendant ce temps, un aide a préparé dans un vase de l'eau tiède, presque chaude, dans laquelle sont complétement immergées les deux canules avec leur garniture en caoutchouc, toutes deux remplies d'une solution sodique et fermées au moyen de serres-fines.

Troisième temps : C'est alors que la veine est ouverte et que la canule en verre y est engagée, la pointe tournée vers le cœur, et est assujettie avec un fil. Cette canule, le ballon en caoutchouc, sont entourés d'une pièce de flanelle trempée dans l'eau chaude et arrosés, ainsi que la plaie, avec de l'eau chaude au moyen d'un irrigateur ou d'une théière. Après, ou même pendant que cela se pratique, l'artère de l'animal est de même ouverte entre deux serres-fines, la canule en verre est engagée dans la boutonnière du vaisseau, la pointe tournée vers le cœur et attachée dans cette position. Cela fait, on laisse pendant un instant jaillir librement le sang de l'animal, on retire le ballon de caoutchouc de l'autre canule et on coiffe promptement cette dernière avec le tube en caoutchouc qui est déjà fixé sur la canule artérielle ; pour cela, il faut rapprocher à la distance voulue la planchette sur laquelle l'animal est attaché. Au moyen de la montre à secondes, on calcule la quantité de sang transfusé, quantité qui peut se monter de 160 à 200 grammes. La grande longueur que, contrairement aux autres opérateurs, j'ai donnée au tube en caoutchouc, facilite singulièrement la pratique de l'opération. En même temps cette modification permet, au moyen de constrictions cadencées qu'on exerce sur le tube, de ralentir la vitesse du courant sanguin. Or cette pratique met le cœur en mesure de se rendre plus facilement maître de la masse de sang qui lui est amenée, et l'on évite ces phénomènes alarmants et orageux qui s'observent pendant l'opération, ainsi que l'hématurie qui y succède. La durée de l'opération peut se monter à 2 ou 3 minutes. Avant d'enlever l'appareil, on commence par arrêter l'afflux du sang au moyen d'une forte serre-fine, puis on retire d'abord la canule engagée dans la veine du malade, ensuite celle qui est passée dans l'artère de l'animal. Cette artère est liée et la peau cutanée est suturée. Quant à la veine, on ne la lie pas, de crainte de provoquer de la phlébite ; on se contente de réunir la peau au moyen d'une, deux ou trois épingles de Carlsbad et on exerce ainsi une pression suffisante sur la plaie vasculaire.

Le même appareil et la même méthode peuvent servir à transfuser du sang artériel humain dans la veine, ou bien, ainsi que l'a pratiqué Küster, dans l'artère du malade.

Effets de la transfusion.

Effet immédiat. Aussitôt que 4 ou 5 secondes se sont écoulées après la transfusion d'un petit nombre de drachmes de sang, le pouls, primitivement petit, faible, filiforme, devient très-sensible et bat avec force ; en même temps le malade sent dans tout son bras une agréable sensation de chaleur. Au bout d'un autre petit nombre de secondes, la face se colore et la température des extrémités s'élève ; encore au bout de cinq secondes, on observe un peu d'oppression, une certaine sensation de pesanteur dans les reins ; le pouls devient de plus en plus plein et la température continue à augmenter toujours, puis paraît la sueur ; la dyspnée augmente de plus en plus, la sensation de pression du rein gagne le rectum, la vessie, et, chez la femme, l'utérus ; le malaise devient général, le malade éprouve des nausées, la face et les mains deviennent rouges, puis bleues ; le pouls devient dur à rompre le vaisseau ; la dypsnée, l'anxiété, deviennent insupportables, et puis arrive le moment où il est nécessaire de surseoir à toute nouvelle intromission de sang. En continuant, on aurait à redouter l'asphyxie, la rupture de petits vaisseaux et l'épanchement du sang dans les organes. Aussitôt après la transfusion, même pendant l'opération, le malade se sent excité, revivifié, fortifié. Les symptômes de congestion sanguine que nous venons de décrire persistent encore quelque temps, puis diminuent et enfin disparaissent. Ils sont bien moins orageux quand l'injection de sang s'effectue lentement ou quand on se sert, pour la transfusion, de sang humain. Constamment on observe, au bout d'un quart d'heure ou d'une demi-heure, un frisson violent qui dure de dix minutes à une heure et qui est suivi de chaleurs, de sueurs et enfin d'un sommeil réparateur d'où le malade se réveille avec de l'appétit. L'hématurie survient parfois dans les transfusions copieuses ou trop rapidement pratiquées ; elle est plus fréquente aussi dans les transfusions de sang animal. Plus on va doucement, plus on peut injecter de sang ; on peut, avec ces précautions, donner au minimum 60, au maximum 250 grammes de sang.

Résultats. — Quelques opérés entrent en pleine convalescence presque immédiatement, parfois déjà au bout de six à huit heures ; d'autres restent plusieurs jours sous l'influence de la secousse. Mais bientôt après la guérison survient et avec elle tous les signes d'un retour au bien-être.

L'effet thérapeutique du sang humain est plus durable que celui du sang animal. En revanche, le sang animal s'obtient plus facilement.

La transfusion pratiquée avec le sang artériel de l'homme fut exécutée deux fois par moi sur le vivant avec de bons résultats[1]. Tout aussi peu compliquée dans l'exécution, elle est moins orageuse dans ses effets momentanés et plus durable dans ses effets curatifs que l'infusion de sang d'agneau. A moins de nécessité absolue, cette méthode est cependant contre-indiquée, en raison des dangers relatifs qu'on fait courir à celui qui fournit le sang et qui doit subir la ligature d'un tronc artériel important (l'humérale avant sa bifurcation au pli du coude). On choisira de préférence le bras gauche; dans la préparation de la veine, on procédera avec les plus grands ménagements et l'on visera à obtenir la réunion immédiate.

Pratiquée d'après ma méthode ou celle de Roussel, je considère la transfusion comme inoffensive. Parmi trente-deux observations qui me sont propres, je n'eus à constater aucun accident inquiétant. Une dame délicate eut une syncope après qu'elle eut reçu 90 à 120 grammes de sang et avant l'apparition des troubles congestifs. Parmi les 100 cas de transfusion immédiate qui sont relevés dans la science, il n'y en eut que deux où la mort fut la suite de

---

1. Cfr. : *Deutsche Zeitschrift für Chirurgie*; t. IV., fasc. 4, 5, 6 *et seq.*

l'opération : il s'agit d'un malade atteint de myélite (Hasse) et d'un pyoémique (Hœpner).

II.

OPÉRATIONS PRATIQUÉES SUR LA TÊTE.

Trépanation.

La trépanation, ou perforation du crâne, est devenue, de nos jours, une opération rare, surtout en chirurgie de guerre (Dieffenbach, Stromeyer, Neudörfer, Holston). Parmi les 4,249 cas de plaies du crâne [1] observés pendant la guerre d'Amérique, 229 seulement furent traités par la trépanation, soit 1 sur 18 ; dans les guerres de 1859 et 1863, les chirurgiens allemands ne la pratiquèrent que deux fois (Neudörfer, 1859 ; Abel, 1863). Ces chiffres, cet état d'abandon où les chirurgiens actuels laissent la trépanation, abandon basé sur l'expérience générale et la critique, sont plus éloquents que toute règle de doctrine.

Indications.—Le chirurgien inexpérimenté ne doit jamais trépaner ; le chirurgien expérimenté trépanera aussi rarement que possible. L'opération est indiquée :

1° Pour extraire de la cavité crânienne un corps étranger (balle, arme blanche, éclat), dont la présence est un danger de mort ;

2° Pour donner issue à du pus dont la présence

---

[1] *Medical and surgical history of the war of Rebellion.* Washington, 1870. Vol. I.

sur les méninges ou la pulpe cérébrale est bien démontrée ;

3° Pour relever une esquille enfoncée et qui détermine des accidents graves et progressifs[1].

Instrumentation. — Un ou deux forts couteaux (scalpels ou bistouris), une rugine, un couteau lenticulaire, une ou deux fortes gouges, un élévatoire, un ostéotome, une, deux ou trois couronnes de trépan avec une tréphine et un villebrequin, un tire-fond, un foret, un stylet, une plume taillée en pointe, une brosse, une scie de Hey.

Position. — Le malade étant couché, la tête est placée de manière que les instruments de trépanation s'y appuient normalement. On facilite la pratique de l'opération en fixant solidement la tête. La tête est rasée sur une grande étendue autour de la plaie. Quand l'anesthésie générale ne peut être employée, l'anesthésie locale est indiquée.

Opération. — Incision : on la fait rectiligne ou curviligne, à travers le cuir chevelu et le péricrâne jusqu'à l'os. On gratte le péricrâne avec le manche du scalpel ou la rugine, de manière à ce qu'il reste adhérent au lambeau ; on amorce la perforation au moyen du foret ou du tire-fond, on applique ensuite la couronne en ne se servant de la pointe que quand on est sur un os dur et jusqu'au cinquième tour seulement. L'emploi du villebrequin est plus facile, celui de la tréphine à main, plus prudent. Au moyen de l'ostéotome on enlève des morceaux de

____

1. *Cfr.* : LABBEY, *Études sur la trépanation du crâne. Mém. de la Soc. de chir. de Paris* ; t. VII, fasc. I.

toute forme et de tout volume (Heine, Textor, Ried). La rondelle d'os une fois enlevée avec la couronne de trépan, il reste souvent à pratiquer la section de ponts osseux pour arriver librement sur le corps étranger, sur l'esquille détachée ou enfoncée. L'amorce et la perforation exigent des précautions particulières au niveau des sutures, des sinus de la dure-mère, du cours de l'artère méningée moyenne, et dans la région temporale. Souvent la trépanation se borne à éloigner un os de la plaie au moyen d'une gouge tranchante (Holston), sans l'emploi du maillet, et dans ce cas l'opération ressemble davantage à une résection. Ce procédé est particulièrement indiqué quand il s'agit de donner issue à la suppuration dans les plaies peu étendues du crâne.

Les hémorrhagies par l'artère méningée moyenne ou les sinus peuvent être arrêtées par l'application d'un bouchon de cire, par le tamponnement, la compression digitale, et, enfin, par la ligature de la carotide primitive.

Pansement. — La plaie de l'opération est comblée au moyen d'une pièce de toile huilée et de la charpie, ou par la réapplication du lambeau. La guérison sera d'autant plus complète que le périoste aura été plus soigneusement conservé. Quand il reste une cicatrice molle, elle devra être recouverte d'un appareil protecteur.

Les *résultats* de la trépanation pratiquée pour des blessures de guerre sont loin d'être brillants ; mais ils ne doivent pas être absolument décourageants, car la mortalité est toujours forte dans les plaies de tête graves. L'opération est particulièrement pénible pour le malade ; elle ne constitue pas cependant un danger par elle-même, puisqu'un certain nombre de personnes y ont survécu (onze fois, Chmucker ; treize fois, Gooche ; et même vingt-sept fois, Chadkorn) parfois même sans avoir été réduites à garder le lit. D'après Pirogoff la mortalité chez les trépanés est de 60 à 70 p. 100. Sur 229 blessés trépanés pendant la guerre d'Amérique, 103 guérirent, 126 succombèrent ; ce qui donne une mortalité de 55 p. 100 seulement. Or, sur le total des 4,249 plaies du crâne qui y furent observées, il y eut 2,514 décès, soit 59,5 p. 100. Il en résulte que la mortalité de la trépanation est moindre que celle des plaies du crâne en général. Les autres opérations pratiquées pour des plaies de tête donnent les proportions de mortalité suivantes : ligature de gros vaisseaux, 36,3 ; extraction d'esquilles, 39 ; de corps étrangers, 48,3 ; ablation de portions herniées de substance cérébrale, 78,8. La trépanation consécutive donne les meilleurs résultats, puis vient la trépanation immédiate (sur la station du pansement) ; la trépanation intermédiaire (ambulances de seconde ligne) fournit les plus mauvais.

Résection des os de la face.

Malgré la grande fréquence des coups de feu de la face, la résection du maxillaire supérieur, de l'apophyse zygomatique, du maxillaire inférieur, sont d'une rareté exceptionnelle[1] en chirurgie de

---

1. Dans la guerre d'Amérique, sur environ 100,000 blessures, on compta 3,312 coups de feu, 61 fractures et 1 coups de sabre des os de la face, tandis que sur 20,000 opérations, on ne compte

guerre, et quand on les pratique, c'est le plus souvent comme opérations partielles exécutées dans le but d'égaliser des fragments aigus, ou d'extraire des corps étrangers. En général, les opérations des os·de la face ne sont pas dangereuses, tandis que les lésions traumatiques de ces os sont moins bénignes qu'on ne l'avait admis jusqu'à présent en chirurgie de guerre; d'après les résultats contrôlés de la guerre d'Amérique, la mortalité de ces blessures équivaut presque au cinquième de celles des plaies de tête : ce sont les hémorrhagies secondaires, les encéphalites consécutives, les suppurations de la cavité buccale et la déglutition du pus et des lambeaux de tissu gangrené qui ont amené ce résultat fâcheux. De là l'indication de la pratique de la résection et des opérations commandées par la nécrose, pratique qui évite tous ces dangers en abrégeant la marche de la guérison. En raison de la puissance de résistance et du pouvoir de reproduction dont sont doués les os de la face, on sera aussi économe que possible de suostance, et, même dans les lésions les plus graves, on tentera toujours

---

que 111 résections des os de la face. Parmi les 3,312 coups de feu, il y en a eu 1,607 du maxillaire inférieur, 555 du maxillaire supérieur, 157 des deux maxillaires, 260 coups de feu d'un maxillaire sans autre indication, 218 de l'apophyse zygomatique, 93 des os du nez, 17 des os palatins, 105 de divers os. Sur ces mêmes 3,312 coups de feu, il y en a 2,982 dont la terminaison est connue, 310 moururent, soit 11,4 pour cent; 1,154 rentrèrent au service, soit 38,7 pour cent; 1,488, soit 60,5 pour cent, furent réformés ou retraités. On peut donc dire que ces blessures ne sont absolument pas bénignes tant au point de vue de la conservation de l'existence qu'au point de vue du rétablissement complet.

d'abord le traitement conservateur. Cette règle doit bien plus encore être appliquée aux parties molles, dont il n'est pas permis de sacrifier la moindre parcelle. A part les cas d'indication vitale, résultant des dangers d'une lésion possible d'une artère ou des voies aériennes par les esquilles, les opérations de ce genre peuvent être réservées pour l'hôpital, de même qu'en général, le plus grand nombre des opérations plastiques peut être ajourné à une période plus reculée de la marche de la guérison. La scie à chaîne, la pince de Liston et la gouge sont les instruments qui conviennent à ces opérations. En ce qui concerne les incisions et la pratique des résections partielles ou générales, consultez le *Traité des résections du maxillaire supérieur*, par le Dr Heyfelder (Berlin, 1859), et le *Traité des résections* (Vienne, 1873) du même auteur ; et pour le détail des opérations accessoires, Rabe, *Contributions statistiques et cliniques au pronostic des résections du maxillaire supérieur et des opérations auxiliaires*, in *Deutsche Zeitschrift für Chirurgie*, vol. III, fasc. 3 et 4.

Opérations plastiques de la face.

L'arrachement et la destruction de certaines parties de la face ont pour conséquences une défiguration affreuse et des troubles fonctionnels extrêmes. Les moyens d'y remédier nous sont fournis par la chirurgie plastique et par la prothèse mécanique, principalement celle qui repose sur l'emploi du caoutchouc.

La blépharoplastie, la cheiloplastie, la rhinoplas-

tie, la génoplastie, les opérations de fistule salivaire
et d'autres, ne sont guère pratiquées que comme
opérations consécutives, par la raison qu'elles sont
moins urgentes que les autres interventions chirurgicales. Toutefois, dans beaucoup de cas, les résultats de ces opérations seraient bien plus parfaits, si
on les avait pratiquées immédiatement. En général,
elles sont relativement rares, et s'effectuent d'après
les procédés classiques. A ces opérations se rattachent la névrotomie, la ténotomie, la myotomie, la
section des cicatrices et soudures osseuses, opérations
pratiquées dans le but de porter remède à des
névralgies, des brides, des adhérences vicieus.
survenues ultérieurement. Il convient d'y joindr
encore l'opération des fausses articulations du maxillaire inférieur et les opérations ostéoplastiques avec
extension du cal pratiquées, d'après Sürsen et Heyfelder, en vue de remédier aux pertes de substance.

Opérations plastiques de la cavité buccale.

Il n'est pas rare de voir des coups de feu dilacérer
les organes de la cavité buccale avec ou sans lésion
des maxillaires. Les fractures des parties dures et
les dilacérations ou perforations des parties molles du
palais sont des lésions d'une haute gravité, au point
de vue des troubles apportés à la déglutition des aliments solides ou liquides ou à la phonation. Ce sont
des accidents auxquels il importe de remédier. Il est
d'ailleurs remarquable combien ici la marche naturelle de la guérison est réparatrice. Aussi est-il
rare que ces opérations soient faites immédiatement;

en revanche, on y recourt fréquemment comme intervention consécutive ou médiate. Mentionnons cependant comme une exception à la règle, les fissures longitudinales du voile du palais; l'action des muscles élévateurs et tenseurs du voile maintient constamment dans l'écartement les parties divisées et fait ainsi obstacle à la guérison. Lorsque cette lésion est aussitôt reconnue, qu'on dispose du temps et des aides nécessaires et que les circonstances permettent d'entreprendre une opération si délicate (conditions qui se trouvent rarement réunies sur le champ de bataille ou dans les premières 24 ou 36 heures), la staphyloraphie, d'après les procédés de Roux, Sédillot, Dieffembach ou Langenbeck, est indiquée comme opération immédiate. Quand il est possible d'opérer immédiatement, il faut attendre non pas que la guérison et la cicatrisation de la plaie soient complètes, mais que la maladie soit arrivée à la période ascendante de son cours, pour procéder à l'occlusion de la perforation palatine, à l'ouranoplastie[1] ou à la section des adhérences.

Ouranoplastie.

Indications. — Perforation de la voûte osseuse du palais, destruction partielle traumatique ou pathologique de cette voûte, avec ou sans division du voile du palais.

---

[1]. LANGENBECK, *l'Ouranoplastie avec décollement du revêtement mucoso-périostal du palais. Archiv für klinische Chirurgie.* Berlin, 1861. Vol. II, fasc. 1. Le même, *Nouvelles expériences en matière d'ouranoplastie.* Berlin, 1863. D. PRINCE, *Brief exposition of plastic surgery.*

Instrumentation. — Un fort scalpel à tranchant convexe, un levier (pied de biche), plusieurs élévateurs mousses, un bistouri pointu à double tranchant, courbé sur le plat, un bistouri semblable boutonné, une forte érigne simple, semblable à celle qui sert dans la strabotomie, deux larges pinces armées de trois ou quatre crochets, fils de soie, fils d'archal, aiguilles de Langenbeck, un foret en vrille.

Procédé opératoire. — Il consiste en un déplacement par glissement latéral des parties molles avoisinant la perte de substance et en leur réunion au-devant de la perte de substance. Quand cette dernière est de forme arrondie, elle est préalablement transformée en une ellipse ; quand c'est une fissure, on se contente d'en aviver les bords avec le couteau lancéolaire. Cela fait, on pratique d'arrière en avant deux incisions latérales, intéressant les parties molles du palais jusque sur le périoste ; dans ce temps de l'opération, le couteau est saisi à pleine main et l'indicateur de l'autre main s'arc-boute sur le dos convexe de la lame. Le pied de biche est ensuite porté sous le périoste, qui est décollé d'avant en arrière sur une longueur correspondant à celle de l'incision, de telle manière que, concurremment avec la muqueuse, il constitue de chaque côté un lambeau latéral mobile par glissement ; ce lambeau, en avant et en arrière, reste en communication avec le restant des parties molles, au moyen d'un pont qui en assure la nutrition. Le voile du palais est alors détaché du bord postérieur de la partie osseuse du palais au moyen du bistouri à double tranchant. Enfin, les lambeaux, attirés vers la partie centrale de manière à obturer la perte de substance, sont réunis sur la ligne médiane au moyen d'une suture entrecoupée que l'on renforce par deux points de suture métallique. Celle-là ne reste en place que peu de jours, ceux-ci sont maintenus pendant 10, 15 jours. L'opération, dans toutes ses parties, est difficile et demande de la patience, de la prudence et une grande adresse.

Résultats[1]. — Depuis la précision apportée à la méthode et les perfectionnements introduits dans l'instrumentation par Langenbeck entre autres, le résultat est très-favorable; tandis que jusque-là l'opération échoua le plus souvent par suite de la mortification des bords.

III.

OPÉRATIONS PRATIQUÉES SUR LE COU.

Les blessures de guerre qui intéressent le cou sont d'une réelle gravité. Le plus souvent, en raison de la multiplicité des organes importants et mal protégés qui traversent cette région, elles sont rapidement mor-

---

1. L'opération fut pratiquée selon la méthode de glissement de la muqueuse décollée par Sédillot, Field (2 fois), Baizeau, Gosselin; avec implantation du lambeau muqueux dans la perte de substance, par Roux (4 fois), Botrel; avec torsion de la muqueuse décollée, par Velpeau, Poncart, Terbink, Blandin; avec éclatement de l'os palatin, par Bühring (3 fois); selon le procédé de Langenbeck, par Langenbeck (3 fois), Legouest, Richet, Berthold, Michel. Parmi ces 26 cas, comprenant 3 coups de feu, on compte 20 succès, 5 insuccès, 1 succès incomplet. L'opération paraît ne pas avoir été pratiquée pendant la guerre d'Amérique.

telles. Il n'est pas absolument rare cependant, malgré la constitution anatomique du cou, de les voir rester légères et inoffensives. Ceci est vrai principalement pour les coups de feu et bien moins pour les plaies par instrument piquant ou tranchant. La lésion des gros vaisseaux, des troncs nerveux, des organes de la déglutition, des voies aériennes, l'obstruction de ces voies, leurs maladies consécutives, les fractures de l'os hyoïde et des pièces du larynx, peuvent mettre directement la vie en danger.

Les pertes de substance de la peau réclament des opérations plastiques, les hémorrhagies nécessitent la ligature, les rétrécissements traumatiques de l'œsophage indiquent l'œsophagotomie, le danger d'asphyxie commande la bronchotomie.

Bronchotomie.

Indications. — En guerre on procède à l'ouverture des voies respiratoires :

1° Dans certaines maladies, comme l'œdème de la glotte ou la diphthérite, qui mettent la vie en danger ;

2° A la suite de coups de feu, soit pour l'extraction des corps étrangers ou des matières épanchées par les voies respiratoires ou les parties voisines, soit pour des inflammations consécutives mettant la vie en danger ;

3° Comme opération prophylactique.

Le premier et le dernier de ces groupes d'indications ne se rencontrent qu'à l'hôpital, le deuxième se présente sur la station de pansement, voire même sur le terrain du combat. Pendant la guerre d'Amérique, furent pratiquées 20 bronchotomies, dont

14 furent nécessitées par des maladies et 6 par des coups de feu et leurs conséquences.

Préparatifs. — Le malade est assis ou couché, le cou est découvert et on le fait saillir un peu en avant. Quand les malades sont très-agités, et surtout quand il s'agit d'une bronchotomie prophylactique, on chloroforme (Langenbeck, Lotzbeck). La palpation et l'inspection font reconnaître le cours des artères.

Instrumentation. — Un bistouri ou scalpel, deux petites érignes pointues, deux petits crochets mousses, une pince à ressort, du système de Bosc, pour maintenir dans l'écartement les bords de la plaie de la trachée, une pièce à ressort tranchante, du système de Chassaignac, des éponges emmanchées, des sondes, une canule double, du modèle de Lüer, en argent ou en caoutchouc.

Opération. — Quand le point sur lequel on doit opérer est commandé par le siége du coup de feu ou la situation du corps étranger, on peut être conduit à faire la laryngotomie ou la trachéotomie, selon les règles de l'art, dans le segment supérieur ou inférieur des voies aériennes, de même que tout peut se borner à une simple dilatation de l'ouverture d'entrée. Quand on a le choix du lieu de l'opération, on pratique la trachéotomie sus-thyroïdienne (Bosc), c'est-à-dire au-dessus de l'isthme de la glande thyroïde : c'est donc une crico-trachéotomie (Hueter, Lotzeck).

Les organes dangereux à léser sont : la veine thyroïdienne, la veine jugulaire antérieure (entrée de l'air) et les anomalies artérielles qui peuvent se présenter dans la zone parcourue par le tronc innominé, la carotide et les thyroïdiennes.

L'incision longitudinale est pratiquée le long du raphé médian des muscles du cou et n'intéresse que la peau, que l'on fera bien de ramasser en pli pour faire l'incision. Le tissu cellulaire sous-cutané est relevé et divisé avec les pinces en prenant mille précautions et en proscrivant l'emploi du bistouri (Burow, Langenbeck). Les hémorrhagies artérielles, s'il venait à s'en produire, seraient aussitôt arrêtées par une ligature ou avec une pince. On engage alors le couteau au-dessus de la partie moyenne de la membrane crico-thyroïdienne, tandis que l'organe est fixé en place avec un ténaculum (Chassaignac), et on coupe le cartilage cricoïde ainsi que les premiers anneaux de la trachée. Quand il y a danger de mort à retarder l'opération, on ouvre du premier coup la peau et la trachée, au besoin avec une paire de ciseaux, d'après Marshal Hall.

Les liquides sont rejetés alors par un accès de toux ; les corps étrangers, s'ils ne sont pas rejetés, sont au moins détachés, de sorte qu'il suffira d'une pince à mors pour les extraire. Il peut arriver cependant que tous les efforts tentés pour les retirer restent infructueux au début, tandis que, plus tard, le corps étranger sortira facilement et spontanément.

Les bords de la plaie sont écartés au moyen de deux érignes ou de deux anses de fil ou au moyen de la pince de Chassaignac et, quand c'est nécessaire, on y engage la canule double, que l'on assujettit au moyen d'un lambeau de bande passé autour du cou. A défaut d'une canule, on engage dans la plaie un bout de grosse sonde, de tube élastique, etc., ou bien on fixe les bords de la plaie en dehors et on excise une pièce de cartilage (Langenbeck, Nélaton).

Traitement consécutif. — L'opéré ne doit pas être perdu de vue ; on le placera dans un lieu non encombré, où il trouve de l'air pur, chaud et humide ; la plaie sera tenue très-propre, et la canule sera nettoyée de temps à autre.

Les dangers qui sont le plus à redouter sont principalement les hémorrhagies primitives, un peu les hémorrhagies secondaires et de plus la pénétration de l'air dans les veines.

Opération par le galvano-caustique. — On évite ces deux dangers avec le procédé de Voltolini, procédé qui consiste à pratiquer la trachéotomie au moyen du caustique galvanique ; cette méthode cependant ne sera guère applicable sur le champ de bataille ou sur la station de pansement, elle devra être réservée pour la seconde ligne.

Sous l'impulsion de l'inspecteur Dr Ritter, la trachéotomie a été pratiquée souvent et avec succès dans les hôpitaux militaires de Saint-Pétersbourg, et la plupart des médecins militaires se sont familiarisés avec l'opération.

On consultera, d'ailleurs, avec fruit la monographie de Motzbeck : *la Bronchotomie dans les coups de feu*, Munich, 1862 ; et Hueter : *Trachéotomie et laryngotomie*, in *Handbuch de Pitha et Billroth*, vol. III, Ire partie, 5e fasc. Erlangen, 1872.

Œsophagotomie.

L'œsophage est rarement blessé ; sur 4,995 blessures du cou, observées pendant la guerre d'Amérique

(46 plaies par instrument piquant ou tranchant, 4,949 coup de feu), on ne compte que 15 plaies de l'œsophage : 11 fois c'est l'œsophage seul qui fut atteint; une fois la blessure intéresse la partie thoracique du canal; dans les 4 autres cas les voies aériennes participent au traumatisme. Parmi toutes ces observations, il n'est pas dit que l'œsophagotomie eût été pratiquée. Il n'est pas rare de voir ces blessures avoir une terminaison mortelle par suite d'hémorrhagie. L'œsophagotomie est indiquée pour l'extraction d'un corps étranger logé dans l'œsophage ou pour remédier aux rétrécissements, adhérences, cicatrices vicieuses, consécutifs à une lésion. On fait l'incision directement sur le corps étranger, en l'absence de celui-ci, sur une sonde engagée dans le conduit (sonde de Vacca Berlinghieri). L'opération exige en outre un scalpel, une pince et un crochet. On procède comme pour la ligature de la carotide primitive. Quand on a le choix, on opère du côté gauche : on n'ouvre pas la gaîne des vaisseaux, on récline ces derniers en dehors, le tube aérien en dedans. Au fond de la plaie paraît l'œsophage, qu'on incise sur le corps qui le distend (corps étranger ou sonde). A l'aide d'une pince recourbée que l'on fera bien d'huiler, on peut également extraire des corps étrangers logés dans la partie thoracique de l'œsophage ; toutefois on n'usera que de tractions modérées dans ce cas. (Gurlt, *Leitfaden für Operationsübungen*. Berlin, 1872; 3e édition.)

Les *résections pratiquées sur les vertèbres cervicales* sont d'une grande rareté. (Voyez, plus loin, *Résection des vertèbres*.)

IV.

OPÉRATIONS PRATIQUÉES SUR LE TRONC.

Thoracentèse.

Coups de feu du thorax. — Les coups de feu pénétrants de la poitrine sont toujours mortels quand le cœur ou les gros vaisseaux sont ouverts ; ils sont très-dangereux quand des esquilles ou des pièces d'équipement ont été entraînées dans le tissu pulmonaire ou la cavité pleurale ; ils sont graves par suite de l'hémorrhagie des petits vaisseaux [1] et par suite de l'inflammation du poumon et de la plèvre ; parfois enfin, quand toutes les complications que nous venons d'énumérer font défaut, ils guérissent très-bien au bout de fort peu de temps. Dans la guerre d'Amérique, une statistique, portant sur 8,715 cas, accuse une mortalité de 62,6 p. 100 ; dans d'autres guerres cette proportion s'éleva à 65,2. Même quand le projectile reste dans l'intérieur de la poitrine, la guérison est possible ; la balle dans ces cas s'enkyste. Rechercher dans la poitrine le projectile, le bout d'une lame brisée dans la plaie, bref quelque corps étranger que ce soit, est une pratique que Dupuytren déjà avait condamnée. Ce n'est donc pas

---

[1]. Dans ma pratique civile, j'observai une de ces hémorrhagies internes par coup de feu, qui ne s'arrêta que lorsque le niveau du sang épanché dans la plèvre atteignit l'ouverture d'entrée. Dans la dernière guerre, je vis plusieurs coups de feu pénétrants de la poitrine guérir presque sans accidents consécutifs.

la recherche d'une balle qui peut motiver la thoracentèse ; tout au plus peut-on y recourir pour éloigner un corps étranger qui n'est pas logé dans les organes internes et dont la présence est reconnue avec certitude. En revanche, elle est indiquée et a souvent été pratiquée avec succès pour obtenir l'évacuation d'exsudats pleuritiques ou d'autres épanchements provenant de contusions ou de blessures[1].

L'opération se fait au moyen d'une incision pratiquée au bistouri, au moyen du trocart ou encore d'un des instruments plus ou moins compliqués, imaginés dans ces derniers temps ; les deux premiers procédés sont les meilleurs, l'incision convient particulièrement dans les cas d'empyème ; la ponction avec le trocart, dans les cas d'hydrothorax. Quand le lieu de l'opération n'est pas commandé par la présence d'un corps étranger enclavé dans les parois thoraciques ou par la voussure d'un abcès, on choisit l'intervalle qui, sur la ligne axillaire, sépare les 5e et 6e côtes[2]. Quand on recourt au procédé par incision, on commence par diviser la peau en travers sur une

---

1. Lücke, *loc. cit.*, p. 100, pratiqua trois fois. en 1870-1871, la thoracentèse, dont deux fois avec succès. Sur 20,607 plaies du thorax (dont 30,261 coups de feu) observées dans la guerre d'Amérique, la thoracentèse fut pratiquée 24 fois et donna lieu à 15 décès, 2 rentrées au service, 7 réformes après guérison. D'ailleurs on ne pratiqua que 491 opérations sur le thorax. Le traitement des coups de feu pénétrants du thorax et de l'abdomen par l'occlusion, d'après le Dr Howard, fut employé beaucoup pendant la guerre de sécession dans son pays d'origine, mais donna peu de succès et finit par ne plus avoir de partisans.

2. Les Américains la firent de préférence entre les 7e et 8e côtes, cinq fois entre les 8e et 9e, une fois dans le 4e, le 5e et le 10e espace intercostal. Hamilton recommande et préfère le 11e espace ; J.-F. Heyfelder, le 8e.

longueur de 2 pouces, puis les muscles intercostaux, couche par couche, ensuite on fait dans la plèvre, avec une longueur de pointe mesurée à l'avance et marquée sur la lame avec le doigt ou un anneau de diachylon, une boutonnière longue d'un demi-pouce. On laisse alors librement écouler le liquide et on favorise cet écoulement : 1° en écartant les bords de la plaie au moyen d'une pince à ressort, d'un ressort de montre coudé (Smith), etc.; 2° en introduisant un tube élastique à demeure ou d'une manière intermittente ou une seule fois; 3° ou bien par l'aspiration faite avec une seringue ou l'appareil Dieulafoy; 4° ou encore par l'irrigation pratiquée au moyen de liquides injectés : lait et eau (Guthrie), solution iodée (Boinet), brômée ou phéniquée (Hamilton).

Résection du sternum.

On n'a que rarement l'occasion de traiter les blessures du sternum (51 pendant la guerre d'Amérique), attendu que la plupart sont immédiatement mortelles en raison des lésions concomitantes. La carie et la nécrose de cet os, consécutives aux blessures ou produites par la pression de la buffleterie (Larrey), sont assez souvent observées chez les soldats.

Indications de la résection. — Fractures avec esquilles, enfoncement des fragments, corps étrangers enclavés, carie, nécrose. D'après Hyrtl et Judson[1] on peut être conduit à pratiquer cette résection pour la ligature de l'artère mammaire interne. Rarement primitive, plus souvent secondaire.

---

1. *Med. and surg. hist. of the war of Rebellion;* vol. I, p. 518.

Procédé. — Extraire des esquilles, exciser les pointes osseuses, trépaner, pratiquer la résection partielle, toutes ces opérations s'équivalent. L'incision est commandée par le siége de la lésion ; elle sera toujours courbe. Pour diviser les parties osseuses, on emploie la gouge (Boyer), la couronne de trépan (Bruns, Küchler), l'ostéotome (Jæger, J.-F. Heyfelder), la scie à chaîne (J.-F. Heyfelder), la pince de Liston (Sczymanowsky), la cuiller tranchante (Langenbeck).

La réaction est modérée, les résultats sont bons. Sur 23 opérations on ne compte que 2 décès. La reproduction de l'os est possible (Ried, Küchler). Neudörfer a pratiqué l'opération avec succès pour coup de feu. Dans la guerre d'Amérique, on se borna à l'extraction des fragments et des séquestres nécrotiques. (Pour plus de détails, voir mon *Traité des résections*, p. 304.)

Résection des côtes.

Blessures des côtes. — La gravité des blessures des côtes est proportionnée au degré des lésions concomitantes de la plèvre, du poumon, des vaisseaux, de la colonne vertébrale, du diaphragme, du péritoine, des viscères abdominaux. Plus elles se rapprochent de la fracture simple, plus le pronostic est favorable. Aussi la résection primitive devra-t-elle se borner à extraire avec ménagement les fragments qui ne sont pas susceptibles de revivre et à égaliser les arêtes osseuses ; on devra toujours chercher à conserver une couche ou un pont destiné à servir de noyau à la reproduction osseuse.

Indications. — Fracture irréductible, fragments aigus, enclavement de corps étrangers, nécrose et carie (résection secondaire), ligature de la mammaire interne ou des intercostales (Hamilton), évacuation de l'empyème (Simon).

Procédé. — Incision longitudinale sur la côte; formation d'un lambeau quand la résection doit intéresser plusieurs côtes. La conservation du périoste en connexité avec la plèvre est ici d'une importance extrême; elle est plus facile à réaliser dans une opération secondaire que dans une opération primitive. La section osseuse se pratique sur une sonde cannelée ou sur un conducteur (Ollier), de dedans en dehors, avec une scie à main ou avec la scie à chaîne ou encore avec une fine scie en feuille, ou bien de dehors en dedans, avec une couronne de trépan ou une scie ordinaire. Afin de conserver un pont, on se sert du foret à main pour percer le centre d'une côte. Pansement simple. Les Américains emploient la suture métallique pour rapprocher les fragments.

Résultats. — La pratique de l'opération est facile, mais elle n'est pas sans danger. Elle a été pratiquée 4 fois pendant la guerre d'Amérique et n'a donné lieu qu'à un décès; sur 54 cas connus on compte 9 terminaisons mortelles. On a rarement l'occasion de la pratiquer en campagne. Pirogoff la rejette complétement.

Résection de la clavicule.

Les résections partielles et totales de la clavicule sont depuis longtemps connues en chirurgie, mais ne trouvent que rarement leur application, surtout les résections totales ; leurs indications ainsi que leur exécution sont soumises aux règles que nous avons posées pour les résections des côtes. Dans la guerre d'Amérique, cette opération fut pratiquée 11 fois et donna 7 décès. Lücke l'a pratiquée avec succès comme opération traumatique.

Je connais en tout 41 cas avec 11 terminaisons mortelles ; le plus souvent il s'agit de blessures de guerre.

Résection de l'omoplate.

Les coups de feu du scapulum sont fréquents, mais le plus souvent ils sont compliqués d'autres fractures ou de pénétration dans le thorax. Aussi la résection de l'omoplate se pratique-t-elle si rarement que la guerre d'Amérique ne donna lieu que 4 fois (3 succès, 1 mort) à cette opération sur 20,607 blessures du thorax ; je n'ai eu, quant à moi, qu'une seule fois l'occasion de la pratiquer isolément à la suite d'un coup de feu, encore s'agit-il d'une résection partielle ; une autre fois je fis la résection partielle de l'omoplate dans une désarticulation de l'humérus. En elle-même, l'opération est peu dangereuse ; sur 62 résections totales ou partielles, on compte 14 décès, soit une mortalité de moins d'un quart. L'ablation totale de l'os par l'opération ou par le traumatisme n'entraîne pas fatalement la mort et n'a même pas pour conséquences des troubles fonctionnels excessivement graves. Toutefois, c'est aller trop loin que de dire avec Rodgers[1] que l'extirpation totale est plus inoffensive que la résection partielle.

---

1. *Am. journ. f. med. sc.* 1863 ; vol. LVI, p. 359.

Indications. — Fractures comminutives irréductibles (rendant la position couchée douloureuse et intolérable), corps étrangers enclavés, carie, nécrose. L'opération sera toujours secondaire; il est à peine admissible qu'on ait jamais l'occasion de la pratiquer sur le champ de bataille. La résection simultanée des os voisins, même la désarticulation de l'épaule, ne constitue pas une contre-indication.

Opération. — Décubitus dorsal ou semi-latéral. Incision pour un lambeau (Cfr. : *Traité des résections,* p. 283 et suiv.). Comme instruments, on peut avoir à utiliser la couronne de trépan, la pince tranchante, l'ostéotome, la scie à chaîne, la scie de Sczymanowsky et d'autres scies. Panser, combler la grande perte de substance et assurer le libre écoulement du pus dans le décubitus semi-latéral.

Résection des vertèbres.

Rare en général, la résection des vertèbres compte au nombre des plus grandes exceptions à la suite de coups de feu. Elle doit être absolument proscrite de la station de pansement et ce n'est qu'à grand'peine qu'elle est admissible à l'ambulance de seconde ligne ou à l'hôpital. L'extraction d'esquilles, d'apophyses détachées et de séquestres est, depuis Louis (1762), une opération courante et souvent couronnée de succès. D'ailleurs ces opérations partielles deviennent d'autant moins dangereuses que l'on s'éloigne davantage de la tête. Dans la guerre d'Amérique, on pratiqua plusieurs de ces extractions limitées; mais de résection proprement dite, on n'en observa aucune.

Résection des os du bassin.

Sur les os du bassin, il n'est pas rare, à la suite de coups de feu, d'avoir à pratiquer la trépanation pour extraire les corps étrangers enclavés et les esquilles et pour régulariser des fragments; mais ce n'est qu'exceptionnellement qu'on a l'occasion de faire une véritable résection pour fracture comminutive ou déplacement des fragments. L'opération n'est guère praticable sur le champ de bataille et sur la station de pansement, mais bien à l'hôpital. Autant que faire se peut, on ne doit pas laisser mourir un blessé qui a l'urèthre ou le rectum obturés par une fracture de la branche ascendante de l'ischion, sans chercher, par la résection de l'os en question, à rétablir la perméabilité de ces organes. Pendant la guerre franco-allemande, je fis avec un très-bon résultat une résection partielle du sacrum par suite de carie consécutive à un coup de feu.

Ponction de la vessie.

Dans les cas de coups de feu ayant déterminé la dilacération ou l'occlusion de l'urèthre par le projectile ou par des esquilles des os du bassin, on peut être obligé, exceptionnellement sur le champ de bataille, plus souvent dans les établissements de seconde ligne, de vider la vessie au moyen de la ponction, quand ni le cathétérisme, ni la dilatation forcée de l'urèthre ne peuvent rétablir la perméabilité des voies urinaires. Cette ponction se pratique soit au-dessus de la symphyse pubienne, soit par le rectum, selon la nature de la lésion et le siége de la vessie. Dans le premier procédé, on fait coucher le malade sur le dos, on fait saillir la vessie au moyen de pressions latérales, puis un trocart est planté dans la ligne blanche avec une légère inclinaison vers le bas. On retire le trocart en en laissant la canule ou en plaçant dans l'ouverture un cathéter élastique. Pour la ponction par le rectum, on place le malade dans la position classique de la taille; un trocart courbe, la pointe retirée en dedans, est introduit, sur le doigt de la main gauche, dans le rectum, jusqu'au-dessus de la prostate ; l'extrémité mousse de la canule est appuyée contre la cloison recto-vésicale, puis on fait saillir vivement la pointe, et pointe et canule sont poussées dans la vessie. On laisse dans la vessie soit la canule, soit une sonde à demeure. Les deux méthodes sont aussi dangereuses que faciles à mettre en pratique.

Taille.

La lithotomie, tant médiane que latéralisée, peut devenir nécessaire pour l'extraction d'une balle logée dans la vessie, d'une esquille ou de tout autre corps étranger. La taille, cela se conçoit, sera pratiquée secondairement plutôt que dès les premiers jours. On devra préalablement tenter l'extraction au moyen de la pince de Leroy d'Étiolles ou des instruments de lithotripsie, extraction qui peut parfois réussir.

V.

OPÉRATIONS PRATIQUÉES SUR LES MEMBRES.

AMPUTATION ET DÉSARTICULATION.

Les dispositions préparatoires sont les mêmes pour les amputations dans la continuité, ou amputations proprement dites, que pour les amputations dans la contiguïté, ou désarticulations.

1° *Instrumentation.* — Un tourniquet (qu'on remplacera, partout où la chose est possible, par la compression digitale); un compresseur d'Esmarch; une série de couteaux à amputation, d'une longueur variable selon le volume du membre, les uns droits, les autres convexes, les uns tranchants d'un côté, les autres à double tranchant, ces derniers de petite taille quand ils doivent servir comme couteaux interosseux, plus grands quand ils sont destinés à tailler les lambeaux par transfixion, très-grands enfin quand ils sont affectés aux désarticulations des grands segments de membres; une paire de forts ciseaux; des compresses fendues une fois (pour le fémur et l'humérus) ou deux fois (pour l'avant-bras et la jambe); une scie aussi douce que possible avec dos mobile; une pince de Liston; une pince à saisir les os; une lime; des érignes et des crochets mousses; des pinces à dissection et des pinces à coulisse; un appareil hémostatique complet; un appareil à pansement; des aiguilles et des fils de tout genre.

2° *Position.* — Pour les amputations au membre supérieur, on peut mettre le patient dans la position assise ou demi-assise ; mais à cause de la chloroformisation, la position couchée sera préférable pour toutes les amputations. Le tronc sera rapproché autant que possible du bord de la couchette, les extrémités seront portées dans l'abduction, le bras, la cuisse et la jambe dans l'extension, et l'avant-bras soit dans un léger degré d'extension, soit dans la demi-flexion et dans une position intermédiaire entre la supination et la pronation.

3° *Aides.* — Les rôles doivent être distribués avec précision et selon les forces physiques et intellectuelles de chacun.

a) Pour éviter l'hémorrhagie artérielle, on emploie le tourniquet ou la compression digitale. Comme le premier procédé augmente l'hémorrhagie veineuse, il est à rejeter pour une opération où il importe d'être avare de chaque goutte de sang.

b) Pour la fixation du tronc et du segment de membre situé au-dessus du lieu de l'amputation, les deux mains d'un aide vigoureux ne sont pas de trop ; quant à l'aide qui fixe, étend, tourne la portion à amputer, il devra être d'une certaine adresse.

c) Pour rétracter la peau et les parties molles avant que l'opérateur ne procède à la section de l'os, il faut un aide qui soit médecin, autrement l'opérateur exécuterait seul ce temps de l'opération en faisant tenir à l'aide, qui maintient déjà le segment supérieur du membre, tout le paquet des parties molles rétractées et enveloppées dans la compresse fendue.

d) Une personne expérimentée, mais qui ne devra pas nécessairement appartenir à la profession médicale, sera chargée de passer les instruments et les éponges. L'opérateur peut se dispenser de cet aide quand il dispose convenablement ses instruments et ses éponges à sa portée.

e) L'anesthésie devant être confiée à un médecin réfléchi et exercé, il ne faudra pas moins de six aides pour une amputation. A la rigueur, cependant, trois peuvent suffire.

Position de l'opérateur. — Quand l'opérateur est ambidextre, il prend la position qu'il veut. Dans le cas contraire, il doit toujours se placer de manière que sa main gauche embrasse la partie à conserver. Il sera donc placé en dehors du membre pour les amputations du côté droit, en dedans pour les opérations du côté gauche.

Côté artistique de l'amputation. — Il est deux choses que le chirurgien ne doit pas perdre de vue dans la pratique des amputations : avant tout, il s'agit naturellement d'enlever ce qui doit être enlevé ; mais la portion qui reste, il convient de lui donner une certaine forme, de la traiter d'une certaine manière et de viser à l'utilité que le malade peut en retirer plus tard. La tâche du chirurgien, dans la pratique mutilatrice de l'amputation, est donc, dans une certaine mesure, une tâche artistique, qu'il ne lui est pas possible de réaliser convenablement sans beaucoup de coup d'œil et sans des efforts d'imagination. Le défaut de ces qualités fait manquer beaucoup d'opérations ; il se traduit par des lambeaux trop courts, par des *lieux* mal choisis, par l'emploi de méthodes qui, n'étant appropriées ni au sujet, ni à la lésion, donnent des résultats nuls au point de vue pratique. Aucune théorie, aucune statistique n'apprend rien ici ; chaque cas individuel exige un examen, un jugement et une pratique particuliers.

Célérité et douceur. — La célérité (*cito*) est un avantage relatif dans l'amputation ; mais elle ne doit pas régner aux dépens de la prudence (*tuto*) ou de la douceur (*jucundè*). Tout déploiement de force exerce une influence fâcheuse sur le résultat ; la poigne brutale de certains chirurgiens, et même de chirurgiens en renom, est bien souvent la cause de la terminaison fatale de leurs amputations. Un opérateur de cette école ne peut que violenter les tissus quand il fourre son doigt massif, comme un coin, dans le trajet qu'il veut explorer ; il ne parvient qu'à produire des plaies contuses quand, au lieu de conduire son couteau d'une main légère, il y appuie de toute la force de sa musculature ; il ne réussit qu'à amener la nécrose quand, au lieu de glisser sa scie doucement et comme en jouant, de haut en bas à travers le tissu osseux, il y va moitié sciant, moitié cassant, et faisant éclater l'os dans toutes les directions. Une telle amputation, de par son opérateur, est prédestinée à ne pas guérir par réunion immédiate et à être compliquée de mortification des tissus et de nécrose ultérieure des os.

Les indications ont déjà été discutées plus haut (page 80). On consultera avec fruit, sur ce projet : Kade, *Indications de la conservation et de l'amputation dans les traumatismes des membres* (Saint-Pétersbourg, *Med. Zeitschrift*) ; Legouest (*loco citato*) ; Demme (*loc. cit.*) ; Neudörfer (*loc. cit.*) ; J.-F. Heyfelder. *Amputations et résections*. Bonn et Breslau, 1855.

Cependant on peut établir comme axiome que la résection et la conservation, partout où elles sont possibles, doivent être préférées à l'amputation ; mais en chirurgie de guerre celle-ci est souvent inévitable.

Procédés opératoires des articulations.

1° *Choix du lieu.* — Dans toute amputation, il s'agit :

a) De conserver autant de substance que possible;

b) D'enlever tout ce qui n'est pas susceptible de vie;

c) D'obtenir un moignon utile.

On ampute toujours aussi loin du centre que possible, hors le cas où la région serait trop mal matelassée de parties molles pour assurer, pour les premiers temps, une bonne réunion, pour plus tard, un moignon mollet et arrondi ; c'est pour cela que l'amputation de la jambe au tiers inférieur, amputation qui, d'ailleurs, donne une mortalité relativement grande, n'est pas indiquée.

2° *Incision des parties molles.* — Le choix de la méthode dépend du degré, du siége, de la nature de la lésion. L'incision doit se faire dans du tissu sain et assurer aux os un revêtement suffisant; pour répondre à ce dernier besoin, on va prendre les parties molles là où elles se présentent le plus avantageusement : méthode circulaire et méthode à lambeaux.

a) La *méthode circulaire* a l'avantage de l'exécution rapide et facile, de la possibilité d'être appliquée à tous les segments de membre et, d'après la statistique de J.-F. Heyfelder, de donner les résultats les meilleurs. Au moment où l'opérateur porte le couteau sur le membre, l'aide chargé de ce rôle attire fortement les parties molles en haut ; malgré cette rétraction, les parties molles doivent toujours être divisées à quelques travers de doigt (chez les sujets fortement musclés, jusqu'à un travers de main) plus bas que le point où l'os doit être sectionné. Par un trait rapide et vigoureux, mais sans exercer de pression, on conduit le couteau, soit à travers toute l'épaisseur des parties molles jusquo sur l'os (procédé circulaire en un temps de Celse), soit d'abord à travers la peau seule, puis, après dissection et rétraction de celle-ci, à travers les muscles, le tissu cellulaire et le périoste (procédé circulaire en deux temps de J.-L. Petit) ; ce dernier procédé sera préféré chez les sujets à forte musculature. La rétraction des parties molles, au moyen d'une compresse fendue ou de la main, doit se faire avec beaucoup de précautions, surtout quand l'amputation est nécessitée par une affection pathologique : une traction excessive pourrait arracher le périoste ramolli sur une longueur trop considérable. Dans les segments à deux os, comme l'avant-bras et la jambe, la section du périoste et de la membrane interosseuse constitue un temps spécial.

b) Les *méthodes ovalaire* (Langenbeck, Scoutteten) et *en bec de flûte* constituent la transition aux méthodes à lambeaux. La méthode en bec de flûte fut employée, avec prédilection et succès, par J.-F. Heyfelder pour l'amputation de la jambe ; elle a l'avantage de donner un fort beau moignon.

c) La *méthode à lambeaux,* taillés de dedans en dehors par transfixion, ou de dehors en dedans par incision (B. Langenbeck), au nombre de un ou de deux, de longueur égale ou inégale, de forme carrée ou elliptique, pris dans les parties molles antérieures, postérieures ou latérales, admet une foule de variantes et, par cela même, se prête parfaitement aux amputations pour des coups ayant déterminé une destruction très-étendue et très-variable des parties molles. Le choix du lambeau est, dans ces cas, subordonné à l'intégrité des parties et au lieu où viendra se placer la cicatrice.

La section des lambeaux taillés de dehors en dedans se fait de préférence en deux temps ; par transfixion, on les coupe naturellement en un seul temps ; pendant la ponction, la main gauche soulève et fixe les parties molles qui doivent être comprises dans le lambeau.

3° Section de l'os. — L'ongle du pouce gauche, porté sur le point où doit se faire la section, sert de conducteur aux premiers traits de scie. On doit scier en employant le moins de force possible. Plus la denture de la scie est fine, moins elle prête au déploiement de force, mieux elle vaut, par conséquent ; aussi est-ce la scie à chaîne qui, même dans les amputations, donne les surfaces de section les plus belles et les plus saines. La scie à main et la scie à arc sont les plus usitées ; peu importe d'ailleurs l'instrument, la main qui le conduit est l'essentiel, et bien savoir conduire une scie est un art qui veut être appris. Il en est de cela comme de tout : on ne naît maître dans aucun art.

4° *L'hémostasie*, le *pansement* et le *traitement consécutif* sont régis par les règles que nous avons exposées plus haut dans la première partie de cet ouvrage. Aux auteurs qui ont l'habitude de ne dater l'histoire de la chirurgie que de quelque 50 à 70 ans, nous recommanderions le traité d'Alanson (*loc. cit.*, p. 49). Quand les amputés doivent être transportés, on peut leur appliquer un appareil plâtré (Pirogoff).

Amputation de la cuisse. — Elle doit être évitée autant que possible. Indications : 1° broiement du genou ; 2° broiement étendu du fémur avec destruction d'une portion considérable de parties molles. Succès rare, d'ailleurs le pronostic des traumatismes de la cuisse, graves par eux-mêmes, est déjà fort mauvais.

Amputation de la jambe. — Indications : 1° fracture oblique, compliquée, des deux os, avec perte de substance ou état pathologique des parties molles ; 2° broiement de l'articulation tibio-tarsienne. La mortalité est bien moindre que dans l'amputation de cuisse et la prothèse est plus utile. Lieu d'élection : entre le tiers moyen et le tiers supérieur.

Amputation du bras. — On doit y procéder le plus bas et le plus tardivement possible. Comme opération immédiate, elle n'est indiquée que dans les cas suivants : 1° broiement complet de l'humérus et des parties molles ; 2° coups de feu du coude ayant détruit l'articulation. Pour ce dernier cas, d'après la statistique, les résultats par l'amputation seraient meilleurs que ceux obtenus par la conservation, mais moins bons que ceux de la résection articulaire.

Amputation de l'avant-bras. — Ne doit être pratiquée que très-rarement sur le champ de bataille et seulement dans les cas d'extrême dilacération des parties molles et d'éclatement des deux os ou du poignet.

Pronostic. — En ce qui concerne la mortalité, le pronostic est toujours d'autant plus favorable que les amputations sont plus périphériques. Mais le résultat est et restera toujours la perte d'un membre ; car les meilleurs appareils prothétiques ne remplacent jamais le segment perdu ; ceci est vrai surtout pour l'extrémité supérieure.

Procédés opératoires des désarticulations.

La méthode ovalaire (d'après Scoutteten) et celle à lambeaux, surtout celle à deux lambeaux (un grand lambeau externe ou postérieur et un petit lambeau interne) sont seules rationnelles et usitées.

Transfixion des lambeaux. — Les ligaments articulaires étant tendus et la tête articulaire portée dans la rotation en dehors, tandis que la main gauche saisit les téguments, un couteau à deux tranchants est enfoncé d'arrière en avant à travers les parties molles et la capsule articulaire, de manière à ouvrir la jointure ; on taille du même coup le grand lambeau externe, puis on luxe et on désarticule ; un aide porte la main dans la plaie en suivant le couteau pour comprimer l'artère principale ; on sectionne ensuite cette artère en taillant le second lambeau. Un coup de feu de la tête articulaire peut gêner la transfixion et même s'y opposer complétement. Dans ce cas, le lambeau sera taillé de dehors en dedans, tandis qu'on fait saillir vers soi la tête articulaire.

Compression de l'artère. — Dans les deux procédés, la compression artérielle doit être instantanément pratiquée aussitôt après la section. C'est là un temps de la plus haute importance, et selon qu'il est bien ou mal exécuté on perd ou on ménage le sang dont dépend la vie du malade. Les bons succès relatifs qu'obtint J.-F. Heyfelder dans les onze désarticulations du fémur qu'il pratiqua sont dus en grande partie à la manière parfaite dont il était secondé. Il savait d'ailleurs toujours s'entourer d'aides exercés ; son secret consistait simplement à confier aux élèves la pratique de certaines opérations. Par là il développait chez eux l'esprit d'initiative beaucoup plus que c'est l'usage dans la plupart des cliniques.

Indications. — L'opération est non-seulement indiquée dans les cas de lésions graves des parties molles et des os remontant à une grande hauteur sur le membre, de manière à ne plus permettre l'amputation, mais encore dans les cas de fractures longitudinales remontant jusque dans l'article, et dans les cas d'hémorrhagies qu'aucun autre moyen ne réussit à arrêter.

Désarticulation du fémur. — C'est une des plus importantes et peut-être la plus radicale des opérations de la chirurgie de guerre. Depuis que J.-F. Heyfelder, par les quatre succès qu'il obtint dans huit opérations, eût dissipé la terreur avec laquelle on l'envisageait dans la pratique civile et lui eût assigné sa place dans la chirurgie d'armée, la monographie d'Otis[1], basée sur la riche expérience de la guerre de sécession, vint lui confirmer son droit de cité dans le cadre des opérations de guerre. Certes, cette opération est particulièrement dangereuse en

1. Circular nº 7. *A Report of amput. of the hip-joint in milit. surg.* Washington, 1867.

raison de la perte subite[1] d'une portion si considérable du corps ; il y a là certainement des troubles graves apportés à la circulation et à l'innervation, troubles dont nous ne connaissons pas la nature et qui sont compliqués encore par l'épuisement résultant de la perte de sang. Mais, d'un autre côté, toute lésion traumatique de nature à réclamer cette ablation si radicale de la totalité d'une des extrémités inférieures est, par elle-même, d'un pronostic bien fâcheux, de sorte que le pronostic *ad lethalitatem* n'est pas plus sombre tant pour les opérations pratiquées à la suite de pareils traumatismes que pour les tentatives de conservation. L'amputation de la cuisse, la résection de la tête ou de la diaphyse du fémur présentent une statistique à peine plus favorable que la désarticulation de la hanche. Le danger réside donc dans le siége et dans la lésion bien plus que dans le traitement et dans la méthode opératoire. Et en résumé, un petit nombre de cas heureux prouvent plus et sont un argument bien plus positif que la masse des cas funestes.

Désarticulation immédiate. — Elle doit être préférée à la désarticulation médiate et à la désarticulation consécutive ; de même que celle-là doit l'être à celle-ci. Les indications de la désarticulation immédiate sont :

1° Perte de toute l'extrémité par gros projectile, quand les lésions remontent trop haut pour permettre l'amputation ;

---

1. Comme réamputation, elle est bien plus facilement supportée.

2° Fracture comminutive de la partie supérieure du fémur avec destruction des parties molles, quand le siége du traumatisme exclut l'amputation ;

3° Des degrés moindres de l'un ou l'autre des cas précédents, quand il y a lésion concomitante des gros vaisseaux ;

4° Fracture par coup de feu des grands trochanters avec fracture longitudinale allant assez loin pour exclure la résection.

Désarticulation secondaire. — Elle est indiquée :

1° Quand des lésions de la gravité de celles que nous venons d'énumérer ne guérissent pas au bout d'un certain temps et suppurent ;

2° Dans les cas d'ostéomyélite ;

3° Dans les cas de nécrose totale de l'os ;

4° Comme réamputation après l'insuccès d'une amputation de la cuisse.

En d'autres termes, les indications et le pronostic deviennent ici ce qu'ils sont dans la pratique civile. Chez les individus faibles, on devra pratiquer préalablement ou ultérieurement la transfusion.

Procédés. — Incision circulaire (Abernethy), méthode mixte (Le Dran), incision ovalaire (Scoutteten), lambeau simple (Puxhoo) ou double (Larrey).

La *désarticulation tibio-tarsienne,* avec lambeau antérieur d'après Baudens, ou postérieur (talon) d'après Jæger-Syme, ou avec emploi simultané de l'ostéoplastie d'après Pirogoff, l'amputation médio-tarsienne de Chopart, l'amputation du métatarse d'après Lisfranc, méritent d'être employées de préférence à la méthode conservatrice, mais sont inférieures à la résection.

La *désarticulation de la jambe*, d'après Gritti, laisse peu de chance de succès et n'a guère d'indications.

La *désarticulation scapulo-humérale*, dont les méthodes sont innombrables, est pratiquée souvent[1] et donne des résultats relativement bons, au point de vue de la conservation de l'existence, mais occasionne une grande difformité ; partout où faire se peut, on doit lui préférer la résection.

La *désarticulation du coude* n'existe pas en chirurgie. Celle du *poignet* était commune autrefois et donnait de bons résultats. Aujourd'hui elle est rare : c'est précisément quand il s'agit de la main que la méthode conservatrice et la résection ont leur plus grande importance.

RÉSECTION.

La résection dans la *continuité* a incontestablement acquis son droit de cité dans la chirurgie de guerre.

Quant aux résections dans la *contiguïté*, ce sont des opérations qui, tant primitives que consécutives, méritent, avec quelques restrictions cependant, de prendre une extension bien plus grande.

Instrumentation. — Elle peut être limitée à une sonde de Bell, un ou deux couteaux, une scie à chaîne, une pince de Liston et une pince à mors. Habituellement on y joint des rugines, des élévateurs, des gouges, tout un assortiment de scies, des pinces à crochet de tout calibre, des érignes aiguës et des

---

1. Dans la dernière guerre, j'eus en traitement consécutif un nombre assez considérable de blessés désarticulés par les médecins français.

crochets mousses. L'outillage pour l'hémostasie et le pansement reste le même que pour les autres grandes opérations. L'appareil d'Esmarch pour la production du vide hématique dans les membres, est applicable dans le plus grand nombre des cas.

Préparation. — En ce qui concerne le rôle des aides, les dispositions préparatoires, la position du malade, ce que nous avons dit au sujet des amputations trouve, à peu de chose près, son application. Il est toujours bon et, chez les sujets anémiés, il est absolument indispensable d'établir la compression artérielle. Le membre à réséquer est soutenu par des coussins ou d'autres appuis.

L'opération, en elle-même, diffère selon qu'il s'agit d'articulations ou de la diaphyse. Mais dans les deux cas, il importe :

1° De ménager autant que possible les parties molles ;

2° De conserver le périoste, ce qui sera rarement possible pour les résections articulaires ;

3° De ne pas enlever trop de substance osseuse afin que l'on puisse encore espérer un résultat quelconque, consolidation ou rétablissement d'un article.

Indications des résections articulaires.

La résection articulaire suppose toujours un degré d'intégrité des parties molles, tel qu'il soit permis d'espérer qu'on arrivera à recouvrir l'hiatus que laisse l'opération et à conserver la nutrition du segment périphérique. Cela posé, les indications sont les suivantes :

1° Toute plaie par instrument piquant ou tranchant ou par coup de feu ayant intéressé les extrémités articulaires des os, avec un degré d'intensité et d'étendue tel que, d'une part, le traitement par la conservation soit exclu et que cependant, d'autre part, l'amputation ne soit pas nécessaire ;

2° Luxations avec hernie de la tête articulaire ;

3° Maladies incurables des os ou des parties molles survenues dans les cas traités par la conservation.

Méthode. — L'incision longitudinale, d'après B. Langenbeck, est la règle ; mais il faut savoir la modifier selon les besoins. La luxation des extrémités articulaires à travers la plaie facilite l'opération. Pour la section des os on se sert de la scie à chaîne ou d'une scie à lame fine. Il est important de protéger les parties molles au moyen du doigt, des crochets, de bandes, de copeaux de bois, de lames de métal, de bouts de cuir. Le pansement pour l'extrémité supérieure doit se faire dans la demi-flexion, avec une mobilisation temporaire ; pour l'extrémité inférieure, on le fera dans l'extension permanente. La plaie sera fermée par suture, on y laissera des tubes à drainage ; le membre opéré pourra être placé dans un appareil plâtré, surtout quand il s'agit de rendre le malade transportable ; au besoin on peut l'immerger dans l'eau.

Pour les articulations de l'épaule et du coude, la résection est le véritable traitement normal, c'est celui qui donne les meilleurs résultats au point de vue de la conservation et à celui de l'utilité du membre. En guerre, la résection est indiquée nonseulement comme opération consécutive, mais aussi comme opération primitive, immédiate. Une résection immédiate n'est nullement incompatible avec l'évacuation (appareil plâtré).

Résection de l'articulation scapulo-humérale. — Cette résection, dans la majeure partie des cas, se borne à la décapitation de l'humérus ; il est plus rare qu'on ait à réséquer aussi la partie articulaire de l'omoplate ; l'amputation même totale de l'omoplate n'exclurait nullement la résection de la tête humérale.

Au point de vue des *indications*, Stromeyer établit en principe que toute lésion osseuse avec ouverture de l'articulation, qui ne commande pas la désarticulation, indique la résection. D'un autre côté, on admet comme règle (Langenbeck, Stromeyer, Kade) qu'on peut, sans que le succès en soit compromis, retrancher jusqu'à 4 et 5 pouces de l'os du bras. Le Dr Ritter, de Saint-Pétersbourg, ayant enlevé jusqu'à 3 et 4 pouces de la diaphyse, a obtenu un bras parfaitement utile.

Procédé. — Le meilleur procédé, quand on a le choix, consiste à pratiquer une incision unique sur le bord interne du muscle deltoïde, d'après les indications de Baudens et avec les modifications proposées par Langenbeck ; à mettre à nu le tendon du biceps, que l'on récline de côté ; à luxer la tête humérale et à la faire tomber à l'aide d'une scie quelconque.

Traitement consécutif. — Comme un membre doué d'une mobilité même excessive est plus utile qu'un membre ankylosé, l'appareil doit être levé de bonne heure, quand ce ne serait qu'à titre d'épreuve, et l'on doit, aussitôt que possible, imprimer des mouvements méthodiques.

Résection du coude. — Cette opération est le triomphe de la résection articulaire tant dans la pratique privée qu'en chirurgie de guerre. La résection totale donne des résultats décidément meilleurs que la résection partielle. L'ankylose dans une bonne position et les membres ballottants, avec conservation de la fonction des muscles, ne sont pas des résultats absolument mauvais : la condition essentielle du succès consiste dans le ménagement des parties molles. Aussi l'incision par le côté radial (Hueter) est préférable aux autres procédés. Là où la consolidation ne suit pas la marche rapide, qu'elle prend chez des hommes jeunes et plein de vigueur, on ne devra pas se presser d'imprimer des mouvements trop énergiques. (Cfr.: *Résultats finaux de la résection du coude,* par le Dr Hugelbacher, *Deutsche Zeitschrift für Chirurgie*; vol. III, fasc. 1 et 2, 1873.

Les résections totales ou partielles pratiquées sur le *poignet,* la *main* et les *doigts,* sont à rejeter, surtout comme opération primitive. La méthode conservatrice est la règle (Dupuytren, Demme).

La résection de l'articulation de la *hanche,* ainsi que celle du *genou,* doit être considérée comme une exception ; on ne peut pas l'ériger en règle. Jusqu'à présent les résultats de ces opérations sont trop peu favorables. D'ailleurs elles excluent le transport. Aussi ces résections doivent-elles être proscrites de la station de pansement et ne peuvent-elles être tentées que dans les hôpitaux et sous certaines conditions.

La *résection tibio-tarsienne,* en tant qu'opération

partielle, y compris l'ablation de l'astragale[1] donne de bons résultats et mérite d'être pratiquée surtout en chirurgie de guerre. Une incision sur le cou-de-pied ou deux incisions parallèles sur les malléoles facilitent l'accès de l'articulation. J'ai fait l'opération, d'après tous les procédés possibles, sans avoir à déplorer un seul décès. Sur 145 de ces résections, toutes pratiquées à la suite de traumatismes, on ne compte que 13 décès et 7 insuccès.

Le *traitement consécutif* doit avoir pour objectif, dans la résection du genou, la production de l'ankylose; dans celles des autres jointures, une mobilité répondant aux mouvements normaux. Tous les efforts doivent être faits pour atteindre ce but; quand on n'y réussit pas, le succès de l'opération en est bien amoindri. Ce succès peut encore être compromis par la paralysie, l'atrophie musculaire, la rétraction cicatricielle, des névralgies, des fusées purulentes. Dans ce dernier cas, l'amputation est indiquée. Le résultat final dépend en grande partie de la persévérance avec laquelle l'opéré se sert de son membre pour le travail et s'applique à l'exercer méthodiquement. Sans aller aussi loin que Hannover, il ne nous est pas possible de nous abandonner, au sujet de l'utilité définitive des articulations réséquées, à l'illusion de croire que dans la majeure partie des cas on arrive presque à la perfection. Cependant, jusqu'à ce jour, nous ne connaissons pas chez les blessés de la guerre un traitement plus heureux que la résection

---

1. *Compl. res. for exstirpation of the astragalus, by O. Heyfelder. Dubl. med. journal*, 1862, p. 67.

pour les lésions des articulations du coude, du pied, de la main et de l'épaule. (Comparez : Lücke, *Archives de Langenbeck*, vol. III ; Hueter, *ibid.*, vol. VIII, p. 94 ; Billroth, *Des résultats finaux des résections articulaires, Gaz. hebd. de Vienne* ; Heyfelder, *passim*.)

Résections dans la continuité.

Les résections dans la continuité doivent être évitées comme opérations primitives, et ne peuvent, dans ces conditions, être tentées que pour supprimer des saillies osseuses aiguës, tranchantes et irréductibles. Comme opérations secondaires, elles sont indiquées dans les cas de nécrose, de fonte purulente, de consolidation vicieuse ou de fragments en pointe ; elles donnent de bons résultats au point de vue de la conservation de la vie et de l'usage du membre, et ne constituent pas un traumatisme excessif. Les résultats les meilleurs s'obtiennent là où, de deux os parallèles, l'un reste intact et où la perte de substance ne dépasse pas 1 $\frac{1}{2}$ à 3 pouces. J'ai cependant produit sur de grands os des pertes de substance bien plus considérables (3 $\frac{1}{2}$ pouces d'humérus, 4 et 5 pouces de fémur) et obtenu néanmoins une consolidation parfaite[1].

Incisions et opération. — Deux incisions perpendiculaires, au besoin trois, pratiquées sur les parties les moins matelassées, le plus souvent le simple débridement de la plaie, suffisent à donner au doigt et aux instruments un large accès. La conservation du périoste dans ses adhérences avec les parties molles

---

[1] O. HEYFELDER. *Rapport sur mon activité*, etc. Saint-Pétersbourg, 1871. et *Bulletin de l'Acad. de méd. de Belgique*, 1871.

est d'une importance décisive pour la reproduction des os; la scie à chaîne est supérieure à toute autre.

En faisant le *pansement*, on tendra à rapprocher les surfaces de section des os pour mettre, autant que possible, les choses dans une situation analogue à celle d'une fracture réduite. Une fois la consolidation commencée, on permettra une certaine extension. L'une des incisions, parfois les deux, seront réunies, et l'on favorisera l'issue du pus à l'aide de tubes à drainage. Des attelles ou un appareil plâtré pourvu de fenêtres facilitent la consolidation et soutiennent le bandage.

Jusqu'à ce jour j'ai pratiqué 23 résections, dont 5 du fémur, 4 de l'humérus, 2 du tibia, 5 du péroné, 2 des deux os de la jambe, 3 du radius, 3 du cubitus, 1 des deux os de l'avant-bras; presque toutes ces opérations furent pratiquées secondairement; la plupart guérirent rapidement et parfaitement avec réossification de la perte de subtance, qui atteignit parfois jusqu'à 2 $^3/_4$ et 4 $^1/_2$ pouces. Je ne perdis que 3 de mes opérés, qui succombèrent aux suites de l'inanition et de la dysenterie dont ils eurent à souffrir à Metz.

Extension des cals. — L'extension forcée des cals en voie de consolidation, mais non encore ossifiés, constitue une partie importante du traitement consécutif de toutes les résections dans la continuité. Elle n'est possible que chez les sujets vigoureux et jeunes et quand la formation du cal marche énergiquement. Cette manœuvre fut pratiquée avec succès dans la dernière guerre par moi, sur le diaphyse du fémur, et par le dentiste Sürsen, de Berlin, dans un cas de fracture avec perte de substance du maxillaire inférieur. Quand le cal est en plein développement et commence à se consolider, ce qui arrive quelques semaines après l'opération, on lève l'appareil, on exerce avec la main une légère traction dans le sens de l'axe longitudinal du membre et on réapplique l'appareil dans cette position. Tous les huit jours, on répète cette manœuvre. Pour le maxillaire inférieur on emploie un appareil qui écarte progressivement les deux moitiés de l'os divisé. Mon malade, à qui j'ai réséqué 4 $\frac{1}{2}$ pouces de la diaphyse du fémur, m'écrit, quatre ans après l'opération, qu'il marche sans l'aide d'une canne et que le raccourcissement est compensé jusqu'à concurrence de $\frac{3}{4}$ de pouce.

Opération sous-périostée. — Dans l'amputation mais surtout dans la résection, la conservation du *périoste* a une haute importance. Le périoste, pour cette saison, doit être repoussé à l'aide d'une rugine, du manche du scalpel, de l'ongle ; la chose est bien plus facile quand le périoste est déjà un peu enflammé ou qu'il s'est produit un exsudat entre l'os et la membrane. Il est plus facile aussi, grâce à cette précaution, de conserver au périoste ses adhérences avec les parties molles.

Évidement osseux. — Dans les os spongieux, surtout quand ils ont subi un ramollissement pathologique, la substance osseuse peut être évidée, d'après le procédé indiqué par Ollier, au moyen d'une cuiller à bord tranchant, d'une gouge évidée ou de tout autre instrument pouvant servir à ramener cette substance du fond de l'incision à la surface, sans que le périoste ni les couches osseuses les plus voisines du périoste soient détruits. Cette pratique ne trouve son application en chirurgie de guerre que dans la période secondaire et pour les os spongieux seulement.

RÈGLES GÉNÉRALES.

En établissant un parallèle entre les diverses méthodes applicables aux blessés de la guerre, on est conduit à poser les règles suivantes :

Pour les articulations de l'épaule, du coude, du cou-de-pied, la résection est la règle ;

Pour les articulations du genou, du poignet, des doigts et des orteils, c'est le traitement conservateur ;

Pour les fractures de la diaphyse, c'est la conservation et, secondairement, la résection qui sont indiquées ; dans les cas les plus graves, l'amputation primitive et parfois secondaire ;

Pour l'articulation coxo-fémorale, si la désarticulation n'est pas la règle, c'est du moins l'opération qui laisse le plus de chances heureuses.

Le succès de toutes ces opérations, abstraction faite de la nature de la lésion, de l'état général du patient et des incidents imprévus, dépend moins de l'emploi de telle méthode ou de tel procédé, que de l'adresse et de la douceur avec lesquelles on les met en pratique, et de la patience, du zèle infatigable, des ressources variées avec lesquelles s'effectue le traitement consécutif, dont la marche d'ailleurs est puissamment influencée par le mode de transport et d'installation définitive et par une bonne hygiène.

TABLE DES MATIÈRES.

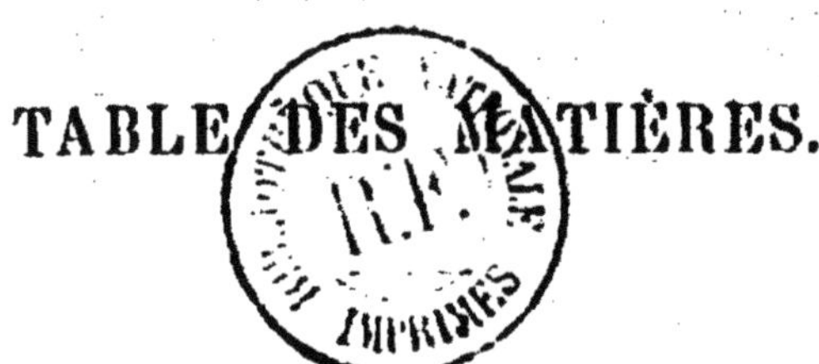

BERGER-LEVRAULT & Cⁱᵉ, ÉDITEURS

5, rue des Beaux-Arts, Paris. — Même maison à Nancy.

Eaux de Niederbronn (les), description physique de ses établissements de bains, par le Dʳ J. Kuhn, 3ᵉ édition; Strasbourg, 1860. In-8°, avec la carte des environs de Niederbronn, broché. **3 fr.**

Essai sur les eaux thermales de Baréges, par J. G. Ballard, avec une carte de la vallée de Baréges; Strasbourg, 1831. In-8°, broché . . . . **5 fr.**

Études balnéologiques sur les thermes d'Ems, par le Dʳ L. Spengler, traduit de l'allemand par le Dʳ H. Kaula; Strasbourg, 1855. In-12, broché . . . . **1 fr. 50 c.**

Études cliniques sur les eaux chlorurées et ferrugineuses de Niederbronn, par le Dʳ Kuhn fils; Strasbourg, 1866. In-8°, broché. **1 fr. 50 c.**

Rapport sur l'hydrothérapie, adressé à M. le Ministre de la guerre, après un voyage fait en Allemagne, par le Dʳ H. Scoutetten, 2ᵉ édition; Strasbourg, 1841. In-8°, broché. . . . . **2 fr.**

PATHOLOGIE

De l'Absence des bruits métalliques dans certaines pleurésies, avec fistules bronchiques ou cutanées, nouvelles recherches cliniques et expérimentales, par le Dʳ J. Odix; Nancy, 1874. In-8°, broché . . . . **1 fr. 25 c.**

De l'Arthrite du genou et de l'épanchement articulaire consécutif aux fractures du fémur, par le Dʳ Paul Berger; Paris, 1873. In-8°, broché. . . . . **3 fr.**

Du Cœur forcé ou de l'asystolie sans lésions valvulaires, par le Dʳ Em. Lévy; Nancy, 1875. Grand in-8°, broché. . . **2 fr. 50 c.**

Éléments de pathologie externe, par L. C. Aubis; Strasbourg, 1803. 2 vol. in-8°, brochés . . . . **8 fr.**

Essai d'une nouvelle théorie des maladies, fondée sur les anomalies de l'innervation, par J. F. Lobstein; Strasbourg, 1835. In-8°, broché . . . . **1 fr. 50 c.**

Lettre à la Société de médecine des hôpitaux de Paris sur les maladies du cœur, par C. Forget; Strasbourg, 1856. In-8°, broché. . . . . **75 c.**

Précis historique et pratique sur la fièvre miliaire qui a régné épidémiquement dans plusieurs communes du département du Bas-Rhin pendant l'année 1812, par Schahl et Hessert; Strasbourg, 1813. In-4°, broché . . . . **2 fr.**

Précis théorique et pratique des maladies du cœur, des vaisseaux et du sang, par C. Forget; Strasbourg, 1851. In-8°, broché. . . . . **6 fr.**

Recherches et Observations critiques sur l'éruption et la fièvre connues sous le nom de miliaires, suivies de considérations sur des épidémies varioleuses de l'année 1823, par F. E. Fodéré. In-8°, broché . . . . **2 fr. 50 c.**